AF546456

Trutz Hardo

Das große Karma-Handbuch

TRUTZ HARDO

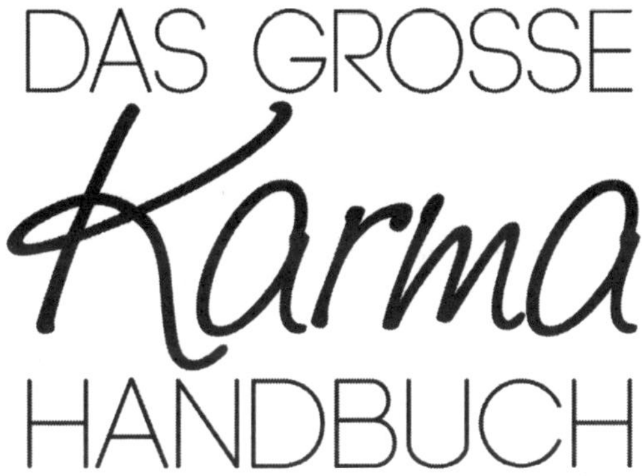

DAS GROSSE KARMA HANDBUCH

WIEDERGEBURT UND HEILUNG

MIT EINEM VORWORT
VON JOHANNES VON BUTTLAR

SILBERSCHNUR VERLAG

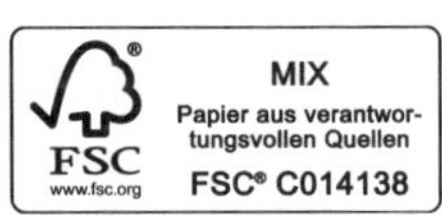

1. Auflage 2002 – 3. Auflage 2009 erschienen unter der ISBN 978-3-89845-570-1

ISBN 978-3-89845-585-5

4. Auflage 2018

Lektorat: Ulla Schmid
Umschlaggestaltung: XPresentation, Güllesheim; unter Verwendung eines Motivs von
© KateMacate, www.shutterstock.com
Druck: Finidr, s.r.o. Cesky Tesin

Verlag »Die Silberschnur« GmbH · Steinstraße 1 · D - 56593 Güllesheim
www.silberschnur.de · E-Mail: info@silberschnur.de

Dieses Buch widme ich
meiner Partnerin
Sinaida Adomat,
die die Entstehung dieses Buches begleitete
und zu manchen Gedanken Anregungen gab.

INHALTSVERZEICHNIS

3. TEIL

VORWORT

von

Johannes von Buttlar

Reinkarnation und Karma gelten für ihre über zwei Milliarden Anhänger als Grundwahrheiten, die das irdische Leben bestimmen. Bisher gehörten sie in den Bereich des Glaubens und des Philosophierens. Viele der berühmten Menschen und Genies waren von der Tatsächlichkeit der Reinkarnation überzeugt wie Pythagoras, Sokrates, Platon, Plotin, Bruno, Leibnitz, Lessing, Franklin, Voltaire, Goethe, Schiller, Kleist, Blake, Carlyle, Scott, Dickens, Wordsworth, Coleridge, Shelly, Tennyson, Browning, Hugo, Flaubert, Wagner, Tolstoi, Emerson, Schopenhauer, Nietzsche, Mahler, Wilde, Shaw, Ibsen, Tagore, Doyle, Aurobindo, Maugham, Pasternak, Hesse und viele, viele andere. Und obwohl ein Großteil der Menschheit an diese von ihnen angenommenen Wahrheiten glaubt, gab es bisher noch keine Beweise darüber, dass diese angeblichen Grundwahrheiten wirklich wahr sein sollten. Nun aber ist die Zeit gekommen, wo man Methoden entwickelt hat, diese als Wahrheit glaubhaft beweisen zu können.

1997 hatte der Reinkarnationsforscher Professor Ian Stevenson die Reinkarnation spektakulär als Tatsache beweisen können. In seinem sehr umfangreichen Buch *REINCARNATION AND BIOLOGY*, von welchem er eine Kurzfassung mit Bildmaterial unter dem Namen *WHERE REINCARNATION AND BIOLOGY INTERSECT* (auf deutsch 1998 unter dem Titel *REINKARNATIONSBEWEISE* erschienen) verfasst hat, schildert er viele Fälle von Kindern, die mit Geburtsschäden zur Welt gekommen sind – bei dem einen fehlten die Finger, bei der anderen das ganze Bein vom Knie abwärts und beim nächsten ist das rechte Ohr verkrüppelt – und die sich noch an ihr vorausgegangenes Leben erinnern können. Sie schildern ganz genau, wer sie waren, wo sie und mit wem sie gelebt haben und geben eine genaue Beschreibung, welche Umstände zu ihrem Tod geführt haben. Meistens sind die heutigen

Verstümmelungen an die Todesursache im früheren Leben gebunden. So ist der indische Junge mit den fehlenden Fingern seiner Hand, wie er sagte, mit dieser in seinem vorausgegangenen Leben in eine Schneidemaschine geraten und an den Folgen gestorben, das burmesische Mädchen mit dem fehlenden Bein ist von einem Zug tödlich erfasst worden, wo ihr das Bein abgefahren worden war, und der türkische Junge mit dem verkrüppelten Ohr samt den kleinen weißen Punkten darum ist, wie er sagte, als Bauer von seinem Nachbarn mit der Schrotflinte ins Ohr geschossen worden. Alle diese Aussagen von Kindern wurden überprüft und erwiesen sich als korrekt. Was aber erst einen Fall wirklich wissenschaftlich glaubhaft macht, ist die Tatsache, dass Professor Stevenson in einigen dieser Fälle den Autopsiebefund von einem Amtsarzt oder vom Krankenhaus erhalten konnte, der nach dem Tod der von den Kindern als ihre frühere Identität angegebenen Person angefertigt worden war. So konnte zum Beispiel Professor Stevenson den Autopsiebericht von jenem ins Ohr geschossenen Bauern mit dem Ohr des türkischen Jungen vergleichen. Auf dieser Skizze zum Autopsiebericht sind genau die Einschüsse der Schrotkugeln markiert, von denen einige direkt ins Ohr und einige um das Ohr in den Kopf eingedrungen waren. Und genau dort, wo der Junge die weißen runden Markierungen heute deutlich sichtbar um das verkrüppelte Ohr trägt, sind die damaligen Schrotkugeln eingedrungen. Es wird nun den Gegnern des Reinkarnationsgedankens schwer sein, noch triftige Gründe zu finden, die jene Reinkarnationsbeweise Stevensons widerlegen wollen.

Und nun wird in dem vorliegenden Buch der kühne Versuch unternommen, auch das Karmagesetz, jene zweite angebliche Grundwahrheit, als tatsächliches Faktum nachzuweisen, und zwar durch die empirischen Erfahrungen, welche sich aus den in Trance Zurückgeführten ergeben. Denn Klienten, welche psychische, psychosomatische, somatische Beschwerden oder auch Konflikte mit Personen haben, werden mittels der Rückführungstherapie in Trance zu den eigentlichen Ursachen ihrer jetzigen Probleme geführt. Es stellt sich dann heraus, dass diese meistens in früheren Leben verankert sind. Die zurückgeführten Klienten erleben sich hauptsächlich zuerst in einem so genannten Opferleben, wo die

Prägungen für ihre heutigen Symptome stattgefunden haben. Wird der in Trance befindliche Klient dann aber zu der eigentlichen Ursache für sein Opferleben zurückgeführt, erlebt er sich meistens in einem so genannten Täterleben. Er erkennt, nachdem er sich sein Täterleben angesehen hat, die karmischen Zusammenhänge, die zum Opferleben geführt haben. Denn es scheint sich immer wieder zu beweisen, wie die in diesem Buch angeführten Beispiele belegen, dass wir alles, was wir anderen antun, an uns selbst einmal in gleicher oder ähnlicher Weise vollzogen sehen müssen. Über viele Leben hinweg lernen somit die Menschen, nichts mehr auszuüben, was anderen zum Schaden gereicht, damit man nicht späterhin selbst zu Schaden kommt. Durch alle diese Erfahrungen in ihren vielen Erdenleben gelangen die Menschen dorthin, wo sie den anderen lieben können wie sich selbst. Denn jede Lieblosigkeit fällt auf einen selbst zurück.

Trutz Hardo legt uns in diesem Buch eine ganze Anzahl von Fallbeispielen aus der Rückführungstherapie vor, in welchen sich das Karma als Verursacher für unsere Opferleben und auch noch als Träger für unsere heutigen Leiden und Probleme zu erweisen scheint. Und sehr häufig, sobald die karmischen Zusammenhänge aufgedeckt und erkannt worden sind, stellt sich eine Aufhebung der Symptome dar. Diese verblüffenden Heilerfolge deuten darauf hin, dass das Karmagesetz neben der Reinkarnation als eine weitere Grundwahrheit anzuerkennen wäre. Die Bedeutung dieses Buches besteht darin, die offenbare Gewichtigkeit des Karmagesetzes für alle Menschen hervorzuheben und dessen Gültigkeit durch viele Beispiele aus der Rückführungspraxis zu belegen.

Ich hoffe, dass dieses Buch von Trutz Hardo von so vielen Lesern wie möglich gelesen wird. Denn wenn man das Gesetz des Karma verstanden hat und weiß, dass das, was man anderen antut, an einem selbst erfahren werden muss, dann werden wir Menschen mit unseren Gedanken, Worten und Taten achtsamer umgehen. Was wir säen, werden wir ernten. Niemand kann sich anscheinend diesem Gesetz entziehen. Deshalb lasst uns Liebe in Gedanken, Worten und Taten säen. Denn somit schaffen wir nicht nur für uns persönlich bessere Voraussetzungen für eine erfreuliche Ernte, sondern durch unser liebevolles Denken, Sprechen und Handeln vermehren wir auch die Schwingungen der Liebe, die der ganzen Welt zugute kommt.

EINLEITUNG

Wer die verschlungenen Pfade des Karma sichtbar macht, macht sich um das Wohl seiner Mitmenschen verdient. H. P. Blavatsky

Der Begriff *Karma* oder *Karman* kommt aus dem Sanskrit und bedeutet ursprünglich Tat, Tun, Handeln, Werk, Wirken. Damit wird all das bezeichnet, was aus dem Tun resultiert. Dieses Karma verbindet sich mit einem Gesetz, demzufolge alles, was ich tue, aber auch alles, was ich denke und sage, seine Konsequenzen hat. Handele ich gut, wird mir Gutes widerfahren, handele ich schlecht, wird mir Schlechtes begegnen. Dieses Gesetz bezieht sich auf das Handeln einer Seele – doch da diese viele aufeinanderfolgende Leben als Mensch lebt, erfüllt sich dieses Gesetz nicht unbedingt im gleichen Leben, sondern vornehmlich in einem Folgeleben, mag dies nun das nächste oder eines der nächsten sein. Dieses Gesetz basiert wie das physikalische Gesetz auf Ursache und Wirkung, also Aktion – Reaktion. Man kann sogar das Fallgesetz mit dem Karmagesetz – so es negativ ausgerichtet ist – gleichsetzen: Von je höher man abstürzt, desto größer ist der Schaden.

Was mich dazu geführt hat, dieses Buch zu schreiben, ist der Wunsch, die Menschen darüber aufzuklären, dass das Karmagesetz ebenso ein Axiom, also eine nicht zu bestreitende Tatsache ist, wie das Fallgesetz. Aus unnötiger Unwissenheit und der dieser entspringenden Nichtbeachtung dieses Gesetzes ergibt sich für den überwiegenden Teil der Menschheit viel unnötiges Leid, sowohl für den Einzelnen als auch für die Gesamtheit der Menschen. Fast neunzig Prozent der Menschheit glaubt an ein zumindest gelegentliches übernatürliches Eingreifen in die privaten und allgemeinen Geschicke, etwa die Hälfte davon glaubt an wiederholte Erdenleben, also an Reinkarnation, und die meisten der Letzteren verknüpfen diese mit dem Wirken des Karmagesetzes.

Ich möchte den Lesern keine weitere Veröffentlichung zum Thema Karma vorsetzen – die oftmals das gleiche Gedankengut wiederholen und von denen es Hunderte zu geben scheint –, sondern ihnen ein völlig neues Buch über die Wahrheiten des Karmagesetzes vorlegen, da sich aus der täglichen Beschäftigung mit der Rückführungstherapie (wie sie bei mir gegeben ist) vielfach ganz neue das Karma betreffende Konzepte ergeben, die ich in diesem Buch darzustellen beabsichtige.

Im ersten Teil führe ich den Leser in das indische Denken über Karma ein, um ihm eine gründliche Einstimmung auf dieses Thema zu ermöglichen. Wer sich über Karma und Reinkarnation im Christentum, im Judentum, in der Theosophie und im neuen Denken unterrichten will, der wird im Literaturverzeichnis viele Hinweise finden. Allein in den letzten fünfzig Jahren dürften Zehntausende gechannelter Bücher verfasst worden sein, und in den meisten von ihnen wird auf das Karma Bezug genommen, sodass der Karmabegriff im neuen Denken einen beträchtlichen Platz einnimmt. Im dritten Teil – dem Hauptteil dieses Buches – wird anhand von einunddreißig Fällen aus der Rückführungstherapie das Wirken des Karmagesetzes von mehreren Seiten beleuchtet. Diesem wird im zweiten Teil eine kurze Einführung in die Rückführungstherapie vorangestellt, um den Hauptteil des Buches besser verständlich zu machen.

Professor Ian Stevenson, Lehrstuhlinhaber an der University of Virginia in Charlottesville, hat mit seinem Monumentalwerk *Reincarnation and Biology* (erschienen 1997) nichts Geringeres geleistet, als die Reinkarnation eindeutig als Faktum zu beweisen.[1] Und nichts Unbescheideneres unternehme ich mit dem vorliegenden Buch als den Versuch, das Karmagesetz definitiv als Realität zu beweisen. Was gibt mir den Mut zu einer solchen Aussage? Seit Jahren bin ich als Rückführungstherapeut im In- und Ausland tätig und bilde Interessenten zum Rückführungsleiter und -therapeuten aus. Nicht nur wir, sondern wohl alle Rückführungsleiter dieser Welt haben in ihrer Praxis bei der Aufdeckung der eigentlichen bzw. Grundursachen der Symptome ihrer

Klienten das Wirken des Karmagesetzes immer wieder eindeutig feststellen können. Wenn beispielsweise eine Frau mit chronischem Hustenreiz in die Praxis kommt und es dem Therapeuten gelingt, sie zur Ursache ihres Symptoms zu führen, wird sie sich vielleicht als Hexe im Mittelalter wahrnehmen, die soeben verbrannt wird. Doch forschen wir weiter, um zu erfahren, warum sie diesen Verbrennungstod erleiden musste, dann wird sie unweigerlich in ein vorausgehendes so genanntes Täterleben gelangen, in welchem sie möglicherweise anderen ein Gleiches angetan hat, indem sie bei deren Verbrennung Hand anlegte oder sich auf andere oder indirekte Weise daran beteiligte. Hier liegt dann die eigentliche Ursache für ihr heutiges Problem. Und sicherlich könnte die Rückführungstherapie in Hunderttausenden von Fällen nachweisen, dass dieses Gesetz „Was du anderen antust, sollst du dir selbst getan haben", immer wieder in Erscheinung getreten ist. Dies kann kein Zufallsergebnis sein. Hatte Carl Gustav Jung bei seiner Beschäftigung mit der Reinkarnation und dem Karmagesetz der indischen Denker daran noch zu bemängeln gewusst, dass ihm diese Aussagen als Wissenschaftler nicht genügten – fehlte ihm doch der empirische Beweis[2] –, so können wir Rückführungspraktiker dank der täglichen Konfrontation mit diesem Gesetz sagen, dass dieses aus nachweislicher Empirie nun als unumstößliches Gesetz zu gelten hat. Denn nicht allein die Tatsache, dass sich die Symptome der Klienten diesem Gesetz entsprechend verhalten, gibt uns die Gewissheit, von dem Karmagesetz als einer Realität zu sprechen, sondern die Tatsache, dass dieses Gesetz – von den Klienten als solches erkannt – diesen die Möglichkeit bietet, sich von den Nachwirkungen ebendieses Gesetzes zu verabschieden und demzufolge oft eine sofortige Symptombehebung an sich zu erfahren. Diese Heilerfolge bilden meines Erachtens den stichhaltigsten Beweis für das tatsächliche Wirken des Karmagesetzes. Und bei der Lektüre des dritten Teils des vorliegenden Buches wird der Leser erstaunt sein, wie überwältigend diese Ergebnisse sind – Ergebnisse, welche die bisherige Medizin und Psychotherapie mit größtem Respekt zur Kenntnis nehmen müssten. Aus dem gleichen Grunde können sich Letztere auch auf Dauer dieser Therapieform nicht entziehen. Eine Zusammenarbeit zwischen Ärzten und Rückführungstherapeuten wird notwendigerweise entstehen müssen, denn die Heilerfolge auf somatischem, psychosomatischem und psychischem Gebiet wie auch in der Beziehungsproblematik werden sich bei den betreffenden Heilungs- und Hilfesuchenden herumsprechen, sodass ein Heer von in der Rückführungstherapie ausgebildeten Ärzten und Therapeuten notwendig sein wird, um dem Ansturm zu entsprechen. Andere Rückführungstherapeuten können eventuell ebenso wie ich – wie schon mehrfach geschehen – das Wunder der Rückführungstherapie auch auf Kongressen oder im Fernsehen demonstrieren, sodass sich bald jedermann von der raschen Wirkungsweise dieser Therapieform überzeugt haben dürfte. Aber vor allem werden die Krankenkassen auf ihre Kosten Rückführungstherapeuten ausbilden lassen, da sie schnell merken werden, wie viele Millionen Euros an Therapiekosten sie einsparen können – scheint doch die Rückführungstherapie für die meisten therapeutischen Fälle die schnellste und wirkungsvollste Heilmethode zu sein. Darüber hinaus hat sie meist noch den spirituellen Effekt, dass der betreffende Klient auch an seiner Seele geheilt werden kann, insofern er – das Karmagesetz erkennend – fortan nicht mehr vom Pfad der Rechtschaffenheit und der Liebe (Dharma) abweicht. Doch die Rückführungstherapie sollte nicht nur ein Privileg der Kranken und Leidenden sein – alle Menschen könnten durch die Aufdeckung ihrer Vergangenheiten bestens davon profitieren.

Dieses Buch mag nicht nur für Laien von offenbarender Besonderheit sein, sondern es werden wohl auch all jene, die sich mit Heilung beschäftigen, diesen neuen Heilmöglichkeiten höchst offen und interessiert gegenüberstehen, weshalb es der Leser vielleicht unternehmen sollte, solche Menschen auf dieses Buch aufmerksam zu machen oder es ihnen gar zu schenken.

Der vierte Teil steht hinter dem dritten an Bedeutung nicht zurück. Denn hier wird auf der Basis der aus der Rückführungstherapie gewonnenen neuen Erkenntnisse das Karma in vielem vollkommen neu gesehen und zugeordnet. Was in der gesamten Karmaforschung und Karmaphilosophie bislang kaum Beachtung fand, ist der wichtige Umstand, dass wir selbst, bevor wir ein neues Leben beginnen, im Jenseits anhand des aufzulösenden Karmamaterials unser Karmagepäck bestimmen, wobei wir natürlich jenseitige Berater zu Hilfe ziehen, die uns bei der Planung zur Seite stehen. Das heißt, dass wir alles, was wir im Leben erleben, uns selbst ausgesucht haben und dass selbst die schlimmsten karmischen Ereignisse in eines jeden Leben selbst gewählt oder zumindest abgesegnet worden sind. Dies werden alle Rückführungspraktiker bezeugen können, die ihre Klienten in den Zustand vor dem Eintritt in ein erneutes Erdenleben zurückführen. Wir haben seit einigen Jahren in Amerika einen exzellenten Forscher auf diesem Gebiet, der uns teilweise völlig neue Offenbarungen über das Jenseits – auch in Bezug auf die Karmavorbereitung – beschert, die er mit Hilfe der von ihm in Trance dorthin geführten Klienten aufdecken durfte. Dieser Mann heißt Dr. Michael Newton, und sein Name dürfte in der Jenseits-, Reinkarnations- und Karmaforschung bald ebenso bekannt sein wie der von Professor Ian Stevenson auf dem Gebiet der Reinkarnation. Denn was sich nun durch die moderne Rückführungsforschung an Wahrheiten offenbart, entstammt dem Unterbewusstsein von Tausenden von Klienten. Und wenn Tausende und bald Hunderttausende immer wieder die gleichen und oft sehr logischen Grundwahrheiten wiederholen, lassen sich gemeinsame Nenner erstellen, die wissenschaftlicher Überprüfung standhalten. Man könnte jetzt pauschal in etwa sagen: Das Wissen um die Grundwahrheiten des Daseins und das wahrheitsvolle Wissen über sich selbst liegen im Unterbewusstsein eines jeden Einzelnen verborgen. Diese ermittelten Grundwahrheiten mögen im Einzelnen unterschiedlich gesehen oder erklärt werden, doch lassen sich daraus viele Grundübereinstimmungen ableiten, die der Normalmensch ohne Trance unmöglich zu erhalten vermag. Die meisten der von Dr. Newton protokollierten Jenseitserfahrungen kann ich anhand meiner eigenen Erfahrungen in der Rückführungspraxis bestätigen. Und was ich noch durch Rückführungen bestätigt fand, ist die Tatsache, dass wir aus eigener höherer Entscheidung unser Ur-Karma festgesetzt haben, dass wir nämlich aus ganz bestimmten Gründen die verschiedenen Erfahrungen des Leidens machen wollen.

Ich habe die verschiedenen „bekannten“ Karmaformen samt den durch die Erfahrungen der Rückführungstherapie neu hinzugekommenen in dreiundzwanzig Arten rubriziert. Zweifellos wird hinfort kaum ein Karmaforscher an diesen neuen Erkenntnissen, die sich aus der Rückführungstherapie ergeben, vorbeigehen können. Wir brauchen als Menschen nicht mehr im Dunkeln zu tappen, was die Wahrheiten von Reinkarnation und Karma angeht. Nun sind Menschen in Trance mit dem Licht des Unterbewusstseins in die bisher wenig erforschten Höhlen der Geheimnisse der Menschheit eingedrungen, um die dort ausgebreiteten Schätze ans Tageslicht zu heben. Indem wir diese Schätze vorlegen, fallen alle bisherigen Theorien und Glaubenssysteme, die über die dort möglicherweise im Verborgenen ruhenden Schätze rätselten, weg, da sie nahezu überflüssig geworden sind. Doch werden noch viele Schätze aus den geheimnisvollen Wahrheitshöhlen zu heben sein, und sicherlich wird es noch manche große Überraschung geben. Dieses Buch offenbart einige der von dort zutage geförderten Überraschungen. Und nun viel Vergnügen beim Lesen!

1. TEIL

INDIEN ALS MUTTERLAND DES KARMAGEDANKENS

Vom Reinkarnationsgedanken zum ersten Karmagedanken

Die Welt wird erst heilen, wenn die Lehren von Karma und Wiedergeburt über der ganzen Erde verbreitet sein werden. Ohne dieses Wissen gibt es keine Heilung, keine Wahrheit, keine Rechtschaffenheit, keine Ruhe und kein Goldenes Zeitalter. Sai Baba

Eine vollständige Geschichte des Karmagedankens in der menschlichen Historie ist noch nicht geschrieben worden und harrt noch des Wissenschaftlers, der sich dieser Thematik in mehreren Bänden annehmen wird. Ich möchte im Folgenden dem Leser anhand des Karmagedankens in Indien eine kleine Einführung in diese Thematik geben.

Indien wird allgemein als das Mutterland des Karmagedankens angesehen, und Inder halten an dieser Aussage mit Stolz fest, wollen sie doch diesen großen religiös-philosophischen Beitrag zur Wahrheitsfindung mit ihrem Land und seiner Kultur verbunden sehen. Somit wehren sie sich gegen Vermutungen ausländischer Wissenschaftler, die an diesem Axiom zu rütteln wagen. Die ältesten Texte, die über indisch-religiöse Vorstellungen sprechen, sind in den Veden niedergelegt, deren Inhalt, auf mündliche oder schriftliche Überlieferungen zurückgehend, vor das sechste vorchristliche Jahrhundert datiert wird. In diesen werden ganz unterschiedliche Vorstellungen präsentiert. Dort wird einmal von einem Totenrichter namens Yama berichtet, der analog dem griechischen Hades über die verstorbenen Seelen regiert – es gibt dort also ewige Höllenstrafen und auch einen immerwährenden, uns mit Freuden überschüttenden himmlischen Aufenthalt. Zum anderen wird auch schon von der reinkarnierenden Verwandlung von Menschen in Tiere oder auch in Menschen (meist handelt es sich dabei um Verwandte) gesprochen, die zu dem Familienstamm in neuer Gestalt zurückkehren. Und an anderer Stelle wird die Reinkarnation wieder vollkommen verneint, indem der Tod als gnadenloser Vernichter hingestellt wird. In anderen Schriften wird eine Befreiung von dem ewigen Sterbenmüssen davon abhängig gemacht, dass man auf Erden vorschriftsmäßig und regelmäßig die entsprechenden Opferhandlungen ausgeführt hat. Hier merken wir deutlich den Einfluss der Priesterkaste, die ihren Vorteil und ihre Interessen in die Schriften einzubringen weiß. Und in einer anderen Schrift wird denen, die Fleisch essen, damit gedroht, dass sie im Jenseits selbst aufgefressen werden. Die Vergeltungskausalität wird vornehmlich in den jenseitigen Bereich verlegt, wie ja auch später das Christentum den gerechten Ausgleich für gutes oder schlechtes Handeln in nachtodliches Geschehen transzendiert.

In der Chandogya-Upanishad wird zum ersten Mal das Karmagesetz eindeutig als Vergeltungskausalität in Verbindung mit der Reinkarnation formuliert, indem jener, der ein Leben lang ein gutes Verhalten zeigt, sich einer Wiedergeburt in der Priester-, Krieger- oder Handwerkerkaste erfreuen darf, während derjenige, der schlechtes Betragen an den Tag legt, als Hund, Schwein oder gar als Kastenloser (!) wiedergeboren wird. Allerdings lassen, wie der Wissenschaftler Halbfass meint[3], diese Passagen in dieser Upanishad den Gedanken aufkommen, dass sie zu einem späteren Zeitpunkt interpoliert worden sind, tauchen sie doch unvermittelt und ohne inneren Zusammenhang im Text auf. Dies ist, wie wir aus der christlichen Bibelforschung wissen, ein beliebtes Mittel nachfolgender Generationen, beim Kopieren alter Texte ihre eigenen Ansichten einfließen zu lassen, um ihren persönlichen Meinungen den Anstrich von Authentizität zu verleihen. Dieser erste nachweisliche Karmagedanke ist also jüngeren Datums und dürfte diesem Text wohl nicht vor dem vierten Jahrhundert vor Christus einverleibt worden sein. Ebensowenig dürfte die Brihad-Aranyaka-Upanishad das von religiösen Indern erwünschte Alter haben. Doch hier wird das Karmagesetz ganz eindeutig wiedergegeben, ohne die Auswirkung der guten Taten mit den gehobenen Kasten zu verbinden. Dort heißt es: „Je nachdem (einer) handelt, je nachdem er wandelt, danach wird er geboren: Wer Gutes tat, wird als Guter geboren, wer Böses tat, wird als Böser geboren, heilig wird er durch heiliges Werk, böse durch Böses."[4]

In einem anderen Upanishadtext, dem Brhadaranyaka, wird zum ersten Mal die Befreiung von der Wiedergeburt von der Freiheit von jeglicher Begierde abhängig gemacht. Und in diesem Text wird auch zum ersten Mal der Begriff Karma verwendet, und zwar in dem Sinn, dass gutes Handeln ein gutes wiederholtes Erdenleben bewirke, schlechtes Handeln jedoch ein schlechtes.[5] Doch wird an keiner Stelle der Veden oder der Upanishaden, wie Halbfass betont[6], „das für die klassische Karmalehre konstitutive Doppelaxiom" gefunden, „dass keine moralisch relevante Tat ohne karmische Vergeltung bleiben dürfe und dass es andererseits keine positiven oder negativen Erlebniszustände ohne karmische Ursachen geben könne. Dies findet sich innerhalb des Hinduismus erst im großen Epos Mahabharata, dessen Anfänge etwa um 400 v. Chr. liegen."

In diesem umfangreichsten Epos der Weltliteratur finden sich schon Sätze, die unmissverständlich auf das Karmagesetz hinweisen wie zum Beispiel folgende: „Die Tat verfolgt den Täter wie sein Schatten", „Alle Lebewesen erfahren die Folgen ihres Tuns", „Wie die Saat, so die Ernte", „Gutes und schlechtes Karma geht nie verloren." Und im zwölften Buch erklärt der mächtige Gott Kala, dass er selbst als Gott der Zeit keine eigene Macht habe, dass er ebenfalls dem Karmagesetz untertan sei. Das große Glanzstück innerhalb der Mahabharata ist die Bhagavad-Gita, die für den Hinduismus der Vishnu-Anhänger eine ähnliche Bedeutung hat wie für die Christen das Neue Testament. Darin wird sehr oft auf die Reinkarnation hingewiesen, nämlich dass die Seele ewig erneut in wechselnden Körpern lebt[7], und auch das Karmagesetz ist dort erklärt:

> Ward Güte in dem Menschen groß, dann nach dem Tod erreichet er
> Jene fleckenlosen Welten der höchsten Wissens Kundigen.
> Stirbt er in Leidenschaft, dann kommt er unter Tät'gen neu zur Welt,
> Stirbt er im Dunkel, wird er neu geboren aus betörtem Schoß.

Die Frucht der recht getanen Tat ist guten Wesens, fleckenlos,
Die Frucht der Leidenschaft ist Leid – Nichtwissen ist des Dunkels
 Frucht.
Aus der Güte entsteht Wissen, aus der Leidenschaft Begier,
Nachlässigkeit, betörter Sinn, Nichtwissen aus dem Dunkel stammt.
Hinauf gehen, die an Güte reich.[8]

Hier wird nun eindeutig das Karmagesetz erklärt, dass Güte zu höherem Wissen führt, während Leidenschaft erneute Reinkarnation heraufbeschwört.

Doch dass die Veden und die frühen Upanishaden im Gegensatz zu den späteren Upanishaden nichts über das Karma aussagen, die Bhagavad-Gita aber nicht vor dem dritten Jahrhundert verfasst sein dürfte, legt die Vermutung nahe, dass in diese großartige Hindu-Bibel schon durch den Jainismus oder Buddhismus oder aus anderer Quelle Einflüsse das Karmagesetz betreffend eingeflossen sein könnten. Es liegt auch die Vermutung nahe, dass die rasante Ausbreitung des Buddhismus und des Jainismus mit ihren Lehren von Reinkarnation und Karma derartige Formen annahm, dass sich die Brahmanen als die Hüter der Veden und des Hinduismus befleißigten, nun ihrerseits den Reinkarnations- und den Karmagedanken in ihre Schriften mit einzufügen.[9] Manche Forscher glauben aufgrund dieses Fehlens des Reinkarnationsglaubens in den Veden, dass dieser eventuell schon vor der Arisierung in Indien als Stammesreligion bestanden haben könnte und von dort erst verspätet zu irgendeinem Zeitpunkt in die alten und neuen Religionsströme eingedrungen sei. Oder kommen diese Einflüsse gar von irgendwo anders her?

Bevor dieses gigantische Werk geschrieben und zusammengetragen wurde, traten in Indien zwei große religiöse Bewegungen hervor, welche nach der Grundsteinlegung in den Upanishaden nun in dem Gebäude des Karmagedankens die Grundmauern errichteten. Diese jeweils von einem weisen Religionsgründer ins Leben gerufenen Bewegungen waren die schon erwähnten Glaubenslehren des Jainismus und des Buddhismus.

Der Karmagedanke bei den Jainas

Der Begründer des Jainismus, Vardhamana Mahavira, war ein älterer Zeitgenosse Buddhas. Beide sollen angeblich zwischen 580 und 480 v. Chr. gelebt haben, doch gibt es auch Forscher, die meinen, dass diese Zeitspanne um mindestens hundert Jahre später anzusiedeln sei. Viel Legendäres und nachträglich Hinzuphantasiertes rankt sich um beider Leben. Auch sind ihrer beider mündlichen Lehren erst lange nach ihren Lebzeiten schriftlich niedergelegt und dabei reichlich ausgeschmückt, erweitert oder manchmal offenbar auch vertieft worden. Der eigentliche Grundtext der Jainas, die sich später in zwei Sekten aufteilten, nämlich in die Digambaras und die Svetambaras, ihre Bibel also, heißt Tattvarthasutra beziehungsweise Tattvarthadhigamasutra und ist erst siebenhundert Jahre nach dem Ableben ihres Glaubensgründers von Umasvati niedergeschrieben worden. Somit fällt es schwer, hervorzuheben, was Mahavira wirklich an neuen Karmagedanken hinzugefügt hat. Glauben wir jedoch der Überlieferung, so hat er erstaunliche neue Ansätze hervorgebracht, die den Hinduismus und den Buddhismus entscheidend mitgeprägt haben könnten, wie sich überhaupt alle drei religiösen Bewegungen untereinander beeinflusst haben. Jede Seele stammt aus einer heilen, nichtmateriellen Welt und ist in Letztere verstrickt worden, weshalb es das Streben jedweder Seele bleibt, aus dieser materiellen Verstrickung wieder herauszukommen. Was eine Seele daran hindert, die Erlösung, die endgültige Befreiung aus dem Rad der Wiedergeburt zu erreichen, ist das Karma (in der Pali-Sprache auch *kamma* genannt).

Das Karma oder Karman bindet die Seele, die sich nur aus dem *Samsara*, dem Weltgetriebe und also dem Rad der ewigen Wiedergeburt, befreien kann, wenn sie gezielt aus Erkenntnis und Wissen um die Möglichkeit der Befreiung darauf hinarbeitet, indem sie allen materiellen Wünschen und Gelüsten entsagt, frei von Leidenschaften wie auch dem Geschlechtstrieb ist, alle Verunreinigungen der Seele wie Zorn, Eitelkeit, Stolz, Gier, Eifersucht, Unaufrichtigkeit usw. abgelegt hat, kein Fleisch isst, nichts tötet – also auch keine Tiere und selbst keine Moskitos oder noch sichtbare Kleinstlebewesen –, bewusst Ahimsa – das ist völlige Gewaltlosigkeit – lebt, kurzum, sich aus allen Verhaftungen löst. Dies alles bedarf einer großen Willensbeherrschung. Ich selbst habe mit den Mönchen der Svetambara-Sekte gelebt, habe mit ihnen viele Kilometer barfuß zurückgelegt und Schriften ihres Oberhaupts, seiner Heiligkeit Ashare Sri Tulsi, vom Englischen ins Deutsche übertragen. Jeder unreine Gedanke, jedes unreine Wort und natürlich jede unreine Tat verfestigen die Anbindung an die Materie und machen es unmöglich, schon in diesem Leben die Befreiung aus dem Rad der Wiedergeburt zu erreichen. Um die Willensbeherrschung zu trainieren und somit gegen alle eventuellen Versuchungen gewappnet zu sein, gibt es viele Exerzitien, wovon die Praxis des Fastens über Wochen und sogar über ein, zwei Monate hin die beliebteste Form ist.

Nach Auffassung der Jainas besteht das irdische Universum aus kleinsten neutralen Karmapartikeln, also Materieteilchen, die wir durch unsere materiellen Gedanken in unsere Seele gelangen lassen. Vor allem unreine Gedanken öffnen weit die Tore, durch welche diese Karmapartikel in unsere Seele einzuströmen vermögen. Die Kunst besteht also darin, keine Karmapartikel mehr in uns hineingelangen zu lassen und diese, sofern sie schon in uns sind, wieder hinauszubefördern. Denn bei unserem Tod bewirken die unserer Seele anhaftenden Karmateilchen, dass wir sofort in einen neuen Erdenkörper zurückgelangen, ohne erst in einem Zwischenleben eine Art Ruhepause eingelegt zu haben. Man unterscheidet das durch Schwingungen bewirkte Eindringen solcher unsichtbaren Materieteilchen nach solchen, die über durch Gedanken, Worte oder Taten erzeugte Leidenschaften (*passions*) in den Körper gelangt sind, und nach solchen, die ohne ausgesandte Gedanken der Leidenschaft eingedrungen sind. Nur die ersten verursachen Karma.

So kann diese aus Karmateilchen bestehende, angehäufte Karmamasse unser Wissen um die Wahrheit verhüllen (weshalb so viele Menschen nichts von der höheren Wahrheit kennen oder wissen wollen), unsere Sinne für irdisches Verlangen öffnen, und auch unsere Energie und sogar die Lebensdauer beeinträchtigen. Es gibt behinderndes Karma, destruktives und nicht destruktives Karma, verwirrendes Karma und viele andere Arten von Karma, welche sich durch die Anhäufung von Karmateilchen in der Seele und in dem von ihr eingenommenen Körper ergeben. Die Karmalehre, das Herzstück des Jainismus, ist außerordentlich kompliziert und wird in zahlreiche Rubriken unterteilt. Es gibt Hunderte von karmischen Verursachungen, die alle rubriziert worden sind. 148 verschiedene Arten von Karma hat man ausfindig gemacht, allein 93 Arten von Auswirkungen des Karma sind festgehalten worden, ja sogar die Wirkungsdauer bestimmter aufgenommener Karmapartikel und deren Anzahl wird bis auf die Minute berechnet.[10] Der größte Teil dieses Irrgartens der Karmaverschlingungen kann von den Jainmönchen auswendig hergesagt werden. Diese haben vor Eintritt in den Mönchsorden fünf Gelübde abgelegt. Sie lauten: Gewaltlosigkeit (Ahimsa), Aufrichtigkeit (keine Lügen), keine eigenwillige Aneignung fremden Gutes (Stehlen), geschlechtliche Enthaltsamkeit und schließlich kein Verlangen nach materiellem Besitz (weshalb sie auch keinen Tempel, kein Grundstück, kein Haus, kein Hab und Gut ihr eigen nennen außer dem Wenigen, das sie unbedingt zum Leben benötigen und immer mit sich herumtragen – wozu auch ihre umfangreiche Bibliothek zählt, die aus mit mikroskopisch kleinen Buchstaben bedeckten Palmblättern besteht, wobei auf ein Palmblatt etwa fünfzig Buchseiten zu stehen kommen können. Zu den vielen zu übenden Tugenden, die ebenfalls die Karmamaterieteilchen wieder aus dem Körper entfernen beziehungsweise diese neutralisieren oder abweisen, gehören allumfassende Freundlichkeit, freudige und neidlose Einfühlung, Mitleid und Gleichmütigkeit.

Die Bedeutung des Karma im Buddhismus

Siddhartha Gautama, der spätere Buddha, lebte erst selbst in Askese wie Mahavira, bis er sich für den 'mittleren Weg' zwischen Weltverneinung und Bindung an die Welt entschied. Über vierzig Jahre lang soll er nach seiner Erleuchtung seine Lehren auf seinen vielen Wanderungen mündlich verbreitet haben. Doch erst drei bis vier Jahrhunderte später wurden sie schriftlich niedergelegt, und zwar mit ganz unterschiedlichen Texten und Auslegungen, sodass sich schon bald verschiedene buddhistische Richtungen bildeten. Zum Beispiel zerstritt man sich über die Frage, wie viele Leben Buddha schon gehabt habe und an wie viele davon er sich tatsächlich erinnern konnte. Weiterhin debattierte man darüber, wie viele Male er vorher eine Tiergestalt eingenommen hatte und ob er auch schon einmal in weiblicher Gestalt inkarniert war.

In seiner ersten Nachtwache der Erleuchtung soll er sich gemäß dem Kanon der Theravada-Schule an unzählige frühere Leben erinnert und sogar bei dem Rückblick die verschiedenen Perioden des Weltuntergangs und der Erneuerung der Welt miterlebt haben. In der zweiten Nachtwache erkennt er, was mit den Menschen entsprechend ihren Gedanken und Taten, das heißt ihrem neu aufgeladenen Karma, nach dem Tod passiert. Diejenigen, die sich in Gedanken, Worten und Taten schlecht verhalten haben, gelangen aufgrund dieses negativen Karmas in die Hölle. Und umgekehrt kommen jene, die sich ein gutes Karma geschaffen haben, in die Himmelswelt. Der Karmagedanke ist hier noch nicht mit früheren Leben verknüpft, obwohl die verstorbenen Seelen irgendwann wieder inkarniert werden. Denn die dritte Nachtwache offenbart ihm, dem nun Erleuchteten, die drei Grundübel des Menschseins und wie diese überwunden und vernichtet werden können. Das erste Grundübel ist die Sinnenlust, das zweite die Werdelust und das dritte die Unwissenheit. Mit der Überwindung dieser drei Grundübel ist der Mensch von der Kette wiederholter Erdenleben befreit. Und Buddha konnte nach dieser Erkenntnis von sich sagen: „Ich kehre nie wieder in diese Welt zurück!"

In anderen Schriften, wahrscheinlich erst von Schülern von Schülern seiner Schüler niedergeschrieben und interpoliert, lehrt er das Karma in Verbindung mit der Reinkarnation.[11] Für ihn ist das Leiden mit dem Leben verbunden, und erneutes Erdenleben in Leid geschieht durch aufgeladenes Karma. Um sich diesem Leiden samt dem es bedingenden Karma zu entziehen, schlägt er einen achtgliedrigen Pfad vor: „Rechter Glauben, rechtes Entschließen, rechtes Wort, rechte Tat, rechtes Leben, rechtes Streben, rechtes Gedenken, rechtes Sich-Versenken.“[12]

In einem Gespräch mit dem jungen Brahmanen Subha erklärt Buddha das Karmagesetz nun explizit. Es gibt aufgrund der ausgeübten Taten einmal solches Karma, das noch im selben Leben zur Reife gelangt, und dann gibt es Karma, das sich erst in einem erneuten Erdenleben auswirkt. Das heißt, dass wir aufgrund unseres Verhaltens unser Sein in diesem oder in einem nächsten Leben selbst verursachen. Hier wird das Karma zum ersten Mal mit einem erneuten Leben, das heißt mit der Reinkarnation, in Zusammenhang gebracht. Dem König Mallika gegenüber äußert sich Buddha dahingehend, dass hässliche Menschen deswegen äußere Makel tragen, weil sie in einem früheren Leben ein unfreundliches Verhalten an den Tag gelegt hatten.

Der Theravada-Buddhismus unterscheidet nun auch das gute Karma von dem schlechten und bezeichnet das erste mit *kusala* und das zweite mit *akusala*. Es kommt immer auf die Intention an, die man mit seinem gedanklichen, gesprochenen oder ausgeübten Bewirken *(vielleicht eine bessere Übersetzung des Begriffes Karma)* verknüpft. Somit bemisst sich das Ausmaß von Unschuld und Schuld nach der damit verbundenen Absichtlichkeit, also nach der Intention oder Motivation der Verursachung. Die Vertreter des Buddhismus fügen dem Maß karmischer Verschuldung auch noch das Fehlen von nachträglichem Bedauern und Reue hinzu, sodass man sich auch durch Gleichgültigkeit ein negativ ausgerichtetes Karma zuziehen kann. Im Buddhismus kann eine Seele ihrem Erdenwandel entsprechend wohl in einem erneuten Erdenleben ein Habenichts oder ein äußerlich hässlicher Mensch werden, doch sie kann – anders als im Hinduismus – nie wieder zu einem Tier zurückgestuft werden.

Der Mensch ist also voll für sein Schicksal verantwortlich, da sich dieses aus seinen vorausgegangenen Handlungen, seien sie aus ebendemselben oder aus einem früheren Leben, ergibt. Die persönliche freie Entscheidung bestimmt eines jeden Schicksal und überlässt es ihm, sich durch Erkenntnis und entsprechendes Verhalten nach eigenem Dafürhalten aus der Verstrickung in das Karma und somit aus dem Rad der ewigen Wiedergeburt zu befreien. Und die Wege dahin werden, ähnlich wie im Jainismus, in den Schriften gewiesen. Diese besagen in Kürze: Durch Erkennen der inneren Zusammenhänge weiß man, dass die Leidenschaften das Rad der Wiedergeburt in Schwung halten. Stellt man diese ein, reduzieren sich automatisch auch alle Willensregungen. Dadurch lädt man sich kein erneutes Karma auf und bereitet sich somit auf die ewige Befreiung im Nirwana vor, jenem nicht zu beschreibenden Ort wunschlosen, selbstlosen und gänzlich freien Glücksgefühls. Nun wäre eigentlich das auf Ursache und Wirkung beruhende Karmakonzept für den Buddhismus eindeutig vorgegeben, wenn es nicht Schriften gäbe, die sich ebenfalls auf Buddha berufen, in welchen die Existenz einer sich von Leben zu Leben in verschiedenen Körpern fortbewegenden Seele abgestritten wird. Denn da es eine solche an sich nicht gebe, könne sie auch nicht wiedergeboren werden, hebe eine Pseudoseele sich mit dem Tode doch von selbst auf, da sie nur ein Konstrukt von Lebensgier und Ego sei. Das hat zu vielen religionsphilosophischen Debatten und Abspaltungen geführt, waren solche Gedankengänge für den „kleinen Mann" doch bei weitem zu kompliziert, sodass man sich jenem gegenüber mit den Begriffen von Seelenwanderung und karmischer Vergütung mit Aussicht auf eine endgültige Befreiung im Nirwana begnügte.

Was alles Karma verursacht oder verursachen kann, wurde in den verschiedensten Kommentaren späterer Jahrhunderte zusammengestellt. Nicht nur für Mönche, sondern für alle Buddhisten gelten fünf moralische Grundregeln, deren Einhaltung Karma vermeidet und deshalb auch von allen weitgehendst beachtet wird. Sie heißen: Vermeidung von Gewalt, Stehlen, Lügen, sexueller Ausschweifung und alkoholischen Getränken. Für viele Buddhisten ist die fleischlose Kost ebenfalls ein Gebot, das die Aufladung zusätzlichen Karmas vermeidet, während andere wie der Dalai Lama gelegentlich fleischliche Nahrung zu sich nehmen, ohne sich karmisch zu verschulden. Wie bei den Jainas sind die Leidenschaften das Hauptübel, das zu karmischer Verstrickung führt, als da sind unter anderem: Gier, Hass, Verblendung (also auch Abstreiten der „wahren“ Lehre), Töten, Ehebrechen, Böswilligkeit. Es gibt eine Liste der zehn Befleckungen, zu denen Dünkel, Zweifel und Schamlosigkeit gehören, und es gibt ebenfalls eine Liste von Störfaktoren, die Karma bewirken können. Auf dem Wege zur Wahrheit und damit zur Befreiung von karmischer Verstrickung und somit von wiederholten Erdenleben müssen drei Triebe überwunden werden, nämlich der Geschlechtstrieb, der Daseinstrieb und der Unwissenheitstrieb. Hat man diese Leidenschaften und Triebe erst einmal überwunden, dann gibt es Anleitungen (wie zum Beispiel die sieben Stufen zur Einigung), wie man am sichersten den Weg findet, der schließlich aus dem Rad der ewigen Wiedergeburt führt und das Eingehen in das ersehnte Nirwana ermöglicht.

Verschiedene Strömungen innerhalb des Buddhismus gehen von einer Zwischenexistenz in einem Jenseits aus, bevor eine erneute Inkarnation auf Erden angetreten wird. Der klassische Vertreter der Sarvastivada-Bewegung, Vasubandhu, gibt eine genauere Beschreibung dessen, was nach dem Tod passiert. Dort bildet die Seele einen Geistkörper, *gandharva* genannt, der nach Ablauf seines jenseitigen Aufenthaltes seinem Karma aus dem oder den vergangenen Erdenleben gemäß dem Ort seiner Wiedergeburt bewusst zusteuert. Er kann sogar dem Geschlechtsakt der Eltern bei der Erzeugung seines Erdenkörpers beiwohnen und – sollte er als männliches Wesen inkarnieren – Hass auf den Vater und Zuneigung zur Mutter empfinden, wie auch im umgekehrten Falle – so er als weibliches Wesen inkarnieren sollte – Hass auf die Mutter und Zuneigung zum Vater. Sigmund Freud hätte an dieser Vorwegnahme seiner ödipalen Darlegungen gewiss seine Freude gehabt.

Der Mahayana-Buddhismus, dem auch der tibetische Buddhismus zuzuzählen ist, glaubt, dass Buddha aus Liebe zu den Menschen, d. h., um ihnen in ihrem Leid und ihrer Unwissenheit beizustehen, darauf verzichtet hat, ins Nirwana einzugehen, und sich deshalb ganz oder teilweise in hohen Lamas wie dem Dalai Lama niederlässt, um mit seinem angesammelten guten Karma, seiner Güte, Liebe und seinem Wissen den Menschen zu helfen, ihrer Erlösung allmählich näher zu kommen.

Strukturen der indischen Karmamodelle

Ebenso wie der Jainismus und der Buddhismus haben die Auslegungen der vorhandenen hinduistischen Urschriften, also der Veden, der Upanishaden und der beiden großen Epen Ramajana und Mahabharata sowie der vielen Sutras, Puranas und anderer Schriften samt deren erweiterten Abschriften und Kommentaren zu ganz unterschiedlichen religiösen Hauptströmungen und Untergruppierungen geführt, sodass man heute sechs hinduistische Systemtraditionen unterscheidet, nämlich den Vaisesika, den Nyaya, den Samkhya, den Yoga, den Mimamsa und den Vedanta. Sie alle haben sich eingehend mit Wiedergeburt und Karma befasst und Lehrgebäude aufgestellt, bilden diese beiden Themen doch die Drehscheibe ihrer religiös-philosophischen Überlegungen samt den Konzepten, wie man sich aus dem Samsara (dem Weltgetriebe) durch Dharma (der sittliche, reine Weg) befreien kann.

Um ein Beispiel für diese vielen Überlegungen zu geben, führe ich an dieser Stelle einige Gedanken des Vyasa aus, da diese für uns von Interesse sein könnten.

Vyasa, der Kommentator der Sutras des Patanjali, der im fünften nachchristlichen Jahrhundert gelebt hat, unterscheidet bei den Taten zum einen solche, die sich aus dem Instinkt und den angeborenen Verhaltensweisen und Leidenschaften herleiten, wie sie beim Tier vorhanden sind und die sich allein aus dem Selbsterhaltungstrieb automatisch als Dispositionen (samskara) ergeben, und zum anderen solche, die wir als denkende Wesen vorsätzlich durchführen. Erstere erklärt er für weitgehendst karmafrei, während Letztere die eigentlichen Karmaverursacher darstellen. Diese wiederum werden in zwei Kategorien unterteilt, einmal in Taten, die aus Haupthandlungen – also Stehlen, Lügen, Ehebruch, Mord, Betrug usw. – bestehen, und zum anderen Taten, die auf Nebenhandlungen basieren wie Nachlässigkeit und Mitleidslosigkeit sowie kleinere Vergehen usw. Aus all diesen karmischen Vergehen bildet sich eine Gesamtkarmalast, die unmittelbar in einem nächsten Leben die Koordinaten für die neuen Lebensbedingungen bildet. Nur die instinktgesteuerten und anhaftenden Dispositionen verteilen sich über alle Erdenleben, wenn auch – mit der Hinwendung zu einem höheren Bewusstsein – allmählich abnehmend, während die bewusst durchgeführten Taten in ihrer Gesamtsumme unverzüglich in einem anschließenden Leben zur karmischen Wirkung gelangen. Je größer die negative Karmalast, desto schwerer das Folgeleben. Wir bestrafen uns also selbst, indem wir uns eine schlechte Karmalast aufbürden, die sich dann im Folgeleben leidvoll manifestiert.

In anderen Schriften wird zwischen „schwarzem Karma", also sehr schlechtem Karma, „weißem Karma", das heißt sehr gutem Karma, und „schwarz-weißem Karma", also gemischtem Karma unterschieden. Denn wer ein schönes Leben führt, muss im vorausgegangenen Leben ein weißes Karma angehäuft haben, während solche, die zu den verachteten Kastenlosen gehören oder von einer schweren Krankheit heimgesucht werden, natürlich die Nachwirkungen ihrer schwarzen Karmaaufladung auszutragen haben. Doch die meisten Menschen haben sowohl von dem einen als auch von dem anderen in ihrem Gepäck und dürfen sich somit von Leid und Freude durchs Leben begleiten lassen.

Shankara, der um 700 n. Chr. gelebt hat, ist der wohl berühmteste indische Philosoph und Anhänger des Vedanta-Systems. Ihm geht es in erster Linie um die Selbsterkenntnis als Mittel zur endgültigen Verschmelzung mit der absoluten Realität jenseits alles Irdischen. In jedem Menschen ist das Atman, das wahre Selbst, das mit dieser absoluten Realität eins ist, das sich aber nun in einer relativen Realität, eben in dem Leben in Raum und Zeit, befindet und seinen Weg zurück zu dieser Einheit sucht. Dies würde alles kein allzu großes Unterfangen bedeuten, wenn wir uns nicht durch ungute Taten und Leidenschaften karmisch immer wieder in diese raum-zeitlich gebundene Welt verstricken würden. Solange wir uns mit dieser relativen Raum-Zeit-Welt identifizieren, die selbst nur eine Illusion (maya) ist, bleiben wir in dieser Illusion verhaftet. Nur wer dieses Spiel der Illusionen durchschaut hat, kann sich daraus befreien. Denn die Welt des Scheins wird von der Kausalität beherrscht, eben von der Ursache und Wirkung, also von Karma, von Selbstverstrickung aus Unwissenheit und Verblendung.

Sich vom Rad der Wiedergeburt zu lösen ist bedingt im Allgemeinen durch das Einschlagen des Weges der Selbstreinigung durch Erkenntnis und ein entsprechend karmaloses Verhalten. Aber es gibt auch andere Möglichkeiten, die von den verschiedenen Schriftenauslegern festgehalten werden. Dazu zählen an erster Stelle rituelle Handlungen. Jeder, der Indien ausgiebig bereist hat, weiß, wie sehr diese im Vordergrund praktizierter Religiosität stehen, denn Blumen-, Sühne- und andere Opfer, Einölungen steinerner Symbolfiguren oder von Teilen davon, Gebetsrituale, Waschungen in heiligen Flüssen oder Tempelbecken oder an heiligen Quellen, Pilgerfahrten zu Tempeln oder zu heiliggehaltenen Yogis, Swamis, Mas und Gurus, die Teilnahme an heiligen Festen wie dem alle zwölf Jahre stattfindenden Kumbamela, die richtige Bestattung der Verstorbenen, das Sterben – wenn möglich – in Benares oder wenigstens das Streuen der eigenen Asche in den heiligen Fluss Ganges an diesem Ort und vieles andere können eine karmische Verschuldung verringern oder sogar auflösen. Patanjali schlägt in seinen Yoga Sutras eine Atemtechnik vor, die von karmischer Last befreien kann oder doch davor bewahrt, neues Karma aufzuladen. Ebenso wird zum gleichen Zweck von einigen Heiligen das ewige Rezitieren oder Singen von Mantras empfohlen, man denke an die gesungenen Mantras „Hare Krishna, Hare Rama!“. Das beste Mittel allerdings, das viele Zehntausende praktizieren, ist das Dasein eines Asketen, der sich entweder in eine Höhle zurückzieht oder das Leben eines Sadhus führt, der bestrebt ist, vollkommen wunschlos zu leben und mit den ihm dargebrachten Almosen zufrieden zu sein. Der große Heilige Ramakrishna aus dem neunzehnten Jahrhundert bietet seinen Schülern den so genannten Karma-Yoga an. Man geht seiner normalen geschäftlichen Tätigkeit nach, doch mit vollkommener Hingabe an Gott, indem man seinen Namen immer und immer wieder im Stillen oder auch laut vor sich hin sagt und darüber meditiert. Denn je mehr man sich Gott nähert, desto weniger kann Karma überhaupt entstehen. Schließlich erübrigt sich alle

Tätigkeit und man erreicht das ersehnte Samadhi, die Verschmelzung mit Gott. Denn alles Karma löst sich letztendlich in Gott auf.[13] Als wirkungsvollstes Erlösungsmittel vom Rad der ewigen Wiedergeburt gilt der sich immer mehr verbreitende Bhakti-Yoga. Bedingungslose Liebe zu Gott, wie sie in der Bhagavad-Gita beschrieben worden ist, ist der einzige Weg zurück zu ihm. Dieser Weg steht jedem offen, ob er nun Brahmane oder Kastenloser ist. Denn die wechselseitige Liebe zwischen Gott und dem ihn Anbetenden entfernt in Letzterem alle Entfernung von Gott, zieht ihn mittels dieser Liebe unmittelbar in das Einssein mit Gott zurück.

Aber es gibt auch eine höhere Gnade, die Karma aufzuheben oder zu reduzieren vermag, welche durch einen höheren Meister oder Avatar bewirkt oder beschleunigt werden kann. Doch die Grundvoraussetzung – wie Patanjali das altindische Postulat erneut betont –, um überhaupt für eine Karmaauflösung gemäß seinem Yoga-System in Frage zu kommen, ist das Einhalten der fünf Gelübde, die sich in gleicher oder ähnlicher Form, wie wir sahen, auch im Jainismus und Buddhismus finden: Gewaltlosigkeit, Wahrhaftigkeit, Nicht-Stehlen sowie Nichtanklammerung an Besitz und sexuelle Enthaltsamkeit.[14] Und Patanjali gibt auch eine Erklärung, wie man die karmischen Samen, die man aus früheren Leben (frühere Ernte) oder aus diesem Leben (jetzige Ernte) gewonnen hat, so verändern kann, dass ihre Saat in einem Folgeleben nicht mehr aufgehen kann – nämlich indem man sie durch Meditation unfruchtbar macht.[15] Meditation scheint überhaupt das Zauberwort indischer Weiser zu sein – um sich mit ihrer Hilfe dem Göttlichen zu nähern und damit zugleich alle karmischen Samen, die man noch aus den verschiedenen Lebensernten vorrätig hat, unfruchtbar zu machen, damit keine schlechte Ernte, ja überhaupt keine Ernte aus früheren Leben mehr vorhanden ist und man sich in dem gegenwärtigen ganz dem Göttlichen hingeben und somit schließlich die Befreiung von allem Irdischen, die finale Erlösung (moksha) bewirken kann, um sich dann mit dem ewig Göttlichen zu vereinen.

Der Heilige Kabir

Dieser große und weise indische Lehrer lebte im fünfzehnten Jahrhundert und wurde schon zu Lebzeiten als Heiliger verehrt. Zu ihm kamen nicht nur Hindus, Buddhisten, Jainas, sondern auch Moslems, um seine Meinung zu religiösen Fragen einzuholen. Er stellte sich in gewisser Weise schon über das Kastenwesen und vereinigte in seinen Lehren viele Einflüsse aus den unterschiedlichsten indischen Schriften. Er postulierte: „Das Karma ist all das, was uns daran hindert, Gott zu finden, da es uns an etwas anderes bindet.“[16] Er unterscheidet drei Arten von Karma:

1.) Das *Sanchit-Karma*, jenes gute oder schlechte Karma, das im Unterbewussten aufbewahrt ist und nicht im gegenwärtigen Leben auftaucht, jedoch in irgendwelchen späteren Leben zur Wirkung kommen kann. Der Meister kann dieses unterbewusste oder schlummernde Karma auf sich nehmen, sofern der ihm ergebene Schüler sich ihm ganz anvertraut und sich unter seinen Schutz begibt, allerdings nur unter der Voraussetzung, dass jener auch bereit ist, kein neues Karma aufzuladen.

2.) Das *Pralabdha-Karma* ist das Schicksalskarma, das sich in einem gegenwärtigen Leben aufgrund von guten oder schlechten Taten in früheren Leben manifestiert. Dieses Karma bestimmt auch das Aussehen und die körperliche Statur eines Menschen, seine Gesundheit sowie das Umfeld seines Lebens und all das, was ihm im Guten oder Schlechten zustoßen wird. Diese Dinge ereignen sich einfach, ohne dem Betreffenden die Möglichkeit zu geben, etwas dagegen zu unternehmen. Diese Auswirkungen früherer Verursachungen können zu Tränen und Leid oder zu Freudegefühlen führen. Der Meister wird dieses Karma jedoch nicht aufheben wollen, denn dann würde der Schüler den Zweck seines Hierseins verfehlen. Doch kann der Meister in seiner Güte das schwere Los eines Menschen erleichtern.

Darüber berichtet folgende Begebenheit: Ein sehr gelehrter Mann namens Ramanand kommt eines Tages in großer Aufregung zu Kabir und berichtet ihm, er habe eine spontane Erinnerung an sein vorangegangenes Leben gehabt, in welchem er einen Mann an sein Pferd gebunden und zu Tode geschleift habe. Und plötzlich sei ihm bewusst geworden, dass jener Mann in diesem Leben ebenfalls wiedergeboren sei und beim König das Amt des Heerführers einnehme. Er habe nun Angst, dass er dem unausweichlichen karmischen Gesetz zufolge in diesem Leben durch ebendiesen Heerführer ebenfalls von einem Pferd zu Tode geschleift werden müsse, was für ihn eine öffentliche Schmach bedeuten würde. Er bittet nun den Heiligen, in dieser Angelegenheit zu intervenieren, was dieser auch verspricht. Kabir sucht nun diesen Heerführer, der aufgrund seiner früheren guten Taten in diesem Leben dieses hohe Amt bekleiden darf, auf und erzählt ihm von der großen Sorge Ramanands. Der Heerführer erwidert, dass er, da Kabir für jenen bitte, von einem gleichen Vorgehen, wie es ihm von der früheren Inkarnation Ramanands beschieden gewesen sei und an das er sich ebenfalls gut erinnern könne, absehen wolle, ihn aber dem karmischen Gesetz zufolge trotzdem umzubringen habe. Und tatsächlich – anlässlich eines Kriegszuges dringt dieser Heerführer in Ramanands Haus ein und ersticht ihn mit seinem Speer. An anderer Stelle fügt Kabir hinzu, dass der Ermordete froh sein solle wie ein Schuldner, der endlich seine Schulden bezahlt habe.

3.) Das *Kriyaman-Karma* wird auch als das freie Karma bezeichnet, da es sich um jenes handelt, das wir in einem gegenwärtigen Leben durch unser Denken, Sprechen und Handeln nach Belieben aufladen. Dreiviertel unseres Handelns und Geschehens im jetzigen Leben wird durch unser Tun und Handeln in früheren Leben bestimmt, während uns ein Viertel zur freien Wahl zur Verfügung steht, aus dem sich wieder die Gegebenheiten des nächsten Lebens konstituieren werden. Doch derjenige, der begriffen hat, worum es geht, wird dieses Leben so ausrichten, dass er mit keinem schweren Karma zurückzukehren hat, vielmehr den Weg ebnet, der ihn zurück zum Schöpfer führt.

Für Kabir kann nichts ein mitgebrachtes Karma auflösen (sondern höchstens, wie wir gesehen haben, ein solches erleichtern), außer dass man ein Gleiches durch Gleiches ausgleicht. Nichts passiert zufällig, denn alles ist Frucht dessen, was man im vorausgegangenen Leben gesät hat. Es ist also wichtig, dass ein Mensch die Verantwortung für sein Schicksal selbst in die Hand nimmt, indem er sich über die Konsequenzen seines Tuns klar wird. Denn das Karmagesetz ist unerbittlich. Oberstes Gesetz ist, dass man seine Gedanken, Worte und Taten kontrolliert, um sich nicht erneut Karma aufzuladen.

Für diesen Heiligen sind Tiere ebenso beseelt wie Menschen, denn „diese waren eventuell schon einmal Menschen, womöglich sogar Könige und Kaiser, doch heute sind sie Kühe, Hühner oder Lasttiere wie Maultier oder Kamel, gezwungen, über all ihre Kräfte hinaus schwere Lasten zu tragen. Nun sind sie als Tier, als Vogel oder Fisch wiedergeboren, weil sie an anderen böse gehandelt haben, als sie noch selbst einen menschlichen Körper einnahmen."[17] Hier wird auch deutlich, warum der Hindu absoluter Vegetarier ist, denn in dem Tier kann ja möglicherweise die inkarnierte Seele eines Menschen – eventuell sogar eines ehemals nahestehenden Verstorbenen – leben. Deshalb ist es für einen echten Hindu wie auch für einen Jain eine absolute Sünde, Fleisch zu essen, kann man doch zum karmischen Ausgleich in der Folge selbst ein solches Tier werden, das dann ebenfalls von einem Menschen oder Tier verzehrt werden muss. Kabir verweist auch darauf, dass man sich im Vergleich zu anderen Nahrungsmitteln durch vegetarische Nahrung am wenigsten karmisch belastet. Wir sehen, dass das Karmagesetz das ganze tägliche Leben in Indien durchzieht. Keiner will sich schlechtes Karma aufladen. Denn für böse Taten gilt nicht nur, dass man hinterher als irgendein Tier reinkarnieren kann, sondern noch viel schlimmer, dass man den gesamten Kreislauf durch alle Seelenwesen hindurch von vorn zu durchwandern hat, bis man wieder einmal die Chance erhält, Mensch zu sein, um dann diese Gelegenheit zu nützen, endlich aus dem Rad der ewigen Wiedergeburt auszusteigen. Kabir hat sich ebenfalls die vedische Idee zu Eigen gemacht, dass eine Seele 8,4 Millionen beseelter Lebewesen zu durchleben habe, zu denen auch die Pflanzen gehören, die allein schon 3 Millionen beseelter Sorten ausmachen, während 2,7 Millionen den Insekten, Nagern und Reptilien, 1,4 Millionen den Flugtieren, 0,9 Millionen den Wassertieren und 0,4 Millionen den anderen Tieren und Zweibeinern zuzuzählen sind – zu letzterer Rubrik zählen auch die Menschen, Götter, Göttinnen, Dämonen, Geister, Feen, Gespenster und andere.[18] Dies alles bedeutet ein gewaltiges Druckmittel für alle, die Bösartiges im Sinne haben, könnte ein aufgeladenes Karma doch bedeuten, wieder ganz von vorne beginnen zu müssen und mithin Abermillionen von Leben und noch viel mehr Jahre zu warten, bis sich wieder einmal die nahezu einmalige Chance ergibt, Mensch zu sein. Es wird nicht nur mir aufgefallen sein, dass man in Indien – im Unterschied zum Beispiel zu Afrika – bei Erwachsenen kaum ein Lachen sehen oder hören kann, es sei denn bei solchen, die diesem karmischen Druck nicht ausgesetzt sind oder sich aussetzen wollen. Und dieses morphogenetische Feld scheint sich sogar auf Kinder auszuwirken.

Es geht also darum, das jetzige Leben als besondere Chance zu nutzen, kein neues Karma aufzuladen, sondern den Weg zur endgültigen Befreiung anzutreten. Und der Weise sagt ganz unmissverständlich: „Und besäße jemand alle Reichtümer der Welt und verfügte über ein großes Wissen, kennte aber die eigene Seele nicht, so ist doch sein ganzes Wissen umsonst gewesen, denn er hat sein Leben vergeudet."[19]

Zusammenfassend lässt sich sagen, dass die indische Karmaphilosophie, die ohne den Reinkarnationsgedanken nicht zu denken ist, sich auf das Verursachen von Taten beruft, die, so sie etwas Gutes intendierten, Gutes und Angenehmes in dem oder den Folgeleben zeitigen, während Taten, die von unguten Gedanken und egobetonten Gefühlen begleitet waren, zu nachteiligen späteren Leben führen. Hier obwaltet ein beinahe unerbittlicher, wenn auch gerechter Vergeltungsmechanismus. Dieser würde für eine Seele ewig bestehen bleiben, wenn man es nicht durch eigene Anstrengung schafft, sich daraus herauszukatapultieren, und zwar durch ganz bestimmte, wenn auch oft sehr mühselige Methoden. Noch fehlt der einsichtige Überbau, warum dieses Rad der ewigen Wiedergeburt überhaupt existiert, und wer es aus welchem Grund für die Seelen – also für Pflanzen, Tiere und Menschen – in Gang gesetzt hat.

Der Neuansatz des Karmagedankens bei Sri Aurobindo

Der Neuhinduismus – aus dem Ende des neunzehnten Jahrhunderts hervorgehend und bis in das zwanzigste Jahrhundert hineinragend – wird nach Paul Hacker, der jenen Ausdruck auch schuf[20], vornehmlich von drei großen Denkern geprägt, nämlich von Vivekananda, Radhakrishnan und Aurobindo. Zu diesen möchte ich auch noch Krishnamurti und Yogananda zählen. Ihnen allen ist eigen, dass sie ihre Werke zumeist in englischer Sprache verfassten, in die Länder des Westens gereist sind oder zumindest in starkem Maße westlichen Einflüssen ausgesetzt waren und natürlich das erweiterte indische Denken in Europa und Amerika durch ihre Schriften und/oder Vorträge verbreitet haben. Sie alle haben sich mehr oder weniger schon mit den neuen Ideen über Reinkarnation und Karma auseinander gesetzt, wie sie von Helena P. Blavatsky und der Theosophie vorgegeben waren, und tragen die indische Philosophie in einem moderneren Gewande vor, und zwar so, dass sie im Wesentlichen für den westlichen Leser schreiben, also diesem ihre Gedanken näherbringen wollen.

Sri Aurobindo Ghosh sagt über den Hinduismus, dass dieses System, „das als Einrichtung nur zu dem Zweck existieren sollte, endlos an einem Rad der Unwissenheit zu drehen, und kein anderes Ziel bietet als schließlich die Chance, von ihm abzuspringen … kein Weltbild mit wirklichem Seinsgrund“ sei.[21] Er wirft dem bisherigen Hinduismus einen „übertriebenen Individualismus“ vor, da es immer nur darum gehe, wie sich der Einzelne aus dem Rad der ewigen Wiedergeburt befreie. Es gebe in jenem System kein graduelles spirituelles Wachstum, und ein Mr. Smith bleibe immer ein Mr. Smith, eine ewige Wiederholung seiner selbst, wenn ihn seine karmischen Ausrichtungen auch jeweils in andere Verhältnisse und Umstände neu inkarnieren ließen.[22] Doch, und dies ist Sri Aurobindos neuer Ansatz, tritt mit jeder Wiedergeburt in Wirklichkeit eine neue Persönlichkeit zutage, also kein Mr. Smith, sondern ein veränderter Mr. Smith, der natürlich viel von seinem Erbe der Vergangenheit mitbringt. Und dennoch wird er spirituell um Einiges gewachsen sein. Wie wir noch sehen werden, sind das auch genau die Erkenntnisse, die wir aus der Rückführungstherapie gewonnen haben. Dass wir uns normalerweise nicht an frühere Leben erinnern können, sieht Aurobindo ebenfalls als Beweis dafür an, dass sich unsere Seele von Leben zu Leben veredelt. Denn Erinnerungen an frühere Leben würden uns nur „bei der Entfaltung neuer Möglichkeiten aus den Tiefen des Geistes im Wege stehen". Und auf das Karma bezogen sagt er: „Des Menschen Wesen, seine Natur und seine Lebensumstände sind das Ergebnis seiner eigenen inneren und äußeren Betätigungen, und nicht etwas Zufälliges und Unerklärliches. Er ist das, wozu er sich selbst gemacht hat. ... Jeder Mensch erntet, was er sät. Von dem, was er (im Guten) tut, hat er seinen Vorteil; für das, was er (im Schlechten) tut, leidet er."[23] Doch wendet sich Aurobindo gegen die Klischees, dass ein gut geführtes vergangenes Leben ein Dasein in Glück und Freude bescheren, ein schlecht geführtes aber Leiden und Unglück nach sich ziehen müsse, während ein aus guten und schlechten Taten gemischtes entsprechend ein Potpourri aus beiden ergebe. Denn eine solche Philosophie verleite dazu, sein Leben nur nach äußeren Maßstäben auszurichten, nicht aber im Inneren zu wachsen, worum es doch eigentlich gehe. Eine solche Philosophie verwandelt nach Aurobindo Tugend in Ichsucht und „ersetzt das richtige Motiv für die Enthaltung vom Bösen durch ein niederes Motiv".[24] Hier berührt er das gesamte indische System an seinem wundesten Punkt. Was nützt es, ein karmafreies Leben zu führen, wenn ich mir nach außen zwar nichts zuschulden kommen lasse und alle Gebote und Vorschriften brav eingehalten habe, doch im Inneren um keinen Zentimeter gewachsen bin? Der Mensch muss lernen, nicht nach dem zu streben, was von außen als verbindlich und wahr an ihn herangetragen wird, sondern seiner eigenen inneren Wahrheit zu folgen, das heißt auch, für sein Tun Eigenverantwortung zu übernehmen, selbst wenn er dadurch mit anderen Normen in Widerspruch geraten sollte und sogar Nachteile in Kauf nehmen müsste. „Und das, was für mein Tun im gegenwärtigen Leben wahr ist, muss in gleicher Weise als wahr gelten für den Zusammenhang meines Handelns und meiner Selbst-Entwicklung durch viele Geburten hindurch.“[25] Es sei zudem widersinnig anzunehmen, dass ein Schurke, der in Reichtum und Macht lebe, dieses dadurch verdient haben könnte, dass er zuvor ein sittlich reines Leben geführt habe. Solches anzunehmen sei auf ein ungesundes Urteilsvermögen zurückzuführen.

Dies ist eine starke Kritik an all den bisherigen Karmaauslegern. Denn „das kosmische Dasein ist kein großangelegtes Verwaltungssystem einer universalen Gerechtigkeit mit einem kosmischen Gesetz von Belohnung und Vergeltung als Mechanismus“.[26] Und weiter führt er aus: „Wenn aber die fundamentale Wahrheit unseres Seins spirituell und nicht mechanisch ist, dann muss es unser Selbst, unsere Seele sein, die ihre eigene Evolution fundamental [sic] bestimmt. ... Es ist nicht vorstellbar, dass der Geist in uns eine Maschine in den Händen des Karma ist, ein Sklave vergangener Handlungen in diesem Leben.“[27] Für ihn ist das Karma zwar eine gültige Gesetzmäßigkeit, doch mit einem spirituellen Zweck der Höherentwicklung verbunden und dem Willen einer höheren Schöpferintention unterliegend. Ja, und er lässt auch das Wort Liebe schon anklingen als ein Vehikel der seelischen Entwicklung, wenn diese auch nicht im Mittelpunkt seiner philosophischen Betrachtungen steht. Das Große und Besondere aber – und damit greift er der Rückführungstherapie vor – besteht darin, dass er der Seele des Menschen die Entscheidungsfreiheit über ihre eigene Entwicklung überträgt. Karma ist also nicht mehr ein von außen angeheftetes Wohl oder Übel, sondern die Seele selbst entscheidet sich auf ihrem Weg zur Vervollkommnung für das Karma als Lernschritt oder stimmt zumindest eigenverantwortlich einem jeden karmischen Lernschritt zu. Die durch die Rückführungstherapie gewonnenen empirischen Erkenntnisse bestätigen Aurobindos mutige Gedankengänge und werden sicherlich viele Leser aufhorchen lassen und motivieren, sich mit seiner integralen Philosophie eingehender zu befassen. Aurobindo meint auch, dass man zu diesen Überlegungen nicht durch die rationale Erkenntnis gelangen könne, sondern dass sich diese nur in der spirituellen Erfahrung erschlössen. Rückführungen im Alphazustand ermöglichen solche spirituellen Erfahrungen, wie wir noch sehen werden.

Ein weiterer scharfer Kritikpunkt an dem hinduistischen Karmasystem ist der, dass es moralisch unerbittlich sei, da es „vom christlichen und buddhistischen Ideal des Mitleids und der Vergebung nichts wisse“. Das Karma-Gesetz als gnadenlose „*lex talionis*“ (Vergeltungsgesetz) ist für ihn „ein ungöttlicher Kodex primitiver und barbarischer Justiz“.[28] Man kann sich denken, dass sich der Hinduismus solche Ohrfeigen nicht gefallen lassen kann, weshalb Aurobindos Kritik auch bislang nur wenig Widerhall im indischen Denken gefunden hat. Doch einer sollte nach ihm kommen, dessen Stimme nachdrücklicher gehört werden wollte, nämlich Sai Baba.

Der Karmagedanke bei Sai Baba

Diese kurzgefasste Einführung in den Karmagedanken in Indien möchte ich mit einigen Gedanken von Sai Baba zu diesem Thema beschließen, wiewohl es noch viel Interessantes zu dem neuen Karmabewusstsein bei den vielen anderen spirituellen Meistern Indiens zu sagen gäbe. Doch ist es der Sinn dieser Einleitung, dem Leser einige unterschiedliche Perspektiven zum Karmagedanken zu präsentieren und ihn dadurch zum Mitdenken anzuregen, damit er anschließend die Bedeutung der Aufdeckungen erfassen kann, die durch die Rückführungstherapie hinsichtlich des Karmagesetzes bisher gemacht wurden. Sai Baba, dem ich selbst begegnen durfte, sagt von sich, dass er Gott sei – und fügt freilich sogleich hinzu: „Auch du bist Gott. Du weißt es bloß noch nicht." Er sagt von sich, dass ihn kein Karma an diese Welt bindet, sondern nur seine Liebe. Er, so darf ich jetzt schon verraten, ist nach Christus jener Weltenlehrer, der auf die Bedeutung der Liebe – nicht nur der auf Gott bezogenen – für unsere innere Evolution mit besonderem Nachdruck hinweist.

Karma bedeutet für ihn, dass es mit dem menschlichen Tun verbunden ist, denn: „Du kannst nichts, aber auch gar nichts tun, was keine Folgen hätte." Und das Karmagesetz formuliert er, wie wir es schon kennen: „Tust du Gutes, werden die Folgen positiv, tust du Schlechtes, werden die Folgen negativ für dich sein."[29] Dies ist, wie er sagt, die ganze Wahrheit, die man niemals ignorieren dürfe. „Denn über Jahrtausende negierte das Abendland dieses Gesetz beziehungsweise kümmerte sich nicht um Karma, obwohl Jesus Christus es ebenfalls gelehrt hatte. Und die Folgen dieser Nichtbeachtung waren und sind katastrophal." Ein jeder ist durch sein jeweiliges Handeln seines Glückes Schmied. Was man in der Vergangenheit getan hat, wirkt sich in der Gegenwart aus, und was wir in der Gegenwart tun, wird unsere zukünftigen Leben bestimmen. Jedoch ist es Gott, der aussucht, wann, wo und in welcher Weise die Konsequenzen unseres Handelns eintreten. Doch wird Gott so handeln, „dass der freie Wille des Menschen nicht angetastet wird, er aber gleichzeitig durch die Konsequenzen seiner Handlungen, sprich Erfahrungen, lernt". Hier wird also dem Menschen volle Freiheit in seinem Handeln zugesprochen, aus dem sich die Konsequenzen für weiteres Lernen ergeben. Jedoch werden die äußeren Bedingungen von Zeit und Raum, das soziale Umfeld und die Umstände des Geschehens einer höheren Macht zugeschrieben, die Sai Baba mit Gott bezeichnet. In Sein Ermessen ist die Zuteilung des karmischen Geschehens gestellt unter Beachtung des freien Willens des Menschen, der sich die Voraussetzungen für das weitere Geschehen durch sein Denken, Sprechen und Handeln selbst geschaffen hat. Der Mensch ist also nicht mehr Spielball in einem sich mechanisch drehenden Rad der ewigen Wiedergeburt, sondern wird von Gott bei seiner seelischen Entwicklung betreut. Ihm obliegt es, die Lernschritte für die Seele des Menschen seinem Karma gemäß vorzubereiten beziehungsweise auszusuchen. Und wenn wir daran denken, wie Sai Baba sagt, dass wir ja eigentlich selbst Gott sind, wenn auch noch ohne Kenntnis dieser Tatsache, so könnte es sein, dass wir, wenn wir in einer Zwischenwelt zu höherer Erkenntnis gelangen, diese Lebensumstände für den im nächsten Leben zu durchlebenden karmischen Ausgleich selbst bestimmen beziehungsweise mitbestimmen. Dies sind mutige Gedanken, die weit über den bisherigen Hinduismus hinausgehen. Und es sind auch Gedanken, die sich, wie wir noch sehen werden, in der Rückführungstherapie bestätigen. Und der von Millionen als lebendiger Gott Verehrte gibt dem ganzen karmischen Geschehen einen höheren Sinn: „Karma ist der innere Hauch des Lebens. Ohne das Gesetz von Ursache und Wirkung wäre die Welt sinnlos und Gott ein trunkener Spieler. Gott aber ist die vollkommene Gerechtigkeit, der wahre Sinn deines Seins. Wegen dieser Gerechtigkeit gibt es das Karma. Und um dein Karma zu erfüllen, wirst du geboren, wirst du wiedergeboren. Deshalb hat dein Leben, hat jedes Leben, einen Sinn. Deshalb kannst du nicht verlorengehen und bist von Anfang an gerettet."[30] Gott liebt die Menschen, keiner kann auf ewig verlorengehen. Ein jeder bestimmt in eigener Regie, wie schnell er sich mit Gott vereinen will, das heißt, wie schnell es ihm gelingt, karmische Verstrickungen aufzulösen und sich kein neues negatives Karma aufzubürden.

Und Sai Baba prägt auch einen neuen Karma-Begriff, nämlich *Nishkaama Karma*. Dieser bezieht sich darauf, dass wir nicht mehr auf die Früchte unseres Handelns achten, sondern im Inneren schon mit Gott verbunden sind, praktisch für Ihn und aus Ihm richtig handeln, also eins sind mit Seinem Willen. Um diesen Zustand des Einsseins mit Gott zu leben, bedarf es dreier Stufen. Erstens muss man sich der Wahrheit bewusst sein, dass jedes Handeln dem Gesetz des Karma unterworfen ist. Der zweite Schritt besteht darin, dass man nur noch positiv handelt, um Gutes zu ernten. Und der dritte Schritt ist derjenige, dass man gar nicht mehr an die Früchte dieses guten Handelns denkt, sondern alles Gott darbringt, also alles im Namen Gottes tut und nicht mehr aus sich selbst heraus für sich selbst aktiv ist. Karma besteht also so lange, bis der freie Wille in Gottes Wille übergeht.

Die Liebe als Schlüssel zur Befreiung aus dem Rad der ewigen Wiedergeburt

Wir haben gesehen, wie der Gedanke der Liebe als der eigentliche Motor des Karmas auch im indischen Denken langsam immer mehr an Raum gewann. Denn was den Gedanken an Karma entstehen ließ, war die Ausgangsproblematik: Warum müssen die einen leiden, während die anderen in Freude leben dürfen? Warum sind die einen arm, die anderen reich? Warum begegnen dem einen Unglück oder Krankheit, und der andere ist gesund und wird von keinem Unglück getroffen? Ursprünglich hatte man, da man sich sonst keine Antwort wusste, die Götter oder Halbgötter dafür verantwortlich gemacht. Man musste diese entweder erzürnt oder ihren Unwillen hervorgerufen haben, indem man ihnen nicht den gebührenden Respekt bezeigt oder keine oder zu wenig Opfergaben dargebracht hatte. Deshalb das oberste Gebot: Opfern und den gehörigen Respekt entgegenbringen. Diese Haltung drückt sich noch deutlich in den Veden aus. Sie ist den meisten Urreligionen eigen. Daneben entwickelte sich eine andere Variante. Nicht die Götter bestimmen über Gut und Böse in der Schicksalsbemessung der Menschen, sondern wohlgesinnte oder böse Geister bzw. Dämonen sind die Verursacher unserer Freuden und Leiden, weshalb es nötig ist, ihnen zu opfern oder zu gehorchen. Solche Unsichtbaren verkündigen sich durch zahlreiche Zeichen (z. B. durch einen Vogel, der ein spezifisches Verhalten an den Tag legt) oder durch Medien. Man suchte also für die Schicksalsentstehung andere unsichtbare Einflüsse verantwortlich zu machen. Die ominöse Schicksalszuerteilung wird immer anthropogener, indem auf einmal in den Upanishaden der Gedanke durchbricht, dass es auch sein kann, dass der Mensch selbst für seine Schicksale zuständig ist, ohne dass eine unsichtbare Fremdmacht als Zuteiler derselben verantwortlich gemacht wird. Dies ist die Geburtsstunde des Karma.

Während viele Urreligionen an Göttern, Halbgöttern, Dämonen, Geistern festhielten und der Glaube an einen einzigen Gott zeitweise von

Ägypten (Echnaton) und dann auf Dauer vor allem von Israel (Abraham) seinen Ausgang nahm, begann besonders in Indien die Schicksalszuerteilung immer intensiver dem Menschen selbst überantwortet zu werden. Er ist zum größten Teil der Verursacher seiner eigenen Schicksale. Die Idee wiederholter Erdenleben tauchte auf, und mit dieser ließ sich der Karmagedanke, der sich zuerst auf ein und dasselbe Leben bezogen und dabei viele Fragen offengelassen hatte, auf einmal logischer verbinden. Denn das, was karmisch nicht auf das gegenwärtige Leben als Schicksalsverursachung zurückzuführen war, musste also im früheren Leben verursacht worden sein. Nun hatte man den Schlüssel für die bis dahin unerklärlichen Zusammenhänge gefunden. Nicht Götter oder Geister waren die Schicksalsverursacher, sondern der Mensch selbst hatte sein Geschick in diesem – oder meist in früheren – Leben verursacht. Und etwa ab 450 v. Chr. begann sich dieser Gedanke mehr und mehr auszubreiten und das indische Denken in den Schriften ab 200 vor Christi Geburt in zunehmendem Maße zu beherrschen. Entsprechend kam es etwa ab Christi Geburt in der Karmaphilosophie geradezu zu einer Explosion. Unzählige philosophische Gedankengebäude wurden erstellt. Man füllte alte Texte mit den neuartigen Gedanken und schrieb diese den Religionsgründern zu. Nebst Absurdem fand große Gedankentiefe ihren Niederschlag in heiligen Texten, die immer wieder umgeschrieben, verbessert und vertieft wurden. Der Karmagedanke hielt nun ganz Indien, gleichgültig, ob Hindus, Jains oder Buddhisten, in Bann. Jeder wusste, dass alles, was er an Freuden oder Leiden erleben durfte oder zu erleiden hatte, ihm selbst und keinem anderen zuzuschreiben war. Der Reiche war reich, da er im früheren Leben etwas Gutes getan hatte, sich sein Glück also selbst zuschreiben konnte, mochte er in diesem Leben auch geizig oder lieblos sein, und er konnte sich ausrechnen – sofern sein Ego nicht allen lästigen Glaubensinhalten abschwor –, dass er für seine Missetaten in einem nächsten Leben als Bettler oder, noch schlimmer, als Hund wiedergeboren werden musste. Und der Arme oder Schicksalsgeplagte hatte im früheren Leben gesündigt, hatte andere bestohlen oder den Armen nicht in gebotener Weise Almosen gegeben. Nun ist er an seinem Unglück selber schuld. Wenn er sich aber ethischen Prinzipien und den richtungsweisenden Schriften entsprechend verhält, könnte er im nächsten Leben wieder reich sein. Sein zukünftiges Schicksal liegt in seiner Hand. Es gab also in diesem Karmadenken noch keine allmähliche, von Leben zu Leben fortschreitende Aufwärtsentwicklung. Man war an ein sich ewig drehendes Rad der Wiedergeburten gebunden. Und das Karma war „Brennstoff für Samsara".[31] Denn jeder wunscherfüllte Gedanke, jedes durch Wort oder Tat ausgedrückte Begehren musste im Positiven oder Negativen seine Konsequenzen haben, wenn nicht im selben Leben, so doch in einem der nächsten Leben. Es war also nahezu unmöglich, diesem Kreislauf der ewigen Wiedergeburten zu entgehen, es sei denn, man erfüllte die vielen dazu erforderlichen Maßregeln, was vor allem oder allein dadurch zu gelingen schien, dass man keinerlei Wünschen nachgab, weder im Guten noch im Schlechten. Askese erschien für lange Zeit (auch heute noch) den meisten Indern als die einzige Ausstiegsmöglichkeit. Begehrte man lusterfüllt irgendetwas – gleichgültig, worum es sich handelte – war man zu einer erneuten Inkarnation verdammt. War man dabei ein anständiger und gottergebener Mensch, der anderen kein Leid zufügte, so konnte man sich durch dieses Verhalten zwar ein angenehmes nächstes Leben sichern, blieb aber ans Rad der Wiedergeburten gebunden. Und ein mit Leidenschaften und rücksichtslosem Verhalten durchs Leben ziehender Mensch konnte sich in etwa ausrechnen, was ihm in einem nächsten Leben bevorstehen konnte. Das indische Denken hatte sich bei der Masse als Glaube an ein auswegloses, nahezu unauflösliches Gebundensein an den Kreislauf ewiger Wiedergeburten, verursacht durch karmabelastendes Verhalten, niedergeschlagen. Ein deprimierender Fatalismus machte sich in der Bevölkerung breit. Jedes Schicksal hatte man sich also durch Unwissenheit oder Dummheit in einem früheren Leben selbst zugezogen. Es gab immer wieder große, weise Lehrer, die gegen diesen Fatalismus Stellung bezogen und Lehren aufstellten, die den Ausstieg aus dem Samsara leichter machen wollten, die bei den Massen indes nur wenig bewirken konnten.[32] Das indische Volk steckt – auch heute noch – in einer karmischen Depression. Es kann auf indischen Straßen jemand tot umfallen und keiner kümmert sich vorerst um den Leichnam, wie ich einst auf einer Verkehrsinsel in Poona aus meinem Autofenster heraus mit eigenen Augen feststellen konnte: Ein Radfahrer fiel ohne Verkehrseinwirkung tot um, während sämtlicher Verkehr seelenruhig weiter um den Toten herumfuhr. Ebenso wenig kümmert es irgendjemanden, ob einer mit Schmerzen an der Straße liegt und dringend ins Krankenhaus gebracht werden müsste. Denn durch die fehlerhafte Auffassung von Karma hat sich eine Gleichgültigkeit gegenüber dem Leid anderer breitgemacht. – Was kümmert mich des anderen Leid? Er hat es doch selbst in einem früheren Leben so verursacht, also ist das seine Angelegenheit und nicht meine. Ich habe mein eigenes karmisches Los zu tragen. Um mich wird sich auch niemand kümmern, wenn ich einmal auf der Straße umfalle.

Diese karmische Einstellung kündet von Mitleidlosigkeit. Und jeder Mangel an Mitleid ist zugleich ein Zeichen des Mangels an Liebe. Mutter Theresa wollte durch ihren Liebeseinsatz und ihr liebevolles Handeln den Indern demonstrieren, dass es auf die Liebe zu den Menschen ankommt, die dann auch zu Gott führt. Das Karmagesetz also so zu verstehen, wie es in Indien bisher gehandhabt wurde, führt zu Apathie, zu Fatalismus, zu Gleichgültigkeit dem anderen und dessen Schicksal gegenüber, zur Lieblosigkeit. Aber die große Lektion, dass das Karma ja gerade zur Liebe führt, also nicht gegen die Liebe, sondern für die Liebe steht, um mittels seiner Hilfe zur Liebe zu gelangen, diese war und ist den meisten Indern noch fremd. Denn jeder, der sich gleichgültig gegen des anderen Leid verhält, begeht durch diesen Akt der Lieblosigkeit ein Vergehen an der Liebe und lädt sich somit erneut Karma auf.[33] Auf diese Weise befindet man sich in der Karma-Falle. Mitleidlosigkeit und Abgestumpftsein als Ausdruck von Liebesmangel erzeugt erneutes Karma.

Inder sind anders als zur Zeit des Kamasutra äußerst prüde. Denn alle Vorschriften, die zur Befreiung vom Rad der ewigen Wiedergeburten führen sollen, beinhalten die sexuelle Enthaltsamkeit.[34] Sexuelle Lust ist Garantie für ein erneutes Erdenleben unter ungünstigen Vorzeichen. Das, was in anderen Ländern wie Afrika vielfach die Lebensfreude steigert, also Sexualität und Vergnügen mannigfacher Art, ist in Indien verpönt. Die Sexualität, ein Geschenk der Schöpfung an die Menschheit, nicht nur um Kinder zu zeugen, sondern sich an ihr auch zu erfreuen, ist Ausdruck purer Lebensfreude. Diese wird in Indien durch die dort waltende deprimierende Karmaphilosophie verhindert. Denn ein liebender Mensch lädt, wie sehr er auch der Sexualität zugetan sein mag, nicht dadurch Karma auf, dass er sich ihr mit Freude hingibt, sondern eher dadurch, dass er diese lieblos seinem Partner aus karmischen Erwägungen nicht zukommen lässt. In Indien hat noch ein großes Umdenken hinsichtlich des Karma stattzufinden, um Lebensfrohsinn unter den Menschen zu erzeugen. Nicht sexuelle Enthaltsamkeit öffnet das Tor zur Befreiung von aller Wiedergeburt, sondern wirklich praktizierte, uneingeschränkte Nächstenliebe.

Sri Aurobindo hatte, wie wir sahen, die Ausweglosigkeit des indischen Karmadenkens durchschaut und bot ein neues Verstehen an, das aber nur von den philosophisch Interessierten zur Kenntnis genommen wurde, die Masse aber nicht berührte. Viele andere indische Denker, Swamis und Gurus fanden schon Konzepte einer Befreiung aus dieser Depression, verbanden diese mit einer graduellen seelischen Aufbesserung von Leben zu Leben durch gutes Verhalten und nannten dafür die verschiedensten Rezepte. Doch, wie ich meine, hat erst Sai Baba den Menschen den eigentlichen Schlüssel gezeigt, wie man die richtige Tür findet, um aus dem Rad der ewigen Wiedergeburt auszusteigen. Dieser Schlüssel heißt LIEBE. Damit ist nicht nur die Liebe zu Gott gemeint, wie es noch in der Bhagavad-Gita postuliert war, sondern die Liebe zu allem, zu Menschen, Tieren, Pflanzen, Gott – einfach bedingungslose Liebe. Diesen Schlüssel zum Ausstieg aus den ewigen Wiedergeburten kann sich jeder selbst erwerben. Es ist wahr, dass das Karmagesetz jedem das zuteilt, was er selbst verursacht hat. Verursacht jemand viel Liebe im Leben, wird er an diese Liebe im nächsten Leben wieder anknüpfen können, bis er irgendwann einmal in seinem Denken, Sprechen und Handeln ganz Liebe geworden ist. Dann muss er nicht mehr auf die Erde zurückkehren, um sich in dieser Liebe weiter zu vervollständigen und zu vervollkommnen. Der ganze Sinn der Erdenleben samt dem Karmagesetz ist nichts anderes, als ganz Liebe zu werden. Das Karma ist also nicht mehr Selbstzweck, sondern nur Vehikel zur Liebewerdung.

Dies ist nach meinem Dafürhalten Sai Babas große Leistung. Und seine erlösende Botschaft breitet sich immer mehr aus und kann für die Inder zu einer frohen Botschaft werden, die genauso wirksam werden könnte, wie jene des anderen großen Liebesverkünders Jesus, der mit seinem obersten Gebot: „Liebe deinen Nächsten wie dich selbst“ nichts anderes meinte, als eben genau das, was Sai Baba sagt: „Werde ganz Liebe, sei ganz Liebe in allem, was du denkst, sagst und tust.“

Das Karma verurteilt einen nicht mehr zur Stagnation, indem man an das Rad der ewigen Wiedergeburt für unendlich lange Zeit gefesselt bleibt, sondern das Karma hilft, sich mittels der Liebe davon zu befreien. Das Karma ist somit nicht mehr Widersacher der Menschen, sondern ihr bester Freund. Das Karma ist nicht der Verzögerer der ersehnten Vereinigung mit Gott, sondern, wie wir noch sehen werden, ihr Beschleuniger.

Und, wie noch ersichtlich werden wird, kommt die Rückführungstherapie genau zu den gleichen Ergebnissen. Denn das Unterbewusstsein der Zurückgeführten offenbart dieses nicht beachtete Liebesgesetz als den eigentlichen Grund aller karmischen Verwicklungen – ergeben sich diese doch allein aus der Lieblosigkeit. Denn das Karmagesetz ist das Instrument, das zur Liebe erzieht. Erst durch die selbst verursachte und im Folgeleben entsprechend selbst erfahrene Lieblosigkeit erkennen wir allmählich den Wert der Liebe. Karma ist somit das kostbarste Instrument zur Liebewerdung.

2. TEIL

KURZE EINFÜHRUNG IN DIE PRAXIS DER RÜCKFÜHRUNGSTHERAPIE

Suche dir einen Therapeuten, der zusammen mit dir deine Wahrheit sucht und sie deshalb finden wird, weil er seine bereits kennt und lebt. Sai Baba

Bevor wir uns den karmischen Ursachen von Symptomen zuwenden, ist es wichtig, an dieser Stelle eine kurze Einführung in die Praxis der Rückführungstherapie zu geben, um deren Durchführung in den anschließend geschilderten Fällen folgen zu können.

Die Rückführungstherapie macht sich das Faktum zunutze, dass in unserem Unterbewusstsein alles gespeichert liegt, was wir je erlebt haben, sei es in diesem Leben, im Mutterleib oder aber in früheren Existenzen. Es gibt so genannte kognitive Speicherungen (Speicherungen von Wissenseinheiten) und Speicherungen, die im *Emotionalkörper* verankert sind, welchen die Seele auf ihrer Reise durch die verschiedenen Leben in jeweils anderen Körpern immer wieder wie ein Erinnerungspaket mit sich mitnimmt. Um an diese Speicherungen zu gelangen ist es notwendig, den Klienten in den *Alphazustand* zu versetzen, also jenen Zustand, der sich zwischen Wachen (Betazustand) und Schlafen (Thetazustand) befindet. Dies ist dadurch zu erreichen, dass die linke Gehirnhälfte, die alles analysieren und kontrollieren will, nach Möglichkeit weitgehendst reduziert bzw. ausgeschaltet wird, um die rechte Gehirnhälfte, in der das Unterbewusste gespeichert ist, so unbeeinflusst von der linken Gehirnhälfte wie möglich zu aktivieren. Während die Tibeter diesen Alphazustand durch Hyperventilation und die Inder ihn zumeist durch Yoga- oder Meditationstechniken erreichen, bevorzugen wir in Europa und Amerika die Hypnosetechnik oder die Countdown-Entspannungs-Technik – Letztere wird in ähnlicher Form z. B. beim autogenen Training angewandt. Der genaue Ablauf der Anwendung dieser beiden Techniken ist Wort für Wort in meinem *Das Große Handbuch der Reinkarnation – Heilung durch Rückführung* nachzulesen wie auch sämtliche Einzelheiten der weiteren Durchführung einer Rückführungstherapie.

Schon bei der telefonischen Anmeldung des Klienten wird herausgefunden, ob eine Rückführungstherapie – jetzt oder zu einem späteren Zeitpunkt – für diesen überhaupt in Frage kommt. Sie ist von vornherein jedoch nur bei solchen Menschen auszuschließen, die sich in psychiatrischer Behandlung befinden und/oder sich derzeit einer Therapie unterziehen, da in diesen Fällen erst eine Genehmigung des jeweiligen Arztes bzw. Therapeuten eingeholt werden müsste, um eine bereits begonnene Therapie nicht zu beeinflussen.

Bei der Wahrnehmung des Termins wird erst einmal eine gründliche *Anamnese* vorgenommen, damit sich der Therapeut ein eindrückliches Bild nicht nur von dem zu behandelnden Symptom oder Problem des Klienten, sondern von dessen gesamter Problematik verschaffen kann, also Leben, Familie, Beruf und das allgemeine Krankheitsbild gegenwärtiger oder vorausgegangener Krankheiten. Danach wird dem Klienten erklärt, wie die Rückführungstherapie verläuft. Haben sich beide dazu entschlossen, gleich anschließend damit zu beginnen, so legt oder setzt sich der Klient in eine angenehme Position. Vom Rückführungstherapeuten in den *Alphazustand* versetzt, wird er zuerst über eine

Wiese zu einer Heilquelle geführt, wo er beim Trinken die Heilkraft dieses Heilwassers in sich spürt. Denn bei der Rückkehr aus seinen früheren Leben wird er hier ein Heilbad nehmen. Schließlich gelangt er zu einem *Wolkenbett*, in das er sich legt, während er von göttlicher Energie eingehüllt und beschützt ist. Hier begegnet er seinem meist unsichtbar bleibenden *Höheren Selbst*. An dessen Stelle kann man auch einen Engel oder eine(n) GeistführerIn verwenden. Dieses Höhere Selbst weiß alles über den Klienten, auch über dessen frühere Leben, ist es doch sein eigenes höheres Wissen, sein unmittelbarer Vermittler zwischen ihm und dem Göttlichen, und als Teil von diesem zugleich allwissend. Der Klient bittet nun sein Höheres Selbst, ihn zu der Ursache seines Problems zu führen. Das Höhere Selbst nimmt ihn an die Hand und führt ihn vor eines von vielen Toren in einer langen Wolkenwand, hinter dem sich entweder sein gegenwärtiges oder eines seiner vergangenen Leben befindet. Vor diesem *Wolkentor* wird das anzugehende Thema nochmals präzise formuliert und auch bestimmt, dass der Klient, sobald bis drei gezählt worden ist, sich genau einen Tag vor einem wichtigen Ereignis befindet, das mit seinem Problem/Symptom zusammenhängt.

In den meisten Fällen findet er sich zuerst in einem *Opferleben* wieder. Einen Tag vor einem wichtigen Ereignis wird er erst einmal ermitteln, wo und wer er ist, wie er heißt, in welchem Land er sich befindet, ob er verheiratet oder ledig ist, was sein Beruf ist etc. Sodann wird er zu dem Ereignis am nächsten Tag geführt. Hier erlebt er die Ursache für sein heutiges Problem/Symptom. Hat er beispielsweise im heutigen Leben Asthma – wie uns der erste Fall im anschließenden Kapitel verdeutlichen wird –, so mag er sich als Hexe auf dem Scheiterhaufen erleben, die an dem Qualm erstickt, noch bevor die Flammen ihren Körper verzehren können. Dieses Wiedererleben ist kein aktuelles Erleben, wie wir es in der Wirklichkeit erleiden müssten, sondern wird geistig nachvollzogen, sodass zwar Tränen fließen können, doch kaum ein schmerzliches Geschehen wirklich gespürt wird. Nach Dafürhalten des Therapeuten kann nach dem Tod auch ein Ausflug in das Zwischenleben eingeschoben werden, da die dort erlebten Ereignisse – wie es mehrere später zu schildernde Beispiele bei den verschiedenen Fällen zeigen – sehr offenbarend sind. Wieder vor das Wolkentor gebracht, wird dem Klienten vom Höheren Selbst erklärt, wer unter den an dem soeben wiedererlebten Leben Beteiligten eventuell in seinem heutigen Leben erneut erscheint, kommen doch Seelen in den verschiedensten Körpern über viele Leben immer wieder zusammen, bis sie miteinander zur Harmonie gefunden haben. Danach wird das Höhere Selbst befragt, ob es noch ein oder mehrere andere frühere Leben gibt, in dem bzw. denen ebenfalls Ursachen für das gegenwärtige Problem/Symptom zu finden sind; bei einem Ja wiederholt man den Vorgang und sucht erneut ein Opferleben und eventuell danach noch ein weiteres Opferleben auf etc.

Sind all die Ursachen in den entsprechenden Opferleben aufgedeckt und wiedererlebt worden – wobei viele Emotionen freigesetzt worden sein mögen –, so wird das Höhere Selbst vor dem Wolkentor gebeten, den Klienten nun dorthin zu führen, wo die eigentliche Ursache für die in den Opferleben erlebten Leiden liegt. Und das Höhere Selbst führt den Klienten dann in ein vorangegangenes so genanntes *Täterleben,* in welchem er anderen Menschen Leid und/oder Schmerz zufügte. Hier liegt meist der eigentliche oder Urgrund für sein heutiges Symptom oder Problem, das sich aus karmischen Gründen in den späteren ausgleichenden Opferleben manifestierte und sich im gegenwärtigen Leben immer noch auswirkt – entweder als Nachwirkung eines Opferlebens oder indem der Klient selbst noch ein solches auslebt. In einem Täterleben hat die Seele sich schuldig gemacht, und zwar nicht nur vor anderen Seelen, sondern auch vor dem eigenen Gewissen. Dieses Schuldgefühl bleibt oft über viele Leben unbewusst bestehen und kann sich sogar zu einem Schuldkomplex unbekannter Herkunft ausweiten, der zu Depressionen, Minderwertigkeitsgefühlen und zum Helfersyndrom führen kann. Deshalb ist es sehr wichtig, das Täterleben in einer Rückführungstherapie immer mit aufzudecken, zum einen, um sich bei dem Auflösungsprozess auf immer von diesen Schuldgefühlen zu befreien, und zum anderen, um denen, die einem im Opferleben Leid und Schmerz zugefügt haben, leichter vergeben zu können, da man nun erkennt, dass hinter allem Geschehen ein höherer Sinn waltet, dass alles gerecht ist und gemäß dem Karmagesetz niemandem etwas geschieht, das er nicht selbst verursacht hat.

Nachdem alle früheren Leben, die das Höhere Selbst als zur Aufdeckung des Problems wichtig ansah, aufgedeckt und wiedererlebt worden sind, wird der Klient auf den so genannten *Berg der Erkenntnis* geführt. Hier vergleicht er von höherer Warte aus die vor ihm ausgebreitet liegenden früheren Leben mit seinem heutigen Leben. Er erkennt die Zusammenhänge samt dem Karmagesetz, das er als gerecht ansieht, und entdeckt mit Hilfe des Höheren Selbst viele weitere Zusammenhänge, die sich aus den aufgedeckten früheren Leben für sein heutiges ergeben. Danach überreicht ihm das Höhere Selbst einen goldenen Kelch mit einer Flüssigkeit, in der sich die Kraft der Liebe, der Vergebung, der Leid- und Schuldauflösung befindet. Mit diesem Kelch geht er zuerst in das Täterleben und bittet all die, an denen er Böses verübt hat, ihm zu vergeben; dann reicht er dem Übeltäter, der er früher selbst gewesen ist, den Kelch und erlöst ihn von aller Schuld. Anschließend geht er mit diesem Kelch in jedes der aufgedeckten Opferleben und vergibt all denen, die ihm damals Leid und Schmerz zufügten, reicht ihn dann sich selbst, der er früher war, und befreit so sein früheres Ich von allem Leid und Schmerz. Schließlich geht er mit diesem Kelch in sein heutiges Leben, reicht diesen Kelch all den Personen, die in seinen aufgedeckten früheren Leben als Täter oder Opfer erschienen waren, vergibt ihnen oder bittet sie nochmals um Vergebung für seine früheren oder auch gegenwärtigen Vergehen an ihnen. Und schließlich steht er vor sich selbst und vergibt sich für all das, was er in früheren (oder auch noch im heutigen) Leben anderen an Bösem zugefügt hat.

Anschließend reicht das Höhere Selbst ihm einen großen geöffneten Kiefernzapfen, in welchen er all das hineinsteckt, von dem er sich nun befreien möchte samt seinen Schuldgefühlen. Der vollgestopfte Zapfen wird mitsamt Inhalt in einem Lichtfeuer verbrannt und an die Urliebe zurückgegeben. Danach formuliert der Klient seine Auflösungsaffirmation, die folgendermaßen beginnt: „Ich bin frei von ....“ und wiederholt sie in der Folge einige Male. Schließlich wird der Klient über das Wolkenbett zur Heilquelle und von dort wieder zurück in sein Hier und Jetzt geleitet.

Während seines Aufenthaltes in früheren Leben, vor dem Wolkentor, beim Höheren Selbst oder auf dem Berg der Erkenntnis verfügt der Klient meist über ein doppeltes Bewusstsein. Er weiß, dass er sich in der Gegenwart seines heutigen Lebens bei seinem Therapeuten befindet und zugleich bei jenen Erlebnissen früherer Leben weilt. Auf dem Berg der Erkenntnis kommt als drittes noch ein höheres Bewusstsein hinzu. Deshalb mutet viele Zurückgeführte solch eine Therapie wie eine Einweihung in ein neues und erweitertes Verstehen ihrer selbst und des Daseins überhaupt an. Man lebt anschließend meist ein bewussteres und erfüllenderes Leben – in etwa so, wie es jenen ergeht, die sich einmal im klinischen Todeszustand befunden haben und daraus als „erneuerte" Menschen zurückkehren. Aus diesem Grunde meinen Rückführungstherapeuten auch, dass es eigentlich schade sei, dass nur Klienten und Patienten in einen solchen Genuss kommen, während dieser offenbarende Segen doch eigentlich jedem Erfahrungswilligen verfügbar sein sollte.

Solch eine Rückführungstherapie mag drei bis sechs Stunden dauern, hat aber den Vorteil, dass es in den meisten Fällen keiner weiteren Sitzung bedarf, da das Problem gelöst beziehungsweise das Symptom seiner spontanen oder allmählichen Behebung zugeführt wurde.

Namen werden während der Rückführung oft ungenau oder unvollständig angegeben, gelegentlich aber derart genau – samt Geburtsdatum –, dass man in alten Kirchenbüchern erstaunt die Richtigkeit feststellen kann. Doch sind jegliche Datenangaben zumeist eine Angelegenheit der linken Gehirnhälfte – die es ja gerade zu reduzieren galt –, sodass diese oft ungenau ausfallen. Auch wissen viele Seelen in früheren Leben nicht, welches Jahr man gerade schreibt, wer der regierende König ist, ja manchmal noch nicht einmal den Namen des betreffenden Landes, existierten doch heutige Ländernamen in früheren Zeiten meist noch gar nicht. Im Allgemeinen kann man von der Faustregel ausgehen: Je tiefer der Alphazustand, desto wahrscheinlicher die Korrektheit der Angaben. Ungenauigkeiten in faktischen Angaben haben auf die Effektivität der Rückführungstherapie jedoch keinerlei Einfluss.

Kleopatras, Napoleons und Shakespeares tauchen in der Rückführungstherapie nicht auf. Solches sind zumeist Produkte unseriöser Pseudorückerinnerungen oder die narzisstische Egopotenz stimulierende Angaben seitens angeblich medialer Personen.

Unter Therapie versteht man allgemein einen länger zu durchgehenden Prozess von somatischer, psychosomatischer oder psychischer Umstrukturierung von kranken bzw. disharmonischen Syptomen hin zu einer annähernden oder völligen Gesundung. Bei der Rückführungstherapie mag aber eine einzige Sitzung, die bis zu einigen Stunden dauern kann, schon ausreichen, eine teilweise oder vollständige Harmonie zu bewirken.

Die im Folgenden angeführten Beispiele geben nur einen kleinen Einblick in Hunderte verschiedener Fälle, die ich in meiner Praxis als Rückführungstherapeut aufdecken konnte. Die Namen der Klienten wurden selbstverständlich geändert, um ihre Anonymität zu wahren. Die Namen aus den früheren Leben wurden jedoch beibehalten. Ich halte mich in der Wiedergabe der Fälle an meine Notizen, oder, soweit vorliegend, an Tonmaterial.

3. TEIL

DIE KARMISCHEN URSACHEN VON SYMPTOMEN – AUFGEDECKT DURCH DIE RÜCKFÜHRUNGSTHERAPIE

Karma und psychosomatische Symptome

1. Warum sie sich selbst den Verbrennungstod als Hexe ausgesucht hatte (Asthma)

Angelika ist eine Frau von vierundvierzig Jahren und in zweiter Ehe mit einem Arzt verheiratet. Schon von Kind auf hatte sie das Gefühl, nicht genug Luft zu bekommen, wobei Keuchhusten nur eines der vielen Symptome war. Ab dem fünfzehnten Lebensjahr wurden ihr Medikamente gegen Asthma und Pollenallergie verschrieben. Als man sie mit siebzehn mit Heu bewarf, erlitt sie einen Panikzustand. Asthma samt Erstickungsanfällen war ihr ständiger Lebensbegleiter, und die Zeit der Pollenflüge machte ihr Leben zum Alptraum. Staub- und Federnallergie hatten sich zu allem Überfluss noch ihrem Krankheitsbild hinzugesellt. Mit sechsunddreißig Jahren bekam sie zusätzlich Lungentuberkulose. Die asthmatischen Zustände verschlimmerten sich, und trotzdem wollte sie ihre Raucherleidenschaft nicht aufgeben, sodass sie, wie sie sich in der Befragung ausdrückte, in der einen Hand die Zigarette hielt und in der anderen die Dose mit dem Asthmaspray. Neben einer Spinnenphobie litt sie außerdem unter Höhenangst und fühlte sich in Menschenmengen höchst unwohl.

Da Angelika sich bei mir zur Rückführungsleiterin ausbilden ließ, entschied ich mich, sie vor den anderen Auszubildenden zu Demonstrationszwecken zurückzuführen und die Ursachen für ihr Asthma aufzudecken.

Nachdem ich sie in den Alphazustand versetzt hatte und sie vom Höheren Selbst vor jenes Wolkentor geführt worden war, hinter dem sie ein Leben gelebt hatte, in dem eine Ursache für ihr heutiges Asthma zu finden war, befand sie sich nach Durchschreiten dieses Tores in einem Leben in der Normandie im Jahre 1346 und gab an, Suzanne Brisson zu heißen, dreiundzwanzig Jahre alt zu sein und sich und ihre Kinder vom Verkauf von Kräutern zu ernähren. Mehrere Milizen der Stadt seien gerade zu ihr in die Mühle, wo sie zu Besuch weilte, gekommen, hätten sie beschuldigt, die Kühe der Gegend vergiftet zu haben, und schleppten sie jetzt mit in die Stadt. Auf meine Frage, ob sie wisse, warum man diese Anschuldigungen gegen sie vorbringe, berichtete sie Folgendes: Sie habe seit zwei Jahren ein Verhältnis mit einem Edelmann der Stadt namens Jean-Jacques Bernadotte, Sohn des Stadtgrafen von Rennes, den sie im Wald getroffen hätte und der seitdem öfters in ihr abgelegenes Haus am Waldrand gekommen sei; doch liebte sie insgeheim noch immer einen anderen Mann, von dem sie schon zwei uneheliche Kinder habe und der sie verlassen hätte. Jean-Jacques habe sie nie richtig lieben können, weshalb sie sich schließlich geweigert habe, ihn weiterhin in ihr Haus zu lassen. Er nähme jetzt wohl Rache dafür, dass sie ihn abgewiesen habe.

Die mit Kettenhemden bekleideten und mit Speeren bewaffneten Stadtmilizen bringen sie in einen Kerker. Sie berichtet, dass sie entsetzliche Angst habe, sei doch ihre Freundin ebenfalls schon der Hexerei angeklagt und öffentlich verbrannt worden. Am nächsten Tag liest ihr ein Mann in schwarzer Kleidung die Anklage vor: Sie habe den bösen Blick und behexe Männer. Auch hätte sie vor kurzem eine Frau angeschaut, worauf diese eine Fehlgeburt erlitten habe. Durch Zauberei habe sie weiterhin die Kühe dieser Gegend mit einer Krankheit behext, sodass viele der Tiere schon gestorben seien. Sie sei erwiesenermaßen eine Hexe und werde öffentlich verbrannt.

Daraufhin zieht man die ihre Unschuld Beteuernde an den Haaren die Treppen hinab und führt sie zurück in den Kerker.

All diese Vorgänge werden von Angelika so berichtet, als ob sie sie lebendigen Leibes erlebte. Die Gesichtszüge verzerren sich, Tränen fließen, Entsetzen und Verzweiflung ist von ihrem Gesicht abzulesen.

Und nun schildert sie den Tag ihrer Hinrichtung. Einen der Kerkerwächter, die sie nun herausholen und sie ein weißes Hemd anziehen heißen, kennt sie noch gut von früher her. Sie bittet ihn, auf ihre beiden kleinen Kinder aufzupassen, und er nickt. Als sie nun auf den Marktplatz geführt wird, wird sie mit Gejohle von der Menschenmenge begrüßt, die ihr demütigende Worte zuschreit und sich allerseits darauf zu freuen scheint, dass ihr nun ein Schauspiel geboten wird. Auf den Stufen der Kirche entdeckt sie Geistliche und zu ihrem Schrecken auch Jean-Jacques. Denn sie hatte immer noch gehofft, dass er sie aufgrund seines Einflusses befreien könnte. Während sie zum Schafott geführt wird, flüstert ihr ein mitfühlender Kirchenmann noch zu, dass sie bald Frieden haben werde, denn der Satan werde durch das Feuer aus ihr herausgehen. Auf dem Gerüst bindet man sie an einen Pfahl. Ein anderer Kirchenmann, ihr das Kreuz entgegenhaltend, fragt sie laut, ob sie noch bekennen wolle. Doch Suzanne spuckt unter dem Gejohle der Menge verachtungsvoll in seine Richtung. Dann ertönt ein Trommelwirbel. Sie schaut noch zu Jean-Jacques hinüber, doch dieser wendet den Blick zu Boden. Dann schlagen die Flammen an ihrem Körper hoch.

Angelika beginnt nun zu husten. Wie sich in meinen therapeutischen Rückführungssitzungen immer wieder zeigt, hat eine ganze Reihe von Asthmatikern einen Tod auf dem Scheiterhaufen durchleiden müssen. Denn die am Körper emporschlagenden Flammen entziehen dem nach Luft Ringenden den Sauerstoff, sodass man meist schon erstickt ist, bevor das Feuer den Körper in tödliche Mitleidenschaft zieht.

Auf einmal befindet sich Suzanne außerhalb ihres Körpers und betrachtet das ganze Geschehen aus der Vogelperspektive. Sie blickt in die noch vor Entsetzen erstarrten Gesichter der Anwesenden. Doch plötzlich schwebt sie zu ihrem Haus am Waldesrand und sieht, wie die dicke Müllersfrau sich um ihre beiden Kinder kümmert. Und dann entdeckt sie Lichtgestalten um sich herum und erkennt darunter ihre Eltern. Suzanne wird nun „ins Licht“ geführt, wie sie es beschreibt. Sie gelangt zuerst in eine große Halle. Dort erkennt sie andere Gestalten/Seelen wieder, die zusammen eine große Familie bilden, zu der sie ebenfalls gehört. Ein weiser alter Mann namens Abraham nimmt sie in den Arm. Eine Frau nimmt sie an die Hand und erklärt ihr auf ihre Frage nach dem Warum des grausamen Geschehens, dass sie es vor ihrer Geburt als Suzanne selbst entschieden habe, verbrannt zu werden, denn sie hatte in einem früheren Leben selbst Menschen verbrannt oder verbrennen lassen.

Nun führte ich Angelika aus jenem Leben als Suzanne wieder zurück vor das Wolkentor, wo das Höhere Selbst ihr offenbarte, dass ihre beiden Kinder auch in diesem Leben wieder ihre Kinder seien und dass jener Jean-Jacques ihr heutiger zweiter Ehemann sei, jener Priester aber, den sie angespuckt hatte, ihr erster Ehemann. Später berichtete sie uns, dass sie immer, wenn einer dieser Ehemänner sich ihr nahte, eine Enge auf der Brust gespürt habe und oftmals husten oder sich räuspern musste.

Wie wir hieraus ersehen, können Personen, die mit der Ursache eines Symptoms in einem früheren Leben zu tun hatten, in diesem Leben wieder Auslöser oder Verstärker ebenjenes Symptoms sein.

Doch nun forderte ich sie auf, ihr Höheres Selbst zu bitten, sie in jenes Leben zu führen, in dem sie den Tod durch Verbrennen anderer verursacht hatte.

Sie sieht sich als einen germanischen Krieger des Jahres 572 namens Igurk. Auf mein Nachfragen hin gesteht er, schon zahlreiche Frauen mutwillig genommen, viele Menschen getötet und oft auch anderweitig geraubt und gebrandschatzt zu haben. Im Augenblick bereiten er und andere sich wieder auf die Plünderung eines Dorfes vor, und zwar aus Langeweile. Igurk beschreibt, wie er mit zwölf bis dreizehn weiteren Kriegern das Dorf überfällt. Die Leute flüchten in Panik vor ihnen. Die Eindringlinge plündern, verwüsten, brennen die Häuser nieder. Igurk selbst zündet eine Hütte an, hört auf einmal das Schreien eines Kindes. Dieses Schreien geht ihm nicht mehr aus den Ohren. Er beendet in der Folge sein Kriegerdasein und führt späterhin ein Leben als Bettler. Doch immer wieder muss er an dieses Kind denken, wegen dem er seine Taten bereut.

Nach seinem Tod steht er neben seinem Erdenkörper. Jäh überkommt ihn die Angst, jenen zu begegnen, denen er in seinem Leben als Igurk Schmerz oder gar den Tod zugefügt hat. Und als ich ihn frage: „Was würdest du rückblickend sagen, wenn du sagen solltest: 'Ich will nie mehr ...'", antwortet Igurk/Angelika: „Ich will nie wieder anderen weh tun. Ich will immer Respekt vor dem Leben anderer zeigen und mich immer für Schwächere einsetzen."

Auf dem Berg der Erkenntnis erfährt Angelika nun, dass die Ursache für ihr Asthma aufgedeckt ist und es deswegen keines weiteren Aufsuchens eines anderen Lebens bedürfe, jedoch der Ursache ihres Heuschnupfens noch in einer anderen Rückführung nachgegangen werden könne. Auch ihre Angst vor Menschenansammlungen käme aus diesem Leben als Suzanne. Mit dem goldenen Kelch und seinem Inhalt geht Angelika nun in jenes Leben als Igurk, bittet dort alle, denen Igurk damals Leid zufügte, um Vergebung und reicht diesen Kelch auch Igurk selbst und spricht ihn von aller Schuld frei. Anschließend bringt Angelika diesen Kelch in das Leben der Suzanne, verzeiht all ihren Widersachern und auch den Menschen, die frohlockend ihrem Feuertod beiwohnten, reicht ihn auch der Suzanne und spricht sie nun frei von allem in jenem Leben erfahrenen Leid. Schließlich geht sie mit diesem Kelch der Liebe, der Vergebung und der Leid- und Schuldauflösung auch in ihr heutiges Leben und reicht ihn ihren beiden Ehemännern, denen sie ihr früheres Tun vergibt, gibt ihn auch ihren Kindern und bittet sie um Vergebung, dass sie ihnen durch ihren damaligen frühen Tod ein schweres Leben bereiten musste, reicht ihn schließlich auch sich selbst und vergibt sich all das, was sie als Igurk anderen zugefügt hat und heilt auch ihr Leiden aus dem Leben als Suzanne. In den Kiefernzapfen stopft sie dann alles das hinein, von dem sie sich jetzt befreien will, mit den Worten: „Ich befreie mich von all meinen Lungenproblemen, von meinem Räuspern, von meiner Angst vor Männern und vor größeren Menschenansammlungen. Und ich befreie mich von dem Zwang, mich und andere zu bestrafen. Und ich befreie mich von allen meinen Schuldgefühlen."

Nachdem ich sie wieder in die Gegenwart zurückgeführt hatte, jubelte sie kurze Zeit später: „Ich kann ja auf einmal wieder frei atmen!" Wie sie erklärend hinzufügte, war es das erste Mal seit vielen Wochen, dass ihre

Atemwege frei waren, und sie hatte das Gefühl, als ob eine schwere Last von ihrer Brust genommen sei. Zwei Wochen später rief ich sie zu Hause an, um mich nach ihrem Asthma zu erkundigen. Und sie sagte mir, dass zwei Tage nach jener Rückführung die Atemwege wieder ein wenig enger geworden seien, es sich dann jedoch von Tag zu Tag besserte, sodass ihr Asthma jetzt vollkommen weg sei. Doch wolle sie bei nächster Gelegenheit noch eine weitere Rückführungstherapie durch mich vornehmen lassen, um sich auch noch von ihrem Heuschnupfen zu befreien; es habe damit jedoch Zeit, da dieser sie augenblicklich der winterlichen Jahreszeit wegen ja nicht plage.

Jene Frau, welche die Suzanne im Jenseits an die Hand nahm, hatte ihr gesagt, dass sie sich den Verbrennungstod selbst ausgesucht habe. Im Zwischenleben werden wir mit dem soeben beendeten Leben konfrontiert und sehen aus höherer Perspektive, was wir richtig und was wir falsch gemacht haben. Haben wir massiv gegen die Liebe verstoßen, so empfinden wir das Bedürfnis, das Verfehlte wiedergutzumachen. Wir erfahren dann von den uns dort Betreuenden, dass wir nur dann ein verfehltes Verhalten als solches in unseren Erfahrungsbereich integrieren können, wenn wir das, was wir anderen zugefügt haben, an der eigenen Seele erfahren. Und wir erfahren auch, dass wir nur dann seelisch wachsen können, wenn wir all das Verfehlte, das gegen die Liebe war, durch eigenes Erleben kennen gelernt und somit ausgeglichen haben. Somit entscheiden wir uns nach solch einer Einsicht dazu, den karmischen Ausgleich an uns geschehen zu lassen. Wir haben den freien Willen, ob es schon gleich in den Folgeleben geschehen soll oder erst in einem späteren Leben, da wir eventuell erst noch anderes erlernen beziehungsweise erfahren wollen oder müssen.

Es sollte noch ein ganzes Jahr dauern, bis sich anlässlich eines Supervisionsseminars für Angelika endlich die nächste Gelegenheit fand, die Ursachen ihres Heuschnupfens aufzudecken.

2. *Warum sie als Frau vergewaltigt werden wollte* (Heuschnupfen)

Als Angelika ein Jahr nach ihrer Befreiung von ihrem Asthma das jährlich von mir abgehaltene Supervisionsseminar besuchte, in welchem die Aspiranten auf das Diplom als Rückführungsleiter bzw. -therapeut die erlernten Fähigkeiten unter Beweis zu stellen haben und in dem zugleich neue Techniken und Erfahrungen weitergegeben werden, verkündigte sie, dass sie seit der oben beschriebenen Therapiesitzung das Gefühl habe, zwei Lungen zu haben. Von ihrem Asthma sei keine Spur mehr vorhanden. Inzwischen hatte sie ihre Prüfung zum Heilpraktiker bestanden. Die Beziehung zu ihrem Mann hatte sich schon seit Jahren verschlechtert, sodass sie sich körperlich von ihm nicht mehr berühren lassen wollte, obwohl sie ihm – der in jenem früheren Leben ihr Liebhaber und Verräter war – vergeben hatte, wodurch in vielen Fällen Beziehungen wieder harmonisiert werden. Ja, sie hatte sich entschieden, sich nun von ihrem Mann zu trennen, hoffte sie doch auch, durch ihren neuen Beruf als Heilpraktikerin und Rückführungstherapeutin auf eigenen Füßen stehen zu können. Auch sei ihr klargeworden, woher ihre Abneigung gegen Trommeln stamme – diese ertönten, als man das Holz und Stroh anzündete, um sie als Hexe zu verbrennen.

Sinneseindrücke, die im früheren Leben mit einem schlimmen Erlebnis einhergingen, bleiben auch in den Folgeleben noch lange als Auslöser unerklärlicher unbehaglicher Empfindungen bestehen.

Ihr Heuschnupfen beziehungsweise ihre Pollenallergie beginnt Anfang März 'mit Birke', verstärkt sich im Mai durch Gräser und reicht bis in den Juli hinein, wobei die Monate Mai bis Juli die schlimmsten sind. Ebenfalls bemerkbar macht sich dieses unangenehme Leiden auch noch im August und September, wenn auch in milderer Form. Es begann mit fünfzehn, als sie ihren ersten Ehemann kennen lernte und auf dem Heuboden jenen ersten Panikanfall bekam, und verstärkte sich, nachdem sie ihn mit sechzehn geheiratet hatte.

Die nun erfolgende Rückführung wurde von vier Diplomaspiranten unter Supervision und gelegentlichem Eingreifen meinerseits durchgeführt, während die übrigen Seminarteilnehmer aufmerksam zuzuhören und mitzuschreiben hatten. Einige Auszüge dieses Therapievorgangs werde ich wörtlich wiedergeben. Ihr Höheres Selbst bittend, sie zu dem Ursachenleben für ihren heutigen Heuschnupfen zu führen, befand sich Angelika plötzlich in einem Leben als Marianca in Polen um 1800. Ihre Eltern besaßen einen Bauernhof und hatten sechs Kinder, wovon Marianca das älteste war. Sie hatte sich bei Dunkelheit mit ihrem Freund hinter dem Haus im Heuschober verabredet. Hier wird sie von drei noch jungen Saisonarbeitern entdeckt. Sie drücken das junge Mädchen gegen den Heuhaufen, ziehen ihm die Kleider aus, und einer der Männer vergeht sich an ihr. Marianca ist zu Tode erschrocken und erstarrt. Sie hat Angst, dass diese drei Kerle sie umbringen könnten, weshalb sie es nicht wagt, um Hilfe zu rufen. Nachdem jeder der drei sie vergewaltigt hat, gehen sie lachend weg. Marianca fühlt sich wie tot. Sie gibt sich selbst die Schuld für das Geschehene, denn sie hätte nicht hierherkommen dürfen. Sie zieht sich an und läuft nach Hause. Sie fühlt sich schmutzig und Scham überkommt sie. Sie beschließt, mit keinem Mann mehr irgendetwas zu tun zu haben, auch nicht mit ihrem Freund Olgip. Ihren Eltern gegenüber nimmt sie sich vor, nichts von dem Ereignis zu erzählen. Als sie jene drei jungen Kerle wiedersieht, lachen diese über sie. Sie fühlt Scham und zugleich unbändigen Hass. Gott sei Dank ist sie nicht schwanger geworden. Doch ihr Selbstwertgefühl ist völlig erschüttert. Sie zieht sich ganz in sich zurück, bricht allen Kontakt zu anderen Menschen ab, wird trübsinnig und möchte nicht mehr leben. Sie verlässt ihr Zuhause, schläft, wo immer sie sich nachts niederlegen kann, wird für irrsinnig gehalten, wandert umher und bettelt. Doch sehnt sie sich nach dem Tod. Schließlich bleibt sie vor Hunger und Erschöpfung liegen und stirbt.

Nun findet folgendes Gespräch zwischen uns und Angelika statt:

Ich zähle jetzt bis drei, und dann bist du gerade gestorben. Eins, zwei, drei. Du bist gerade gestorben. Was nimmst du wahr?

Ich sitze.

Kannst du deinen Körper sehen?

Ja, ich fühle mich wohl. Ich kann mich wieder fühlen. Der Körper liegt da ganz ruhig ... Jetzt bin ich richtig befreit.

Was nimmst du noch wahr?

Da kommen zwei Wesen.

Kennst du diese?

Nein.

Wie sehen diese denn aus? Beschreib doch mal.

Wie ganz normale Menschen. ... Sie lachen. Ich fühle mich auch froh. Ich fühle mich so leicht. Ich bin einfach glücklich. Ich bin so hell ... Es ist überall hell und ich bin voll Licht. Ich habe einen ganz hellen, lichten Körper.

Gehst du jetzt irgendwo hin?

Ja. Nach Hause.

Wo ist denn dein Zuhause?

Es ist so ähnlich, als ob man sich zu Hause fühlt. Viele Menschen sind zugegen. Es wird viel gelacht.

Sind sie froh, dass du angekommen bist?

Ja, auch. Aber sie sind einfach froh. Sie sind so. Sie sind alle sehr glücklich.

Gibt es irgendjemanden, den du kennst?

Sie kommen mir alle bekannt vor.

Was tust du denn da?

Ich bin jetzt zu Hause. Ich ruh' mich jetzt aus.

Wie sieht es denn aus, wo du jetzt bist?

Es ist hier alles viel fröhlicher und leichter. Ich höre überall Gelächter. Die Leute sind glücklich.

Wie sind die Leute denn gekleidet?

Sie haben Gewänder an, die so ineinander verlaufen. Sie sind weiß, alles sehr hell.

Wie sieht denn die Welt dort aus? Gibt es dort Blumen?

Es gibt alles, was es auch auf Erden gibt.

Auch Tiere?

Ich sehe jetzt keine.

Was machst du so?

Ich fühle noch die Wut, die ich im Bauch habe über das, was geschehen ist. Gegen diese drei Männer.

Warum spürst du denn jetzt diese Wut?

Weil ich frei bin. Es ist kein Schmerz, es ist einfach Wut.

Kannst du mit irgendjemandem darüber sprechen?

Ja, ich kann darüber reden, und sie hören mir zu.

Was sagen sie?

Sie sagen, ich hätte nicht das Leben in mir töten sollen.

Was hättest du denn besser machen können?

Ich hätte fühlen sollen. Ich hätte den Schmerz fühlen sollen.

War es für dich wichtig, diesen Schmerz zu fühlen?

Weil ich ihn nicht gefühlt hatte, bin ich so innerlich gestorben. Man soll seine Gefühle fühlen.

War es denn so eine Art Prüfung, die du auf Erden erlebt hast?

Ja.

Und hast du denn diese Prüfung bestanden?

Nein.

Musst du diese Prüfung wiederholen, oder was sagt man dir?

Ich brauche sie nicht zu wiederholen, aber ich muss mir alles von hier richtig anschauen.

Hast du denn dort einen Lehrer, der mit dir spricht?

Ja, es sind drei Lehrer.

Kennst du einen davon? Bist du einem schon einmal begegnet?

Das weiß ich nicht. Aber sie kommen mir alle bekannt vor.

Wie schaust du dir denn die früheren Ereignisse an?

Ich erlebe es wieder. Ich erlebe jetzt die Emotionen, die ich damals nicht erlebt hatte. Ich spüre die Schuldgefühle, und dann spüre ich die Liebe.

Die Schuldgefühle, die du dort fühlst, sind die denn berechtigt?

Nein, Schuldgefühle sind nie berechtigt. Die Liebe heilt alles.

Hast du denn jetzt immer noch diese Wut?

Nein.

Wenn du sagen würdest: „Ich will nie wieder ...“, was würdest du jetzt sagen?

Ich will nie wieder so in die Enge getrieben werden, nie wieder innerlich sterben. Ich will nie wieder schweigen.

Nun wird Angelika wieder vor das Wolkentor zu ihrem Höheren Selbst zurückgeführt:

Frage doch einmal dein Höheres Selbst, warum du denn dieses Schicksal erleben solltest?

Ich soll lernen, im tiefen Schmerz trotzdem da zu sein.

Ist irgendjemand aus jenem Leben in deinem heutigen Leben wieder vorhanden?

Nur mein Sohn ...

Frage dein Höheres Selbst, ob es noch andere frühere Leben gibt, in denen ein Grund zu finden ist, dass du in deinem heutigen Leben unter Heuschnupfen leiden musst.

Nein.

Frage einmal dein Höheres Selbst, warum du damals dort verhungert bist.

Ich bin verhungert, weil ich einfach nicht mehr essen wollte.

Warum solltest du denn all das als Marianca erleben?

Ich sollte spüren, wie es ist, so hilflos zu sein. Ich sollte lernen, dass man Macht *(Anmerkung: aus dem Täterleben)* nicht missbrauchen darf.

Und nun wurde Angelika in jenes Leben geführt, das als Ursache dafür diente, dass sie das Leben als Marianca erleiden musste.

Sie sieht sich nun im Jahr 1234 als zweiunddreißigjährigen Kaufmann und Besitzer eines eigenen Handelsschiffes und heißt Igor. Neben allerlei Waren führt Igor auch drei vierzehn- bis fünfzehnjährige Mädchen als Handelsgut mit, die er irgendwo zu verkaufen beabsichtigt. Die Eltern haben sie ihm überlassen. Igor macht sich einen Spaß daraus zuzusehen, wie diese drei Mädchen von seinen zwölf Männern an Bord vergewaltigt werden. Er weidet sich an ihrer Angst. Die Mädchen müssen tagsüber putzen. Er selbst hat eine Siebzehnjährige namens Plischka, die er ebenfalls gekauft hat. Sie ist hübsch, doch liebt er sie nicht. Auch sie lehnt ihn ab. Doch darf sie ihre Gefühle nicht zeigen, denn jene, die ihn nicht mögen, bringt er um oder setzt sie, wenn er ihrer überdrüssig ist, an Land aus. An sein Lebensende geführt, beschreibt er sich als alten, missgelaunten Mann, der sich auf seinem Schiff befindet und Schmerzen im linken Bein hat. Zwei Männer müssen ihm kalte Umschläge bereiten. Befragt, wie er sein Leben im Ganzen sehe, entgegnet er, dass er es 'toll' finde, doch habe er jetzt vor seinem Tod – dem er nahe zu sein glaube – das ungute Gefühl, dass vielleicht nicht alles richtig gewesen sei, was er getan habe. Doch wolle er sich augenblicklich keine weiteren Gedanken darüber machen.

Glaubst du an ein Leben nach dem Tod?

Nein.

Nun wird bis drei gezählt, und dann befindest du dich unmittelbar nach deinem Tod. Eins, zwei, drei, jetzt bist du da. Wie fühlst du dich?

Tja, ich fühle mich einfach schwer. Ich sehe meinen Körper ganz aus der Nähe. ... Ich fühle mich so unheimlich schwerfällig ... Ich schwebe nicht richtig. Ich komm' nicht gut hoch ... Da kommen ganz komische Figuren auf mich zu ... Die kichern und die lachen ... Die wollen mich mitnehmen. ... Sie sind lästig wie Fliegen. Sie klopfen mich ab. Sie ärgern mich ... Die lachen alle so dämlich ...

Wo bringen sie dich hin?

In einen großen Saal. Da steht jemand. Ein Lehrer ... Er sagt so in etwa: „Du hast Mist gebaut."

Kennst du ihn?

Ja, er ist mein Lehrer. *(Hier kommt auf einmal die Erinnerung aus früheren Aufenthalten zwischen den Leben wieder durch.)*

Wie heißt er denn?

Hieronymus.

Und wie fühlst du dich jetzt, wo er das zu dir sagt?

Ich fühle mich unheimlich schuldig ... Er sagt: „Wir schauen uns das jetzt ganz in Ruhe an."

Was fällt dir jetzt besonders auf?

Meine Kälte. Meine Überheblichkeit. Meine Rücksichtslosigkeit. Alles richtiger Mist. Und ich schäme mich ...

Warum schämst du dich?

So kann man doch nicht leben!

Aber du hast doch als Igor gesagt, dass du dir das genommen hast, was du wolltest?

Aber das macht man nicht.

Und was lernst du jetzt daraus?

Man darf nichts von jemandem wegnehmen. Man soll vorsichtig miteinander umgehen.

Bereust du denn die Taten, die du begangen hast?

Ja, aber das macht es auch nicht besser.

Wenn du sagen würdest: „Ich will nie wieder ..." Was würdest du jetzt sagen?

Ich will nie wieder meine Macht missbrauchen. Ich will nie wieder Menschen zwingen, gegen ihren Willen etwas für mich zu tun ... Ich möchte jetzt erst mal nur etwas für andere machen.

Und was wäre das?

Ich werde wohl zurückmüssen und für mich wieder einen Ausgleich schaffen.

Weißt du schon, wann du auf die Erde zurückgehen wirst?

Sehr bald.

Warum denn so schnell?

Weil ich mich so schäme.

Was erhoffst du dir denn davon, wenn du so bald zurückgehst?

Dass ich vergesse, was ich getan hab' ... Und dass ich es ausgleiche, sodass ich es mir danach verzeihen kann.

Jetzt geh einmal dorthin, wo du erfährst, wie dein zukünftiges Erdenleben aussehen wird.

In einem ganz hellen Raum wird das besprochen. Und dort sind einige Helfer, und es werden Alternativen besprochen ... Die sagen mir, was ich im nächsten Leben alles erleben kann. Und bieten mir zur Auswahl an, was ich davon nehmen möchte.

Kannst du dabei mitentscheiden?

Na klar!

Wofür entscheidest du dich?

Ich werde als Frau zurückgehen ... Ich muss lernen, so zu fühlen, wie eine Frau fühlt. Ich muss ihre Kraft erfahren und trotzdem ihre Ohnmacht empfinden.

Weißt du jetzt schon, was dir dann als Frau auf Erden bevorstehen wird?

Ich werde in Frankreich geboren.

Weißt du schon, wer deine Eltern sein werden?

Das wird noch ausgesucht.

Hast du jetzt, wo du bist, Seelen getroffen, die sich entschieden haben, mit dir zusammen zu inkarnieren?

Ja.

Wer ist es denn?

Es sind einfach Seelenpartner, Freunde.

Und wie wird dein Leben in Frankreich aussehen?

Ich werde da Menschen helfen ... Ich möchte sie heilen ... Ich will mit Kräutern arbeiten.

Hast du so etwas schon mal gemacht?

Ich werde das lernen.

Lernst du das dann auf der Erde?

Nein, ich werde das jetzt lernen.

Gibt es dort, wo du jetzt bist, besonders befähigte Leute, die dir das alles beibringen können?

Ja. Hier kann man alles lernen.

Jene, die mit dir in dein neues Erdenleben inkarnieren werden, haben diese irgendein besonderes Zeichen, woran ihr einander erkennen könnt?

Die kommen einfach, und die erkennt man einfach ... Es gibt keine Zeichen. Ich werde sie in meinem Herzen spüren.

Und nun wurde Angelika wieder zurück vor das Wolkentor geführt zu ihrem Höheren Selbst:

Frage einmal dein Höheres Selbst, warum du dieses Leben als Igor leben solltest?

Das hat sich so ergeben. Ich musste nicht als Igor so niederträchtig leben.

Was hatte dich eigentlich dazu gebracht, so niederträchtig zu leben?

Machthunger. Und der Spaß dabei, die anderen so herumkriechen zu sehen. Dort habe ich vergessen, wer ich eigentlich war.

Frage einmal dein Höheres Selbst, ob du irgendjemand von jenen missbrauchten Mädchen aus dem Leben als Igor in deinem heutigen Leben als Angelika wiedertriffst oder schon wiedergetroffen hast.

Ja. Einer ist mein Mann ... Ein anderer ist jemand, bei dem ich angestellt war. Der hat mich wirklich ausgesaugt und dann hinausgeworfen.

Und wie steht es mit Plischka, deiner damaligen Freundin? Hast du diese wiedergetroffen?

Nein.

Frage einmal dein Höheres Selbst, ob noch irgendein weiteres Leben aufgesucht werden muss, um die Ursachen für deinen heutigen Heuschnupfen aufzudecken – oder reichen diese beiden aufgedeckten Leben?

Das reicht. Aber diese beiden Leben wirken noch in andere hinein.

Nun wird Angelika auf den Berg der Erkenntnis geführt. Von dort überblickt sie die beiden nun vor ihr ausgebreitet liegenden Leben.

Weißt du, was Karma ist?

Ja.

Dann vergleiche einmal dein Täterleben als Igor mit deinem Leben als Marianca. Was wirkt sich darin aus?

Es geht um Macht und Ohnmacht. Machtmissbrauch bringt Ohnmacht. Man soll lernen, zu seiner eigenen Macht zu stehen, seiner eigenen Wahrheit, zu seinem eigenen göttlichen Funken, den niemand auslöschen kann, den niemand anderes besitzen kann, der nur einem selbst gehört.

Und warum hat Igor nicht auf diesen inneren Funken gehört?

Er war zu sehr damit beschäftigt, die anderen zu besitzen.

Frage einmal dein Höheres Selbst, ob du damals als Igor gegen deine innere Wahrheit verstoßen musstest.

Ja. Ich musste erfahren, wie es ist, ganz im Dunkeln zu sein. Und ich musste erfahren, was Machtmissbrauch eigentlich anrichtet.

War das von höherer Seite eigentlich vorgesehen, dass du jetzt in diesem Leben als Igor diesen Machtmissbrauch erleben musstest?

Ja.

Und wurdest du dazu benutzt, bei denen, die du missbrauchtest, Karma auszugleichen?

Ja. Es ist nie etwas umsonst. Es liegt eine perfekte Planung vor.

Warum musstest du dann trotzdem jenes Leben als Marianca durchleiden?

Ich musste das Gegenteil erfahren, den Ausgleich. Es sind alles verschiedene Facetten eines Diamanten.

Erkennst du, dass dieses Karmagesetz gerecht ist?

Es geht noch nicht einmal um Gerechtigkeit. Es geht um Sein.

Erkläre uns doch mal oder frage dein Höheres Selbst, was darunter zu verstehen ist.

Alle Aspekte des Seins müssen erkannt und gelernt werden. Kein Aspekt ist niedriger oder höher als ein anderer. Nur ein Aspekt, der gelebt wird, wird auch integriert. Aus dem Allnichts *(dieses Wort war der Aufnahme auf Kassette nicht deutlich zu entnehmen)* kommt das Allwissen. Da gehen wir alle durch.

Sind das nun deine eigenen Erkenntnisse oder gibt dir diese dein Höheres Selbst ein?

Das wissen wir alle.

Hast du jetzt auf einmal auf dem Berg der Erkenntnis ein höheres Bewusstsein?

Ja, ich kann klarer sehen.

Und nun schau mal auf dein Leben als Angelika. Was ist denn aus jenen beiden Leben in dein heutiges Leben hinübergegangen? Was wirkt sich da noch alles aus jenen beiden früheren Leben aus?

Zu lernen, zu seiner Wahrheit zu stehen. Zu lernen, dass keiner für einen sorgen kann, wenn man es nicht selber tut. Zu lernen, dass letztendlich hinter allem Liebe ist.

Warum musstest du in deinem heutigen Leben deinen zweiten Ehemann kennen lernen, der in jenem früheren Leben eines der von dir vergewaltigten Mädchen war?

Um noch einiges auszugleichen.

Gibt es noch irgendwelche Nachwirkungen aus jenen Leben, die sich in deinem heutigen Leben abzeichnen? Denke mal an deinen Heuschnupfen.

Ja, ich habe Angst, dass ich mich nicht wehren kann.

Lass dir einmal von deinem Höheren Selbst erklären, wie dein heutiger Heuschnupfen mit jenen Leben zusammenhängt.

Es überfällt mich. Ich kann nichts dagegen tun. Ich neige dann zum inneren Absterben. Ich weiß dann nicht, wie ich mich wehren soll.

Wie reagierst du, wenn du diesen Heuschnupfen hast? Ziehst du dich dann zurück?

Ich kann mich nicht gegen diese Pollen wehren. Sie dringen einfach ein.

Überkommt dich dann ein Ohnmachtsgefühl?

Ja. Und ich bin müde. Und es juckt, und ich kann nichts dagegen tun ... Sie sind überall.

Kannst du einen Zusammenhang erkennen zwischen den Pollen und den Samen, die bei der Vergewaltigung als Marianca damals in dich eingedrungen sind?

Ja, es ist das gleiche ... Beides überwältigt einen. Man hat keine Wahl.

Gibt es in deinem heutigen Leben noch irgendwelche Nachwirkungen an deinem linken Bein, an welchem der Igor so gelitten hat?

Nein. Ich hatte mich damals einfach sehr schlecht ernährt.

Etwa fünfzig Jahre sollte dieses Zwischenleben dauern, bis die Seele von Angelika als Suzanne Bisson in der Normandie wiedergeboren wurde. Obwohl das Zeitgefühl im so genannten Jenseits ein relatives ist, hatte Igors Seele doch genug Zeit, sich auf jenes Leben als ‚Hexe' vorzubereiten. Sicherlich ist darin nicht nur aus dem Leben als Igurk viel ausgeglichen worden, sondern auch aus dem Leben als Igor. Doch letzteres Leben sollte nach fast sechshundert Jahren auch noch ein karmisches Ausgleichsleben als Marianca nach sich ziehen, in welchem, wie wir feststellten, die Ursache für ihren heutigen Heuschnupfen zu finden war. Dieses lästige Leiden hängt also mit Ohnmacht und männlichem Sperma – meist in Verbindung mit Vergewaltigung – zusammen.

Die Rückführungstherapie ist eine Möglichkeit, um diesem Quälgeist, der Millionen von Menschen alljährlich Unbehagen bereitet, endlich wirksam zu Leibe zu rücken. Die Rückführung ist auch sehr aufschlussreich hinsichtlich des Karma. Es ist also wichtig, dass die Seele in ihren irdischen Verkörperungen zu ihrer Wahrheit steht und diese von Leben zu Leben immer mehr zum Ausdruck bringt, das heißt, dass sich der göttliche Funken in ihr am Ende aller Reinkarnationen voll und in ganzer Liebe im Denken, Sprechen und Handeln manifestiert. Unbewusst wissen wir alle darum. Und auf dem Berg der Erkenntnis kommt dieses innere Wissen und Gewissen oft blitzartig auf einmal hervor, weshalb Zurückgeführte eine Rückführungstherapie oft auch als Einweihung beschreiben. Igor entscheidet sich also aus höherem Erkennen, das ihm im Jenseits vermittelt wird, für eine Inkarnation als Frau, um die Ohnmacht der Frau zu spüren. Denn wenn er diese als Frau z. B. durch Vergewaltigtwerden erfahren hat, wird seine Seele diese Erfahrung in sich tragen und dann bei einer erneuten männlichen Inkarnation – sollte sich wieder eine günstige Gelegenheit bieten, eine Frau mit Macht zu nehmen – sich daran erinnern, wie es sich anfühlt, vergewaltigt zu werden, sodass der betreffende Mann von solchem Ansinnen – sollte es überhaupt noch in ihm aufkeimen – dann doch absieht. Das Land, in dem seine Seele als Frau wiedergeboren werden soll, steht schon fest, doch werden die Eltern noch ausgesucht werden. Er soll auch gründlich auf das nächste Erdenleben vorbereitet werden und auch schon eine Einführung in die Kräuterkunde erhalten, sodass ihm das Wiedererlernen der Wirkung von Heilmitteln auf Erden als Suzanne leichtfallen wird. Alles ist aus einem höheren Wissen heraus bestimmt. Auch die Täterleben zu leben ist wichtig, um dadurch zu erfahren, was es heißt, Missbrauch mit seinen göttlichen Kräften, also den Gedanken und Taten, zu treiben. Und ebenso wichtig ist es, das Gleiche, was man anderen durch diesen Missbrauch zugefügt hat, an sich, das heißt an der eigenen Seele, zu erfahren. Somit erkennt eine Seele auf ihrem Weg durch viele Inkarnationen – ganz egal, ob diese nun nur auf der Erde oder auch in anderen Dimensionen oder auf anderen Planeten stattfinden –, was richtig und falsch ist in Bezug auf die göttliche Einheit, die durch den göttlichen Funken in jeder Seele repräsentiert wird. Andere sprechen von ihm auch als dem inneren Christus. Alle Aspekte des Seins sollen erkannt werden, denn sie gehören zu einem Diamanten, den – so möchte ich hinzufügen – wir noch zu schleifen, also zu veredeln haben.

Auch der nächste Fall soll uns mit der Lunge beschäftigen.

3. Wenn der karmische Ausgleich mehrere Leben erfordert (Atemnot)

Robert ist vierundvierzig Jahre alt. Er ist allergisch gegen Pollen – besonders Birkenpollen – und gegen Gräser verschiedenster Art. Von April bis Juni erleidet er Torturen, die Nase schwillt an und läuft beständig, die Augen tränen, Hustenreiz quält ihn – und vor allem immer wieder akute Atemnot. Einen Tag vor der anberaumten Therapiesitzung litt er unter so furchtbarer Atemnot, dass er um einen dringlichen Soforttermin bei mir bat. Nachdem er in den Alphazustand versetzt worden war, untersuchten wir zuerst das heutige Leben auf mögliche Ursachen. Mit drei Jahren erlebte er sein erstes Atemnottrauma. Während eines Picknickausfluges mit den Eltern legte man sich nach dem Verzehr der mitgebrachten Speisen ins Gras, das ihm, dem Dreijährigen, sehr hoch vorkam. Während die Eltern ein Nickerchen machten, lief er in der Wiese herum, stolperte und fiel dabei mit dem Gesicht direkt auf eine Pusteblume, deren herumschwirrende Samen ihm in die Nase gerieten. *(An dieser Stelle musste Robert heftig husten.)* Als er zehn Jahre alt war, stieg ihm der Rauch eines ‚bengalischen Feuers' in die Nase. Er bekam auf einmal keine Luft mehr, während sich einige der Umstehenden über ihn lustig machten. Mit siebzehn schlug ihm der Lehrer beim Boxtraining auf den Brustkorb, wobei ihm die Luft wegblieb und er fast besinnungslos auf dem Boden liegenblieb. Bei der Bundeswehr musste er mit einer Gasmaske vor dem Gesicht herumlaufen. Er bekam keine Luft mehr und half sich damit, dass er einen Finger zwischen Schläfe und Gasmaske schob, um wieder Luft zu bekommen. Solche und ähnliche Begebenheiten waren, wie sich später herausstellen sollte, Teile eines sich noch auswirkenden karmischen Geschehens.

Nach der eigentlichen Ursache befragt, führt ihn sein Höheres Selbst in ein Leben im Russland des Mittelalters. Er sieht sich als mit Speer und Keule bewaffneter Reiter mit anderen eine Burg bestürmen, die zu erobern den Anstürmenden auch gelingt. Doch im Burghof wird ihm brennendes Pech auf die Rüstung geschleudert, während ihm ein Speer in die Brust dringt. Trotz des Schmerzes nimmt er noch wahr, wie das brennende Leder stinkt und seine Haut verbrennt. *(Hier beginnt Robert wieder furchtbar zu husten.)* Während er noch versucht, den Speer aus der Brust zu ziehen, fällt er zu Boden und stirbt. Er schwebt aus seinem Körper, sieht, wie auch einige seiner Mitkrieger von Speeren und brennendem Pech getroffen werden, und gelangt durch einen Tunnel in helles Licht.

Im nächsten Ursachenleben ist er ein zwölfjähriger Junge, der mit anderen zusammen Perlen zu ertauchen hat. Ein Mann macht sich einen Spaß daraus, ihn lange unter Wasser zu drücken, um ihm zu zeigen, wie stark er ist. Doch gerät der Junge dabei in Panik, und Wasser gelangt in seine Lungen.

In einem anderen Leben ist er ein preußischer Soldat namens Egon, der 1792 gegen die Franzosen kämpft. Beim Anschieben der Kanone rutscht er im Matsch aus, und die Räder rollen über seinen Brustkorb. Während dieser Kanonade kann sich keiner um den Verwundeten kümmern. So bleibt er noch etwa fünfzehn Minuten liegen, bis er stirbt.

In einem noch früheren Leben war er ein fünfjähriger Indianerjunge, der von seinem Stamm dem Wassergott geopfert wurde (dieser forderte als Gegenleistung für sein Wohlwollen angeblich junge Knaben), indem man ihn ins Meer warf. Im jenseitigen Leben trifft er den Knaben wieder, der ein Jahr zuvor dem Wassergott geopfert worden war. Er selbst kann, wie er sagt, um die Erde schweben und trifft ihm aus seinem Stamm bekannte Leute wieder, die ihn mit ‚großem Hallo' begrüßen.

Das Höhere Selbst zeigt ihm nun sein Täterleben als das Ursachenleben für seine vielen karmisch bedingten Ausgleichsleben, in denen er immer wieder – wie ja auch noch im heutigen Leben – mit Atemnot konfrontiert wurde. Er gehörte einst zu den Häschern, die Frauen, welche zu Hexen erklärt worden waren, einzufangen und in Gewahrsam zu bringen hatten. Seine besondere Bosheit bestand dabei darin, dass er den festgenommenen Frauen einen Sack über den Kopf stülpte, unter welchem die Gepeinigten kaum noch Luft bekamen. Nach ihrer Verurteilung wurden sie zumeist verbrannt. Eine der von ihm derart Behandelten ist heute seine zweite Ehefrau.

In einem anderen noch weiter zurückliegenden Leben war er ein ‚Zauberpriester', der durch Rauch und Beschwörungen Opfer umbrachte.

Nachdem Robert mit dem Goldenen Kelch in all diese früheren Leben gegangen war, um Verzeihung gebeten oder diese gewährt und, in den Betazustand zurückgeführt, die Augen wieder aufgeschlagen hatte, fühlte er, dass seine Nase auf einmal vollkommen frei war. Auch seine vorher beständigen Hustenanfälle waren total verschwunden. Und mit Freude verkündete er: „Jetzt ist alles weg!"

Der karmische Ausgleich für jene beiden früheren Täterleben erstreckte sich über viele Leben bis in das gegenwärtige hinein. Nachdem er die Zusammenhänge seiner heutigen Atemnot erkannt und durch den Vergebungsakt seine frühere Lieblosigkeit aufgelöst hatte, durfte sein karmisches Ausgleichsgeschehen endlich ein völliges Ende finden. Dies ist ein Phänomen, das sich in der Rückführungstherapie immer wieder zeigt. Es ist daher anzunehmen, dass sich diese Therapieform wie ein Lauffeuer verbreiten wird – denn wer möchte sich nicht von lästiger Karmabelastung befreien?

4. Die karmischen Auswirkungen mutwilliger Kopfverletzungen (Migräne)

Migräne ist eine der Geißeln der Menschheit, von der vor allem Frauen gepeinigt werden, besonders solche, die in der westlichen Gesellschaft leben – neunmal mehr Frauen als Männer sind davon betroffen. Die Gründe für diesen Tatbestand werde ich am Ende des nun zu schildernden Falles darlegen.

Nachdem der Synergetik-Therapeutin – ich nenne sie einmal Ursula – mein *Das große Handbuch der Reinkarnation – Heilung durch Rückführung* in die Hände geraten war und sie es mit Spannung gelesen hatte, rief sie mich spontan an, um mit mir einen Termin für eine Rückführungstherapie zu vereinbaren, denn sie leide seit Jahren unter Migräne, obwohl sie selbst in ihrer Praxis Migränepatienten oft über lange Zeit begleite und dabei auch Erfolge verbuchen konnte.

Schon eine Dreiviertelstunde vor dem anberaumten Termin klingelte sie an meiner Tür. In der Anamnese stellte sich dann heraus, dass Ursula, Mutter zweier erwachsener Söhne, die erste Migräne bekam, als sie mit ihrem ältesten Sohn schwanger war. Später dauerte dieses Leiden, das in verschiedenen Intervallen auftrat, die sich meist in den Grenzen von ein bis drei Monaten bewegten, oft drei bis vier Tage. Der ganze Kopf war dann in Mitleidenschaft gezogen, sodass sie auch nachts nicht schlafen konnte. Nur im äußersten Notfall nahm sie ein Medikament ein. Ihre Energie ist bei solch einem Migräneanfall sehr herabgesetzt, und trotzdem versucht sie, ihren Tätigkeiten, wenn auch ‚auf Sparflamme', nachzukommen. Seit einem Jahr kommt Erbrechen hinzu. Zu ihren weiteren Symptomen gehören beständig kalte Füße sowie Aphthen im Mund, welche schon seit Jahren die Schleimhäute und auch die Zunge in Form von lästigen Bläschen befallen.

Nachdem ich sie in den Alphazustand versetzt und in ihr Ursachenleben geführt hatte, erlebte sie sich als einen jungen deutschen Spion namens Hans im Japan des Jahres 1940. Er befand sich nackt in einem Gefängnis. Es war kalt. Besonders fror er an den Füßen. Sein Körper war ausgemergelt und hing mit nach hinten gebundenen Händen an einer Wand. Fünf Männer waren damit beschäftigt, mit diversen Foltermethoden Geständnisse aus ihm herauszupressen. Die schlimmste Folterung bestand darin, dass man ihn an den Füßen und auch im Mund mit Elektroschocks malträtierte, was ihm größte Schmerzen bereitete, die ihn, wie er sagte, zum Wahnsinn trieben. Er schrie ohne Unterlass, was seine folternden Verhörer aber nicht davon abhielt, ihn vierzehn Tage lang derart zu quälen. Schließlich schlug man ihm mit Eisenstangen den Schädel ein. Sogleich befand er sich bei vollem Bewusstsein außerhalb seines Erdenkörpers, schwebte über diesem und sah, wie der Kopf, blutüberströmt, zertrümmert war. Aber er fühlte sich augenblicklich besser. Die Füße und auch die Hände fühlten sich auf einmal wieder angenehm warm an, und aller Schmerz am Kopf war verflogen.

Aus jenem schrecklichen Leben vor das Wolkentor zurückgeführt, erfuhr Ursula, dass jener Japaner, der bei Hans die Elektroschocks auslöste und schließlich auch mit der Eisenstange auf ihn einschlug, ihr heutiger ältester Sohn ist, mit dem sie, wie sie mir später berichtete, schon immer größte Schwierigkeiten hatte und wegen Erbstreitigkeiten seit einem Jahr einen Prozess führt. Nun wurde Ursulas Höheres Selbst gebeten, sie in ein Leben zu führen, das wiederum die Ursache dafür war, dass sie als deutscher Spion derart Grausames erleben musste.

Sie erlebte sich als ein französischer Soldat namens Pierre in Uniform. Er war betrunken und trampelte wie von Sinnen mit den Stiefeln auf dem Bauch einer hochschwangeren Frau herum. Diese erwartete ein Kind von ihm, worüber er sehr erbost war. Er war nicht mit ihr verheiratet und die Vorstellung, diese von ihm überhaupt nicht mehr geliebte, ja sogar verachtete Frau nun aufgrund eines Kindes heiraten zu müssen, hatte ihn derart in Rage versetzt. An diesen Verletzungen ist die Frau dann auch gestorben.

Vor dem Wolkentor erfährt Ursula nun von ihrem Höheren Selbst, dass die damals von Pierre zu Tode getrampelte Frau ihr heutiger jüngerer Sohn ist, während das schon vor dem Tod der Mutter ebenfalls infolge der Fußtritte im Bauch verstorbene Kind ihr ältester Sohn ist. Auf dem Berg der Erkenntnis werden nun die weiteren Zusammenhänge aufgedeckt. Ursula erkennt auf einmal, dass ihre Migräne genau zu jener Zeit begann, als sie mit diesem ältesten Sohn schwanger war, jenem Sohn also, der in dem Leben als Hans ihr Folterer im japanischen Gefängnis war, der ihr auch die Elektroschocks verabreichte und schließlich mit einer Eisenstange auf sie einschlug. Dieser Sohn hatte auch im heutigen Leben an physikalischen und elektrischen Versuchen schon früh großes Interesse gezeigt. Das Höhere Selbst erklärt ihr nun, dass Hans aus karmischen Gründen, die aus dem Leben als Pierre stammten, zu Tode gefoltert werden musste, sei doch auch das Kind im Bauch der von ihm zu Tode getretenen Frau an einer Kopfverletzung gestorben. Deshalb sollte Ursula auch im heutigen Leben noch Schmerzen im Kopf haben. Doch rühre nicht nur ihre Migräne daher, dass sie mit Eisenstangen erschlagen wurde. Auch die Aphthen im Mund und ihre kalten Füße rührten aufgrund der Elektroschocks von jener Folter her. Ihre Füße seien auch deswegen noch in diesem Leben aus karmischen Gründen kalt, weil sie damit in den Bauch der am Boden liegenden Frau getreten habe.

Hier reichen, wie wir nun erkennen, Auswirkungen sowohl aus dem Täter- als auch aus dem Opferleben bis in das heutige Leben hinein. Die karmischen Verflechtungen haben also eine konsequente Logik. Diese wird auf dem Berg der Erkenntnis schlagartig aufgedeckt, und zwar ohne groß überlegen zu müssen. Wie Blitze kommen diese Erkenntnisse von den Klienten und werden von ihnen voll und ohne den geringsten Widerspruch akzeptiert, denn man weiß innerlich: Ja, so ist es.

Nach der Auflösung mit dem Goldenen Kelch, mit dem sie sich vor allem bei der Seele ihres ältesten Sohnes entschuldigte für das, was sie ihm als Fötus angetan, und ihm auch vergab, was er ihr als Folterer zugefügt, führte ich sie allmählich über das Wolkenbett und die Wiese in den Wachzustand zurück. Sie fühlte sich noch ein wenig benommen, was gut verständlich war, aber sie merkte, dass irgendetwas Bedeutungsvolles mit ihr geschehen war.

In den folgenden Tagen rief sie mich mehrere Male an, jeweils in Verbindung mit einer enthusiastischen Erfolgsmeldung. Die erste war: „Meine Aphthen im Mund sind auf einmal verschwunden." Der zweite Anruf: „Ich habe keine Migräne mehr. Mir geht es so gut wie nie zuvor." Und der dritte Anruf: „Mein ältester Sohn, der gegen mich den Prozess führt und mit mir schon seit langem nicht mehr redet, hat im Gerichtsprozess auf einmal nachgegeben. Ein Wunder!"

Wie wir in diesem Buch noch lesen werden, werden disharmonische karmische Beziehungen durch den Vergebungsakt mit dem Goldenen Kelch der Liebe und Vergebung oft positiv verändert. Es geschieht einfach. Ich könnte mir gut denken, dass Ursula und ihr Ältester nun wieder in Harmonie als Mutter und Sohn miteinander verkehren können. Denn unbewusst hatte dieser Sohn wegen der ihn als Leibesfrucht tötenden Fußtritte die Seele von Ursula abgelehnt, ja sogar gehasst, weshalb er als jener Japaner dieser Seele derart Schmerzen zufügte und sich ihr auch noch in diesem Leben als schwer erziehbarer Junge darstellte, der sie beständig herausforderte und ihr trotzte. Seelen erkennen sich auf unbewusste Art wieder und setzen in ihrem Miteinander oft dort wieder an, wo sie in einem früheren Leben auf der Gefühls- oder Erlebnisebene Begegnungen oder Konfrontationen ausagiert hatten.

Und nun noch zu der eingangs aufgeworfenen Frage, warum neunmal mehr Frauen Migräne bekommen als Männer. Ursulas Migräne, wie wir in diesem Fall gesehen haben und wie es durch die Rückführungstherapie in den meisten Fällen von Migräneverursachungen bestätigt wird, geht auf eine tödliche Kopfverletzung im früheren Leben (in ihrem Fall als Hans) zurück. Doch die Ursache dieser Verursachung ist ein Täterleben, in ihrem Fall das Leben, in dem sie den Fötus mit tödlichen Tritten am Kopf traf. Täterleben sind meist solche, in denen wir Männer waren und anderen (oft Frauen) Leid zufügten. Um diese lieblosen Taten wieder auszugleichen, wählen wir in den meisten Konstellationen ein Leben als Frau, wie sich auch Ursula ein heutiges Leben als Frau ausgesucht hat, um darin den zweiten karmischen Ausgleich in Form von Migränekopfschmerzen zu durchleiden. Oder anders formuliert: Durch die Rückführungstherapie stellt sich heraus, dass Migränepatientinnen in einem früheren Leben (in der Regel) als Frau eine oft tödliche Kopfverletzung erfuhren, dass aber die Ursache dieser Verursachung in einem Täterleben zu finden ist, in welchem ihre Seele ein Mann war, der einem anderen, meist einer Frau, eine Kopfverletzung zufügte. Die Rückführungstherapie deckt viele bisher unbekannte Ursachen von Krankheitssymptomen und deren Entwicklungsgang durch die verschiedenen Leben auf, sodass in der Medizin ein neues Denken die Herkunft von Symptomen betreffend Einzug halten muss. Auch kann es nicht ausbleiben, dass die Medizin die Rückführungstherapie in den Lehrplan ihrer Fakultäten integrieren wird.

Karma und psychische Symptome

Obwohl ich in Übereinstimmung mit der klassischen Medizin die hier vorgelegten Beispiele aus der Rückführungstherapie in somatische, psychosomatische und psychische Symptome untergliedere, sind die Grenzen zwischen diesen Bereichen vielfach fließend und eine strenge Trennung eher selten möglich. So können z. B. bei Fällen mit eindeutig psychischer Symptomatik gelegentlich zusätzlich somatische Wirkungen auftreten. So kann jemand, der eine Phobie vor Enge hat, zusätzlich zu seinen Ängsten auch noch einen schmerzlichen Druck auf der Brust verspüren, und einem von Lampenfieber Geplagten mögen auf einmal vor dem Auftritt Knie oder Beine schmerzen. Oder jemandem, der Angst hat, vor Menschen zu sprechen, mag auf einmal vor einer öffentlichen Rede der Hals weh tun. Die Rückführungstherapie deckt, wie wir an den folgenden Fällen sehen werden, viele der bislang im unerforschten Dunkel der Wissenschaft verbliebenen Zusammenhänge auf. Und immer wieder geht es dabei um Karma.

In den folgenden Beispielen möchte ich mich zunächst verschiedenen Ängsten zuwenden, gibt es doch kaum einen Menschen, der gänzlich frei von Angst ist. Doch jedes Symptom – und sei es noch so unbedeutend – muss irgendwann verursacht worden sein, sonst wäre es eben nicht vorhanden. Viele der erkannten Ängste haben ihre Ursache natürlich in diesem Leben. Wenn ich in meinem heutigen Leben als Kind von einem Hund gebissen worden bin, dann mag sich das später als Angst vor Hunden auswirken oder auch nicht, je nachdem, wie ich mir die Sache zu Herzen genommen habe, will sagen, je nachdem, wie tief dieses Erlebnis in meine Psyche eingegriffen hat beziehungsweise in meinen Emotionalkörper eingekerbt worden ist. Doch wenn wir das Höhere Selbst bitten, uns zu der eigentlichen Ursache einer Hundephobie zu führen, werden wir in den meisten Fällen auf einmal die Ursache in einem früheren Leben entdecken.

Ich erinnere mich an einen Fall, in welchem eine Heilpraktikerin während eines Seminars von mir wissen wollte, woher ihre Hundephobie stammt, denn sie hatte sogar vor kleineren Hunden panische Angst. Die Ursache für diese Angst war in einem früheren Leben in Indien zu finden, wo sie ein Schafe hütender Junge gewesen war, der beim Überfall von Wölfen auf seine Herde den Mut besaß, sich diesen mit einem Knüttel entgegenzustellen. Doch plötzlich wandte sich das Rudel gegen ihn und tötete ihn. Ein Arzt, der ebenfalls an meinem Ausbildungsseminar teilnahm, wollte nun sehen, ob ihre Angst nach dieser Rückführungsdemonstration vorbei war, und lud sie nach dem Seminar zu sich nach Berlin ein. Dieser Arzt besaß nun einen Schäferhund. Doch wie erfreut war sie, mir beim darauffolgenden Supervisionsseminar ein Foto zeigen zu können, auf dem sie diesen Schäferhund umarmt hielt. Ihre Hundephobie war einfach verflogen, als hätte sie nie existiert.

5. Ein Zwang zieht einen Jungen zum karmischen Ausgleichsgeschehen hin

(Angst vor tiefem Wasser)

Karola ist eine vierzigjährige geschiedene Frau, die auf eigenen Beinen steht und Mutter eines Sohnes ist. Seit einigen Jahren lebt sie mit einem Partner namens Helmuth zusammen, mit dem es jedoch Schwierigkeiten gibt. Sie hat neben anderen Symptomen vor allem eine schreckliche Angst vor tiefem Wasser, weshalb sie sich, obwohl sie schwimmen kann, nur so weit in ein Gewässer hineinbegibt, wie sie sich sicher ist, darin noch stehen zu können. Sie schildert einen sie hin und wieder heimsuchenden Alptraum, in dem sich ihr eine aus dem Meer herausragende Hand entgegenstreckt, um sie ins Wasser zu ziehen. Also bitten wir ihr Höheres Selbst, sie in jenes Leben zu führen, in dem die Ursache für ihre Angst vor tiefem Wasser zu finden ist.

Sie befindet sich auf einmal in Frankreich, als Zwölfjährige auf einer Burg. Diese ist vor kurzem von Feinden erstürmt worden, weshalb sämtliche Burgbewohner geflohen sind. Sie, die in einem benachbarten Dorf wohnt, wagt sich in die verwaiste Burg hinein und entdeckt dort drei Pferde, die ihr durch ihr Wiehern signalisieren, dass sie großen Durst haben. Sie findet einen Eimer und geht zum Brunnen, um die Tiere zu tränken. Doch dort verliert sie den Halt und fällt in den tiefen Brunnen hinein. Schreien hilft nicht, denn niemand ist in der Nähe, der ihr helfen könnte. Sie versucht, sich an den glatten Steinen festzuhalten und weint in ihrer Verzweiflung. Schließlich verlassen sie die Kräfte und sie ertrinkt.

In ihrem nächsten Leben nimmt sie sich als fünfjährigen Jungen wahr, der sich mit seinen Eltern während der Sommerferien in einem Strandhotel aufhält. Er fühlt sich immer allein und ungeliebt. Irgendeine Macht in ihm ruft ihm zu, doch zum Meer zu kommen, um dort mit seiner neuen Badehose ins Wasser zu gehen. Obwohl ihm verboten worden ist, ohne Begleitperson ins Meer zu gehen, stiehlt er sich heimlich aus dem Hotel, zieht sich, am Meeresstrand angekommen, die Badehose an und geht immer tiefer in die Wellen hinein, wobei er sich fortlaufend vergewissert, dass er mit den Füßen noch den Boden berührt. Denn er kann nicht schwimmen, mag es aber, wenn ihn die Wellen umspülen. Doch unversehens wirft ihn eine Welle um. Er verliert den Boden unter den Füßen und wird ins tiefe Wasser hinausgetrieben. Dort ertrinkt er.

Wieder vor dem Wolkentor angekommen und das Höhere Selbst befragend, warum sie in zwei Leben ertrinken musste, wird Karola in ein beiden früheren Leben vorausgegangenes Leben geführt, wo sie Kapitän eines Segelschiffes war. Als es an Bord eine Meuterei gibt, weil die Besatzung anscheinend zu wenig zu essen hat, lässt er den Rädelsführer über Bord werfen, wobei dieser, vergeblich um Hilfe schreiend, ertrinkt. Später bereut dieser Kapitän seine drastische Abschreckungsmaßnahme.

Karola erfährt auf dem Berg der Erkenntnis von ihrem Höheren Selbst, dass jener ertrunkene Matrose ihr heutiger Partner ist. Ihr wird nun klar, warum er ihr zuweilen noch mit Misstrauen begegnet und sich ihr sogar unterlegen zeigt. Obwohl er sicher nicht ihr Idealpartner ist, weiß sie doch unbewusst, dass sie sich keinen anderen Partner suchen soll. Und nun wird ihr mit einem Mal klar, warum sie bei ihm zu bleiben hat, denn sie möchte an ihm wiedergutmachen, worin sie sich dem Matrosen gegenüber in dem früheren Kapitänsleben schuldig gemacht hat. Hier liegt also, wie wir später noch eingehender untersuchen werden, eine karmische Partnerschaft vor. Helmuth hat sich im heutigen Leben seiner Partnerin zur Verfügung gestellt, damit sie die Gelegenheit erhält, das an ihm früher Verschuldete wiedergutzumachen. Und unterbewusst handelt sie genau dieser Programmierung entsprechend, die sie sich sicher im Zwischenleben gegeben hat. Nun auf einmal wird ihr das, was in ihrem Unterbewusstsein geschlummert hatte, bewusst. Sie kann sich mit dem Goldenen Kelch der Liebe und Vergebung zu der Seele des früheren und des heutigen Helmuth begeben und sie um Vergebung bitten. Und sie kann sich damit zugleich aus ihrer Verpflichtung Helmuth gegenüber lösen und wieder frei sein von der Programmierung, sich allein um ihn als

Partner zu kümmern – hatte das in ihrem heutigen Leben doch auch die Spannung zwischen Helmuth und ihrem Sohn ausgelöst, der immer wieder eifersüchtig auf Karolas Partner war.

Interessant ist auch, dass Karola im heutigen Leben von jenem Alptraum heimgesucht wurde, denn Träume dieser Art haben oft mit früheren Leben zu tun. Sie sollte also zum Ausgleich jener lieblosen Tat in ihrem Leben als Kapitän in zwei Leben am eigenen Leibe erfahren, wie es ist, im Wasser zu ertrinken. Der fünfjährige Junge musste also aus karmischen Ausgleichsgründen im Meer ertrinken, denn das war schon im davorliegenden Zwischenleben so vorgesehen, ja wahrscheinlich von ihrer Seele selbst so ausgesucht worden, konnte sie es sich doch nicht verzeihen, damals als Kapitän jene Tat angeordnet zu haben. Und die Vorahnung des Jungen, der fühlte, was auf ihn zukam, drückt sich in jenem Verlangen aus, unbedingt ohne Begleitung in die Wellen zu gehen. Er folgte also einem unbewussten Zwang, der ihn in den Tod treiben sollte. Denn, wie wir noch öfter sehen werden, sind schicksalhafte Tode – und nicht nur diese – vorherbestimmt, und zwar meist von uns selbst, um einer zwingenden und manches Mal sogar vorhergeahnten karmischen Ausgleichsnotwendigkeit Genüge zu tun. Aber, so können wir nun weiter fragen, warum genügte nicht ein einziges Leben, in dem als Ausgleich der Tod durch Ertrinken erlebt wurde? Warum mussten gleich zwei solcher Tode erlebt werden, hatte diese Seele doch nur einmal jemanden ertrinken lassen? Die Seele entscheidet sich im Zwischenleben, in wie vielen Leben und wann sie den karmischen Ausgleich erleben möchte. Ist ihr Reueempfinden sehr groß, wird sie eventuell ein übergroßes Ausgleichsgeschehen, in einem oder über mehrere Erdenleben verteilt, über sich verhängen. Das Maß, die Dauer und die Tiefe eines karmischen Ausgleichsgeschehens hängen also von der Entscheidung der Seele selbst ab.

In der nächsten zu berichtenden Rückführung hatte der Klient ebenfalls Angst vor Wasser, denn er war in einem früheren Leben als Schiffsjunge ertrunken.

6. Seine Tochter wegen Sprachbehinderung erstickt
(Angst, sich vor anderen zu blamieren)

Stefan ist gebürtiger Grieche, dreißig Jahre alt und lebt seit sieben Jahren mit seiner Freundin Isabelle zusammen. Beide streiten sich oft. Er interessiert sich für Parapsychologie. Eigentlich sei er zu mir gekommen, um zu erfahren, woher er seine Freundin schon kenne. Als ich ihn frage, ob er irgendwelche Ängste habe, sagt er spontan ja. Er habe große Angst, sich vor anderen zu blamieren. Er habe richtige Angst, vor mehr als vier Leuten frei zu sprechen. Denn er könne, wenn ihn diese Angst packe, auf einmal einige Laute nicht mehr einwandfrei wiedergeben, sodass er zum Beispiel das ‚ss‘ nicht richtig herausbringe und stattdessen ‚sch‘ sage, also statt Messer ‚Mescher‘ oder statt Tasse ‚Tasche‘. Auch wenn er Griechisch rede, unterliefen ihm ähnliche Sprachschnitzer. Aus diesen Gründen habe er schon einen Logopäden aufgesucht, der ihm auch einige Sicherheit im Sprechen vor anderen gegeben habe, doch dann überkomme ihn hin und wieder trotzdem diese Angst, sich zu blamieren, und sogleich kehrten diese Sprachfehler unwillkürlich zurück. Ich frage ihn, ob wir versuchen sollten, seinen Sprachfehler samt der Angst, vor mehreren Menschen zu sprechen, jetzt gleich zu beheben. Er sagt spontan zu, will aber unbedingt noch zusätzlich wenigstens ein Leben mit seiner Freundin Isabelle auskundschaften.

In dem ersten früheren Leben, in dem eine Ursache für seine heutige Angst, frei vor anderen zu sprechen, zu finden ist, erlebt Stefan sich als fünfundzwanzigjähriger Handwerker namens Emanuel im Frankreich des achtzehnten Jahrhunderts. Leute hänseln ihn aufgrund seines Stotterns und seiner Sprechfehler und fordern ihn immer wieder auf, zu ihnen zu sprechen, um immer wieder einen Grund zu haben, sich vor Lachen die Bäuche zu halten. Eine Gruppe von ’Halbstarken‘ umringt ihn und will unbedingt, dass er den Mund auftut und wieder einige Sätze zum allgemeinen Ergötzen von sich gibt. Als er ihnen aber nicht zu Willen sein will, schubsen sie ihn. Mit einem Mal überkommt Emanuel eine unbändige Wut. Er setzt sich zur Wehr. Doch nun haben diese Jungen allen Grund, auf ihn einzuschlagen, bis er blutend am Boden liegenbleibt. Dort stirbt er an den Verletzungen. Er erlebt jetzt, wie er mit seinem Astralkörper aus dem Erdenkörper herauskommt, und sieht, wie man Letzteren in ein Haus trägt. Plötzlich schwebt seine verstorbene Mutter neben ihm. Sie kommt auf ihn zu und umarmt ihn. Auch andere ihm bekannte Verstorbene sind zugegen. Seine Mutter führt ihn auf eine schöne Wiese in einer sehr anmutigen Gegend. Schließlich gelangt er zu einer Gruppe von fünf Männern in weißen Gewändern. Einer, der wie ein bärtiger Mönch aussieht und sich als sein Geistführer Bert vorstellt, erklärt ihm auf seine Frage, warum er mit diesem Sprachfehler behaftet ein solch grausames Leben durchleiden musste, dass er in einem früheren Leben eine Tochter mit ebenjenen Sprachfehlern gehabt habe, die er sehr unsanft behandelt habe.

Zum Wolkentor zurückgekehrt, bitten wir das Höhere Selbst, uns jetzt in dieses angekündigte Leben zu führen. Hier erblickt sich Stefan als ein mit Perücke versehener Ehemann namens Victor um 1680 in Frankreich. Er hat unter seinen Kindern eine zwölfjährige Tochter, die offenbar geistig behindert ist und auch nicht richtig sprechen kann. Sie ist ihm ein richtiges Ärgernis, und er lässt sie das auch immer wieder spüren, indem er sie von sich stößt. Fünf Jahre später – seine Frau ist inzwischen verstorben – erstickt er seine Tochter mit dem Kissen im Bett. Wohl hoffend, dass man ihren Tod als einen natürlichen ansehen wird, muss er erleben, dass der Arzt doch einen Erstickungstod feststellt. Man nimmt Victor fest, er wird verhört und gesteht schließlich den Mord an der eigenen Tochter. Daraufhin wird er öffentlich gehängt. Nach seinem Tod begegnet er wiederum diesen fünf Männern in Weiß. Sie verurteilen ihn nicht, sondern fragen ihn, was er hätte anders machen können, denn offenbar hat er die Prüfungen und Lektionen, die die jeweiligen Situationen mit seiner Tochter darstellten, nicht bestanden bzw. gelernt. Er habe sich nicht die Mühe gemacht, die Tochter in ihrer Not zu verstehen und ihr mit Liebe beizustehen. Victor sieht seine Versäumnisse ein und bereut seine Lieblosigkeit von ganzem Herzen. Und als sein Geistführer ihn alleine beiseite nimmt und fragt, ob er bereit sei, all das, was er seiner Tochter aus Lieblosigkeit angetan hat, durch ähnliches Erleben wieder auszugleichen, erklärt sich Victor sofort dazu bereit. Dieser Geistführer hilft ihm nun bei der Planung seines nächsten Lebens, in dem der Ausgleich stattfinden soll. Er wird ein junger Mann sein, der einen sehr auffälligen Sprachfehler haben und deswegen schließlich ebenfalls getötet werden wird. Er wird sich ebenso ungeliebt und allein gelassen und von allen lächerlich gemacht fühlen müssen, wie es bei seiner von ihm getöteten Tochter war. Doch die Seele von Victor ist nur allzu bereit, alles auf sich zu nehmen, um das wieder auszugleichen, was Victor an seiner Tochter beging. Aus dieser Rückführung ist sehr deutlich zu ersehen, dass man sich sein späteres Ausgleichsgeschehen selbst aussucht – aus dem Bedürfnis heraus, eine Erfahrung zu machen, die einen dann für alle Zeiten davon abhält, nochmals einen gleichen Fehler der Lieblosigkeit zu begehen. Das Karma verhängt man also in den meisten Fällen selbst über sich.

Anschließend suchen wir noch ein früheres Leben auf. Darin erlebt er sich als Zwölfjähriger, der mit einem Gleichaltrigen (der heutigen Isabelle) einen Dienst als Schiffsjunge verrichtet. Er ist von seinen lieblosen Eltern gegen seinen Willen zu dieser Anstellung gezwungen worden. In einem Sturm geht das Schiff in die Brüche. Beide Jungen halten sich noch einige Stunden an einer Planke fest, bis ihre Kräfte schwinden und sie ertrinken. Sicherlich liegt in diesem Fall ebenfalls ein karmisches Ausgleichsgeschehen vor. In einem anderen Leben war Stefan ein Mann, dessen Frau, die heutige Isabelle, ihn mit dem gemeinsamen Kind zurückließ, da sie sich in einen anderen verliebt hatte, mit dem sie fortzog. Man kann sich also denken, warum er im heutigen Leben immer noch mit ihr streitet, denn unbewusst wirft er ihr das damalige Verhalten vor. Sie hingegen bleibt – aus ihr unbewussten Gründen – trotz all seiner Vorwürfe bei ihm, da sie in jenem früheren Leben wohl bereute, ihn und das Kind verlassen zu haben, und in diesem Leben die Gelegenheit nutzen möchte, ihren damaligen Fehler wiedergutzumachen. Im Ganzen hatte Stefan mit Isabelle, wie ihm das Höhere Selbst vor dem Wolkentor sagt, vier vergangene Erdenleben.

Auf dem Berg der Erkenntnis erkennt er die Gültigkeit des Karmagesetzes. Nachdem Stefan mit dem Goldenen Kelch in sein Täter- und sein Opferleben, um Vergebung bittend und Vergebung gewährend, gegangen ist und die Auflösungsaffirmationen gesprochen hat, also: „Ich befreie mich von meiner Angst, vor Menschen zu sprechen, ich befreie mich von meiner Angst, mich vor anderen zu blamieren, ich befreie mich von meinen Sprachfehlern, ich befreie mich von meiner Angst vor tiefem Wasser, und ich befreie mich davon, meiner Freundin Isabelle gegenüber Ärger zu empfinden", führe ich ihn wieder in die Gegenwart zurück.

Interessant ist folgendes Phänomen, welches sich am Ende von Victors Leben zeigte. Als er wiedererlebte, wie er als Mörder seiner Tochter verhört und zum Tode durch den Strang verurteilt wurde, färbten sich Hals und Nacken rot, und zwar genau dort, wo die Schlinge um ihn gelegt worden sein muss. Diese Rötung klang dann allmählich ab, sodass schon auf dem Berg der Erkenntnis nichts mehr davon zu sehen war.

Einige Tage später rief Stefan voller Freude bei mir an und sagte triumphierend, dass er jetzt auch vor mehreren Leuten angstfrei sprechen könne, sich dabei ganz sicher fühle und dass sich keinerlei Sprachfehler mehr einstellten.

Aus der Hypnosetherapie wissen wir, dass sich Stottern, Lispeln und andere Sprachfehler oft sehr gut beseitigen lassen – gelegentlich sogar für immer –, oft aber auch nach einiger Zeit wiederkehren, weshalb von Zeit zu Zeit eine erneute hypnotische 'Wegprogrammierung' durchgeführt werden muss. Es kommt bei dieser Therapieform also darauf an, wie wirkungsvoll die hypnotische Programmierung beziehungsweise wie resistent die im Unterbewusstsein des Klienten verankerte Programmierung ist. Denn der Klient hat in seiner Vergangenheit irgendeine Programmierung erfahren, die sich in seinem gegenwärtigen Leben bemerkbar macht. Ist eine hypnotische Programmierung nun stärker als die aus der Vergangenheit mitgeschleppte eigene Programmierung, so hat Erstere Erfolg. Das heißt aber noch lange nicht, dass die Eigenprogrammierung aus einem früheren Leben damit schon vollkommen gelöscht sein muss. Denn diese kann sich zu einem späteren Zeitpunkt desselben Lebens oder aber in einem künftigen Leben erneut auswirken. Ist jedoch durch eine Rückführungstherapie an der eigentlichen Wurzel, also im Opfer- und im Täterleben, aufdeckend und vergebend gearbeitet worden, dann ist diese Eigenprogrammierung für immer aufgehoben.

Doch wählen wir als nächstes Beispiel nochmals die Angst, vor mehreren Menschen zu sprechen.

7. Der Karmaausgleich kann wohl aufgeschoben, doch nicht aufgehoben werden
(Angst, vor fremden Menschen zu sprechen)

Erika ist etwa vierzig Jahre alt, Mutter zweier noch schulpflichtiger Kinder und scheint mit ihrem Ehemann ganz gut auszukommen. Erika leidet unter Minderwertigkeitskomplexen, was sie unter anderem darin begründet sieht, dass ihre Mutter sie schon während der Schwangerschaft nicht haben wollte und sie dann als Kind oft unter einem Vorwand weggab, sei es zur Großmutter oder in ein Heim. Erika verweigerte als Baby die Brust. Zu Hause gab es viele Schläge von der Mutter, die in einer katastrophalen Ehe lebte, da ihr Mann Alkoholiker war. Als Erika zehn Jahre alt war, ließen sich die Eltern scheiden. Doch der neue Stiefvater stellte Erika nach und zwang sie von ihrem vierzehnten bis zu ihrem achtzehnten Lebensjahr zu verschiedenen sexuellen Praktiken samt Beischlaf.

Erika hat Angst, vor einer Versammlung zu sprechen, sodass sie selbst auf Elternabenden keinen Laut von sich zu geben wagt. Es komme ihr in solchen Situationen vor, als sei ihr der Hals auf einmal wie zugeschnürt, tue ihr dieser doch auch oftmals weh, besonders, wenn sie daran denke, vor anderen sprechen zu müssen. Auch wenn sie ganz normal mit Menschen spricht, hat sie Hemmungen und sucht nach den Worten, um nur ja das Richtige zu sagen. Mit diesem Problem geht ihre Angst vor Obrigkeiten einher, seien dies Polizisten, ein Gericht, vor dem sie als Zeugin erscheint, oder sogar ihr Mann. Denn obwohl ihr dieser geistig nicht überlegen ist, fühlt sie sich ihm dennoch unterlegen und versucht, ihm alles recht zu machen. Erika leidet zudem unter Esssucht. Und obwohl sie, wie sie sagt, alle Diäten ausprobiert hat, will ihr Körper nicht dünner werden. Sie leidet ferner unter einer Anpassungsmanie, nimmt sich jedermanns Probleme zu Herzen, muss oft über anderer Menschen Leid weinen und fühlt sich eigentlich nur gut, wenn sie allein sein und dann tun und lassen kann, was sie möchte. Sie hat schon mehrere spontane Rückführungen erlebt, denn diese kämen oft ganz unwillkürlich, zum Beispiel, wenn sie unter der Höhensonne liege. So sei sie schon einmal in einen Turm gesperrt worden und dort verhungert, ein anderes Mal habe sie sich als afrikanischer Krieger erlebt, der Frauen raubte, seine kinderlose Frau einfach in der Wildnis aussetzte und Menschen beraubte und tötete. Weiterhin sei sie im deutschen Bauernkrieg des sechzehnten Jahrhunderts ein Anführer gewesen, dem man schließlich wegen seiner ‚aufrührerischen Reden' die Kehle durchschnitten habe.

Obwohl wir bei der darauf erfolgten Rückführungstherapie zuerst ein Opferleben und ein Leben im Kloster aufdeckten, möchte ich hier dennoch mit der Schilderung ihres Täterlebens beginnen – also desjenigen Lebens, das die Ursache aller weiteren karmischen Verursachungen ihrer heutigen Angst, vor anderen zu sprechen, bildet.

Erika ist ein mit allem unzufriedener russischer Großgrundbesitzer namens Mende, und etwa tausend Seelen sind seine Leibeigenen, die er mit aller Härte anfasst. Er greift oftmals aus Unwillen selbst zur Peitsche, um nicht nur seine Untergebenen, sondern auch seine Frau und seinen Sohn zu züchtigen. Wer gegen seine Ungerechtigkeiten mutig aufbegehrt, der kann den tödlichen Zorn dieses kleinen, dicken Mannes zu spüren bekommen. Kurzum, alle zittern vor ihm und alle hassen ihn. Als ein Bettler zu ihm kommt und um Geld bittet, damit er für seine kranke Frau einen Arzt kommen lassen kann, tritt Mende ihn und lässt ihn wegjagen. Im Alter von sechzig Jahren wird er vergiftet. Mit seinen letzten Worten verflucht er alle, die um ihn sind. Er weiß nicht, wer sein Mörder ist. Doch als er außerhalb seines irdischen Körpers schwebt, bemerkt er, wie sich alle über seinen Tod freuen. Seine Frau übernimmt nun das Regiment. Da er auf einmal die Gedanken zu lesen versteht, entdeckt er, dass es seine Frau war, die ihn vergiftet hat. Aus den Gesprächen der auf Erden Lebenden, die er mit anhört, erfährt er, was für ein Teufel in menschlicher Gestalt er gewesen ist. Nun beginnt er sich auf einmal zu schämen und bereut nach und nach viele seiner Untaten. Doch mit einem Mal befindet er sich in der Dunkelheit. Dort begegnet er Wesen, die ganz wie er auf Erden sehr bösartig waren, doch schon damit begonnen haben, ihre Verfehlungen zu bereuen. Von höheren Geistwesen, die sie in ihrer Dunkelheit – die allmählich zu dämmern beginnt – besuchen, erfährt er, dass er und die anderen alles, was sie anderen zufügten, sich selbst zugefügt haben, dass sie alles am eigenen Leibe zu spüren haben würden, was sie andere spüren ließen. Mende ist bereit, alles wiedergutzumachen und am eigenen Leibe zu erfahren, was er anderen an bösen Taten zukommen ließ. Ein Geistführer schlägt ihm nun mehrere Leben vor, in welchen er sich auf ein karmisches Ausgleichsleben vorbereiten könne, darunter auch ein Leben als Nonne, denn darin könne er Demut und Bescheidenheit erlernen, was seinem ungestümen Temperament sicherlich zugute käme. Mende ist mit diesem Vorschlag unverzüglich einverstanden, erhofft er doch, als Nonne endlich Liebe zu lernen und für seine vielen Sünden büßen zu können.

Vor dem Wolkentor erfährt Erika nun, dass jener Bettler, den sie als Mende mit Tritten von ihrer Tür jagte, ihr heutiger Bruder ist, seine Ehefrau jedoch ihr heutiger Stiefvater, der sie als Jugendliche sexuell missbrauchte. Sicherlich ist jene Beziehung ebenfalls höchst karmabeladen, und vielleicht ergibt sich noch die Gelegenheit, dieser Beziehung in einer erneuten rückführungstherapeutischen Sitzung auf den Grund zu gehen.

Etwa hundert Jahre später ist sie eine Nonne mit schwarzer Haube in einem französischen Schweigekloster. Sie heißt Maria. Ihre Eltern waren schon in Marias Kindheit umgekommen, sodass man sie früh in jenes Kloster brachte, in dem die Zöglinge nicht sprechen dürfen – noch nicht einmal mit anderen Kindern –, es sei denn, man spräche Gebete oder müsse der gestrengen, aber gerechten Oberin antworten. Es wird immer wieder gesagt, dass man keinerlei Wünsche haben dürfe. Maria findet diese Klosteratmosphäre bedrückend und fühlt sich von Tag zu Tag unwohler. Eines Tages fasst sie sich ein Herz und gesteht der Oberin ihren Wunsch, das Kloster zu verlassen. Diese entgegnet, dass das nun nicht mehr ginge, habe sie doch vor Gott das Gelübde abgelegt, für immer in Demut als seine Dienerin hier zu bleiben. Maria gerät nun in einen großen Zwiespalt – soll sie gehorchen oder soll sie ihrem inneren

Drängen nachgeben und das Kloster verlassen? In ihrem Gebet zu Gott und zu Jesus meint sie eine Antwort zu hören, die besagt, dass sie dem Ruf ihres Herzens folgen solle. Als sie nun ihren endgültigen Entschluss vorträgt, das Kloster dennoch zu verlassen, entgegnet ihr die Oberin, dass sie nun wegen Missachtung ihres Gelübdes von Gott geächtet und verflucht sei.

Zu Fuß verlässt sie nun das Kloster, das ihr, wie sie nun sagt, wie ein Grab vorgekommen sei. Sie verdingt sich als Magd auf einem Bauernhof, heiratet späterhin auch einen Knecht, bekommt eine Tochter und hat bis zu ihrem Tod mit sechzig Jahren ein, wie sie sagt, schönes Leben. Vor dem Wolkentor erfährt sie vom Höheren Selbst, dass jene Oberin heute ihre Mutter ist, die, wie wir uns erinnern, sie absolut nicht um sich dulden wollte und zur Großmutter oder ins Heim schickte und sie, wenn sie zu Hause war, mit Schlägen züchtigte. Unbewusst empfand diese Frau noch Wut gegenüber Erika, da diese als Maria damals das Kloster verlassen hatte.

Wenn wir Menschen uns klarmachen würden, dass eines jeden Verhalten auf frühere Konstellationen, also auf Programmierungen, zurückzuführen ist und dass wir, wenn wir die gleichen Erlebnisse beziehungsweise Programmierungen erfahren hätten, uns genauso verhalten würden, dann würden wir viel verständnisvoller und toleranter miteinander umgehen. Wir Menschen müssen endlich aus unserem Nichtwissen, oder noch viel schlimmer, unserem Nichtwissenwollen herauskommen, um bewusster und auch verantwortungsvoller zu leben. Wenn dieses Buch einen kleinen Beitrag dazu zu leisten vermag, dann soll mir das eine große Freude sein.

Über drei Jahrhunderte sollte es dauern, bis der eigentliche karmische Ausgleich für die Untaten des Mende erfolgte. Sicherlich waren in der Zwischenzeit von Erikas Seele noch andere Leben gelebt worden, die ebenfalls karmisches Ausgleichsgeschehen enthielten, die aber aufzudecken in dieser einen Rückführung nicht möglich war.

In diesem schließlich erfolgten karmisch bedingten Ausgleichsleben nimmt sich Erika im Jahre 1570 als sächsischer Handwerker von sechsunddreißig Jahren wahr. Er heißt Johann Pilscher. Ihm gehört am Ortsausgang ein kleines Häuschen. Er ist verheiratet und hat ein Kind. Die Bewohner des Städtchens haben sich auf dem Markt versammelt, denn sie sind empört über die hohen Steuern, die sie dem Fürsten zu zahlen haben. Wer bisher nicht bezahlen wollte oder konnte, wurde von den Häschern des Fürsten verprügelt oder kam ins Verlies. Die Leute suchen nun einen Wortführer unter den Ihren, der ihre Klagen dem Fürsten vortragen soll. Ihre Wahl fällt auf Johann. Als seine Frau von dieser Entscheidung hört, kniet sie vor ihm nieder und fleht ihn an, nicht mit zum Burgschloss des Fürsten zu gehen. Doch Johann lässt sich von seinem Entschluss, für die anderen einzustehen, nicht abbringen. Mit etwa fünfzig Männern ziehen sie vor das eiserne Tor des Schlosses. Dort geben sie ihr Verlangen den dortigen Wächtern kund, indem sie ihnen sagen, sie wollten den Fürsten wegen der ungerecht hohen Steuern sprechen. Doch der Fürst lässt sich nicht herab, zu ihnen zu kommen oder eine Abordnung aus ihren Reihen zu empfangen. Vielmehr schickt er einen Boten, der ihnen von ihrer Obrigkeit ausrichten soll, dass sie wieder nach Hause zu gehen hätten, widrigenfalls man sie mit Gewalt wegjagen würde. Hier entspinnt sich ein richtiger Dialog, den Johann nun wiedergibt.

„Wir können nicht mehr bezahlen."
„Haltet das Maul!"
„Wir können nicht mehr bezahlen ... Es muss sich etwas ändern ... Wir gehen nicht weg, bevor wir nicht den Fürsten gesprochen haben."

Die Bediensteten des Fürsten antworten den Handwerkern höhnisch. Johann haut durch das Gitter auf den einen oder anderen ein. Doch jene haben schon nach Soldaten geschickt. Diese nahen sich, das Tor wird von innen geöffnet, und die Soldaten schlagen mit allen Waffen, die sie mit sich führen, auf die Aufrührer ein. Johann wird die Kehle durchschnitten. Er ist sofort tot. Er schwebt nun über der ganzen Szene, begleitet seine Kollegen in die Stadt zurück und ist unsichtbar zugegen, als man seiner Frau seinen Tod berichtet. Johanns Frau beginnt fürchterlich zu weinen, ebenso er selbst, als er mir davon berichtet. *(Für solche Fälle habe ich Papiertaschentücher bereitliegen.)* Und dann bringt er schluchzend hervor: „Ich hätte es nicht tun dürfen.“ Und als ich ihn auffordere, folgenden Satzanfang zu beenden: „Ich will nie wieder ...“, antwortet er: „„... meiner Frau weh tun. Ich hätte auf sie hören sollen.“ Später hat er als Geist seine Frau noch besucht und auch gesehen, wie sie sich wieder verheiratete.

Oft sind es gerade die verstorbenen Ehegatten, die für den Hinterbliebenen einen neuen Ehepartner aussuchen.

Aus karmischen Gründen musste Johann miterleben, wie seine Frau in tiefster Verzweiflung und Trauer weinte, hatte er doch als Mende wohl ebenfalls Menschen zu derartigen Trauer-, Wut- oder Verzweiflungsausbrüchen getrieben. Hätte er diese Tränen seiner Frau nicht aus karmischen Gründen miterleben sollen, so wäre er eventuell schon gleich nach seinem Tode von Jenseitigen abgeholt worden. Wir sehen, dass alles bis ins Kleinste ausgetüftelt ist mit dem Ziel, zu immer größerer innerer Liebesfülle heranzuwachsen. Wie wir wiederum erkennen, muss ein karmischer Ausgleich nicht sogleich im Folgeleben stattfinden, vielmehr kann ein solcher erst einmal zurückgestellt werden, um vorerst noch zusätzliche Dinge in einem anderen Leben zu lernen. Doch was aufgeschoben ist, ist noch längst nicht aufgehoben. Das Karma holt uns immer ein, es sei denn, wir sind als Seele schon so weit fortgeschritten, dass wir uns aus dem noch offenstehenden Karmageschehen ausklinken können, worüber noch zu sprechen sein wird.

Schon am Tag nach dieser Rückführung rief mich Erika an und erzählte erfreut, dass sie eine große Erleichterung in sich verspüre, dass sie die Dinge auf einmal aus einer ganz anderen Perspektive wahrnehmen könne und alles leichter zu nehmen verstünde.

8. Wenn karmische Fäden noch über Jahrhunderte in das heutige Leben hineinreichen
(Angst vor öffentlichen Auftritten)

Veronika ist eine sechsunddreißigjährige Konzertpianistin, die ihr Brot jedoch als Klavierlehrerin verdienen muss, weil ... nun, das ist ihr Problem. Wenn sie vor einem öffentlichen Auftritt zu Hause die Stücke einstudiert, kann sie alles perfekt spielen. Doch schon Wochen vor dem geplanten Auftrittstermin geht sie nervös in ihrem Zimmer auf und ab. Wenn die Monate Mai bis Juni kommen, dann muss sie aufgrund einer Roggenpollenallergie zudem ständig niesen. Und je näher der Termin ihres Auftritts rückt, desto mehr steigert sich ihre Nervosität und Angst, zu versagen und sich vor allen zu blamieren. In den Stunden vor einem Auftritt ist sie nicht ansprechbar. Und wenn sie es schließlich geschafft hat, im Konzertsaal am Flügel zu sitzen, so spielt oft auch die Angst mit, einen Fehler zu machen. Dieser Umstand hat schon wiederholt dazu geführt, dass sie sich selbst bei für sie leicht zu spielenden Stücken wie Mozarts berühmter Sonate KV 330 verspielte. Aus diesem Grund zieht sie es jetzt vor, in der Öffentlichkeit nur Sänger bei ihren Auftritten am Klavier zu begleiten. Diesen fällt dann ebenfalls ihre Nervosität auf, die sich auch auf sie selbst übertragen kann. Man könnte sich jetzt fragen, warum sie dann nicht einfach ihren Beruf als Pianistin aufgibt und sich einen anderen sucht, ist sie doch alleinstehend und zudem wohl fähig, umzulernen. Aber sie fühlt einen inneren Zwang, öffentlich am Klavier aufzutreten.

Im Alten Rom war sie einst ein bestechlicher Richter, der einen Angeklagten, von dem er wusste, dass er unschuldig war, durch geschickte Redeführung dermaßen in die Enge trieb, dass dieser verunsichert wurde und sich auch widersprach, erkannte dieser Richter doch zusätzlich falsche Aussagen gegen den Beschuldigten als wahrhaft an und legte selbst noch falsch Zeugnis gegen ihn ab, um schließlich über ihn das Urteil fällen zu können, das dahingehend lautete, dass der unschuldig

Beklagte hingerichtet wurde. Später überkam ihn Reue, sodass er noch vor seinem eigenen Tod den Satz aussprach: „Ich will nie wieder falsch Zeugnis ablegen."

Dem Karmagesetz „Was du anderen angetan hast, soll an dir selbst vollzogen werden" entsprechend musste Veronikas Seele für dieses Leben als Richter in einigen Leben Ähnliches an sich vollzogen sehen. In zwei dieser Ausgleichsleben wurde sie von ihrem Höheren Selbst hineingeführt. In dem einen war sie ein deutscher Politiker des neunzehnten Jahrhunderts, der trotz seines politischen Engagements und seiner übrigen Fähigkeiten bei seinen Reden – besonders wenn es im Redestreit mit politischen Gegnern darum ging, seine Position als die einzig richtige darzustellen – ins Wanken geriet, sich widersprach, Tatsachen durcheinanderbrachte und schließlich als der rednerisch Besiegte dastand. Somit schadete er nicht nur seinem eigenen Ansehen, sondern auch dem seiner Partei, weshalb man ihn darum ersuchte, keine Reden mehr zu halten. Damit fand seine Karriere als Politiker ihr Ende. In diesem Leben musste Veronika als Politiker, wie wir sehen konnten, aus karmischen Gründen versagen, um einen Teil von dem an sich selbst zu erfahren, was der von ihr als Richter damals in die Enge getriebene Verurteilte erfahren hatte. Das Ausgleichen karmisch belastender Gemeinheiten geht seine eigenen, verschlungenen Wege. Sicher hatte Veronikas Seele in jenen vielen Jahrhunderten zwischen dem Richterleben in Rom und dem als deutscher Politiker schon einiges andere ausgeglichen und war höchstwahrscheinlich schon einmal ungerecht zum Tode verurteilt worden. Dass das Höhere Selbst Veronika nun nicht in ein solches Leben führte, sondern in das jenes deutschen Politikers, liegt darin begründet, dass wir ja aufdecken wollten, warum sich Veronika als Pianistin aus Angst vor Auftritten bei öffentlichen Darbietungen verspielte.

Denn in dem nun als nächstem aufgedeckten Leben war sie eine deutsche, 1903 in Köln geborene Pianistin namens Isabella Polditz, die ebensolche Angst vor öffentlichen Auftritten hatte wie Veronika, sich dementsprechend auch mehrere Male durch Verspielen öffentlich blamierte, weshalb sie diesen Ort öffentlicher Blamage verließ und sich als Klavierlehrerin nach Hamburg zurückzog. Und diese Angst vor öffentlichen Auftritten setzte sich nun in Veronikas jetzigem Leben fort. Die von dem römischen Richter in dem Angeklagten erzeugte Not und Verunsicherung musste die Seele dieses Richters beziehungsweise die Seele Veronikas nun in mindestens drei Leben nachempfinden, um als Seele zu verstehen, was es heißt, verunsichert zu sein und Angst davor zu haben, etwas vor anderen vortragen zu müssen. Das Karmagesetz hat also einen langen Arm, sodass wir im heutigen Leben noch Dinge auszugleichen beziehungsweise nachzuempfinden haben, die wir vor Jahrhunderten, wenn nicht Jahrtausenden einmal an anderen in Lieblosigkeit verübten. Und all das, was uns im Leben an Widrigkeiten passiert – und seien es oft Kleinigkeiten – gehört mit höchster Wahrscheinlichkeit zu einem karmischen Ausgleichsgeschehen, das darauf zielt, unsere Seele durch die an sich selbst vollzogene Erfahrung hinzulernen zu lassen. So sind in unser gegenwärtiges Leben unter Umständen Tausende verschiedener Fäden aus früheren Existenzen hineingewoben, und viele dieser Fäden haben eine karmische Verbindung.

Ein Jahr später meldete sich Veronika zur nächsten rückführungstherapeutischen Sitzung bei mir an, denn sie wollte nun endlich auch ihre leidige Pollenallergie loswerden. Als sie bei mir erschien, verkündete sie freudestrahlend, dass all ihre Angst vor dem Spielen in der Öffentlichkeit verflogen sei, dass die Sänger und Sängerinnen, die sie bei ihren öffentlichen Auftritten begleitete, verwundert fragten, was denn auf einmal mit ihr geschehen sei, da sie keine Unsicherheit und Nervosität mehr ausstrahle. Ja, so fügte sie triumphierend hinzu, sie habe ohne irgendwelche Ängste bei ihrem Klaviervortrag auf dem Landeswettbewerb Brandenburg und sogar auf dem Bundeswettbewerb in Köln (!) mit Bravour abgeschnitten.

Wie viele Hunderte, wenn nicht Tausende von Bühnenkünstlern, die unter Lampenfieber leiden, könnten mittels der Rückführungstherapie endlich von diesen misslichen Begleitumständen karmischer Verstrickungen erlöst werden, ohne beispielsweise zum Alkohol greifen zu müssen, um ihre Angst einigermaßen unter Kontrolle zu bekommen. Was könnte ihnen in einer Rückführungstherapie Schlimmeres passieren, als dass sie von ihrem Lampenfieber endlich geheilt werden? Doch wenn sie aus karmischen Gründen weiterhin unter der Angst leiden müssen, dann wird auch die Rückführungstherapie machtlos sein. Doch sollte man es auf jeden Fall auf einen Versuch ankommen lassen.

9. Das Karma eines römischen Kriegers, das im heutigen Leben sein Ende fand
(Agoraphobie)

Martin ist siebenunddreißig Jahre alt. Er ist ein sehr liebenswürdiger, doch etwas scheu wirkender Mann. Er leidet unter einer gravierenden Agoraphobie, die oft schon in Klaustrophobie übergeht. Er hat Angst vor großen Plätzen mit Menschenansammlungen. Ein Alptraum wäre für ihn ein gefülltes Stadion. Befindet er sich in einem Zug, einer Straßenbahn oder in einem Bus gedrängt voll mit Menschen, steht er Höllenängste aus, sodass er, wie er sagt, seinen eigenen Speichel im Munde nicht mehr schlucken kann und auch kaum noch Luft bekommt. Ebenfalls bedrohlich und ängstigend sei für ihn jedoch die Gegenwart von Männern überhaupt, sodass er in einer Versammlung, bei der sich Männer befinden, kaum ein Wort über die Lippen bringt.

Martin lässt sich leicht in den Alphazustand versetzen, beginnt jedoch im Wolkenbett kräftig zu atmen und alle Anzeichen einer Besetzung erkennen zu lassen. Ich spreche die Wesenheit in ihm an, und es gelingt auch, sie zum Reden zu bewegen. Sie erzählt, sie sei ein Bauarbeiter gewesen namens Hans Meyer, der 1923 in Basel geboren worden sei, in seinem Leben alles falsch gemacht habe, Wut auf alle Frauen empfinde, aber auch auf die Menschen insgesamt und ebenfalls auf sich selbst. Schließlich habe er sich in seinem Haus erhängt und sei, als Martin als Kind Mumps gehabt habe, in den Knaben eingekehrt und seitdem bei ihm geblieben. Wir führten erfolgreich eine Befreiung durch, denn die verstorbene Mutter von Hans kam, um ihn abzuholen.[35]

Es muss in der Karmaforschung noch herausgefunden werden, ob Besetzungen ebenfalls mit karmischem Ausgleichsgeschehen zu tun haben könnten. Denn ein heute Besetzter könnte in einem früheren Leben selbst einmal Besetzer gewesen sein und seinem Gastgeber Energie abgezapft, ihn zu unsinnigen Taten verleitet oder aber ihm seinen eigenen Willen übergestülpt haben. Oft fühlen solche Besetzten ein Enge- und Ermattungsgefühl. Ich habe den Verdacht, dass in vielen solcher Fälle tatsächlich auch ein karmischer Zusammenhang bestehen könnte. Sicher werden wir diesbezüglich bald nähere Einzelheiten herausfinden können.

Wir bitten nun Martins Höheres Selbst, ihn in jene früheren Leben zu führen, die mit seiner Agoraphobie zusammenhängen. Und in meiner Berichterstattung beginne ich wiederum mit dem Täterleben, um die zu beschreibenden Ereignisse in einer logischeren Folge wiedergeben zu können. Von dieser Rückführung liegt mir auch eine Kassettenaufzeichnung vor, sodass ich manchmal direkt in die geführten Dialoge überwechseln kann.

Martin nimmt sich als römischer Centurion wahr, der etwa tausend Soldaten befehligt. Er trägt eine Brustrüstung und einen Helm, ist vierzig Jahre alt und nennt sich Geani. Sie sind gerade dabei, auf einem Feldzug in Germanien eine größere Ortschaft zu überfallen:

Ich zähle jetzt bis drei, und dann erlebst du dich bei der Ausübung einer wichtigen Tat. Eins, zwei, drei. Was machst du gerade?

Wir überfallen einfach und bringen die Leute um.

Welchen Befehl gibst du deinen Soldaten?

Alle kampfunfähig zu machen. Mich interessiert nur, dass alle wehrlos sind, und der Rest geht mich nichts an.

Und in welcher Art führen die Soldaten deinen Befehl aus?

Die plündern, vergewaltigen, bringen um, auch Kinder.

Wo sind die Männer dieses Ortes?

Die sind sehr gut ausgerüstet.

Warum war es denn notwendig, zu plündern und zu vergewaltigen und auch Wehrlose zu töten?

Ja, das gehört zum Leben eines Soldaten ... Man wird dadurch abgebrüht.

Und du bist auch dabei und mordest mit?

Ja.

Gibt es dort noch ein ganz besonderes Erlebnis für dich?

Da ist so ein Geistlicher mit einer braunen Kutte ... Er verflucht mich ... Und ich bin irgendwie erstaunt, dass er so viel Mut hat ... Ich will nun sehen, wieviel Mut er hat ... Ich komme auf meinem Pferd auf ihn zu ... Ja, er bleibt stehen ... Irgendwo weiß ich auch, dass er Recht hat. Aber es ist halt meine Arbeit.

Und was machst du mit ihm?

Ich haue ihm mit einem Schwertschlag den Kopf ab.

Geschieht sonst noch etwas von Bedeutung?

Nein. Aber es hat mich irgendwie berührt. Denn er war nicht vor meinem Pferd zurückgewichen. Er wusste, dass ich ihn umbringe.

Haben denn viele aus dieser Ortschaft überlebt?

Ja.

Was passiert mit diesen Leuten?

Wir ruhen uns ein paar Tage aus, und dann ziehen wir weiter. Die Männer bringen wir alle um, und die Frauen müssen uns bekochen.

Was macht ihr mit den noch lebenden Kindern?

Die bleiben bei den alten Leuten zurück.

Geani, weiterhin nach den Ereignissen seines Lebens und seinen Schandtaten befragt, schildert, wie er in Griechenland als höherer Offizier in größere Kämpfe verwickelt wird und schließlich nach Rom zurückkehrt, wo er im Alter von neunundsechzig Jahren als reicher und politisch einflussreicher Mann durch Gift stirbt, das ihm im Rahmen einer Intrige seiner Gegner von einer Hausangestellten eingegeben worden war. Ich frage ihn danach, ob er an seinem Lebensende noch irgendetwas bereuen würde.

„Nein. Ich war zufrieden mit meinem Leben. Aber es geschah so viel Sinnloses."

Und nach dem uns bekannten Kernsatz befragt, antwortet er: „Ich will nie wieder so viele Menschen in den Tod schicken. Aber dabei denke ich mehr an meine eigenen Leute, die anderen Leben sind nicht so wichtig."

Und wieder vor dem Wolkentor bei seinem Höheren Selbst angekommen, erfährt er von diesem, dass das, was er getan hat, für ihn wichtig war. Er musste das einfach tun.

Warum musstest du der Befehlshaber sein, der anderen Menschen so viel Leid gebracht hat?

„Um zu lernen, dass man Macht auch missbrauchen kann. Denn ich habe so viele Menschen in den Tod geschickt. Ich hätte auch sagen können, dass das alles keinen Sinn ergibt, und hätte mich zurückziehen können."

Hier wird vom Höheren Selbst deutlich darauf hingewiesen, dass wir uns als Seele, um uns seelisch-geistig im richtigen Denken und Handeln zu schulen und zu entwickeln, irgendwann einmal in Schuld verstricken müssen, ja, dass wir Macht zu missbrauchen haben, um uns schließlich dieses Missbrauchs inne zu werden und in anderen Leben Macht nicht erneut zu missbrauchen. Denn jeder Machtmissbrauch – und ein solcher geht stets mit Lieblosigkeit einher, da er anderen Schaden oder Leid zufügt – muss ausgeglichen werden, indem man zu jenem wird, der in Ohnmacht den Machtmissbrauch eines anderen erleidet. Wir werden also in Machtmissbrauch verstrickt, um daraus zu lernen mit dem Ziel, nie wieder Macht zum Schaden anderer zu missbrauchen. Das Karmagesetz dient allein dem Zweck, uns das am eigenen Körper oder an der Seele spüren zu lassen, was wir anderen in Missbrauch unserer Macht und Lieblosigkeit zugefügt haben. Alles geschieht nach einem höheren Plan. So betrachtet gibt es eigentlich keine Schuld, denn wir werden ja absichtlich in Schuld verstrickt.

Und nun wollen wir sehen, wie sich das Karmagesetz im Falle von Geanis Untaten auswirkt.

Dem aufmerksamen Leser wird schon aufgefallen ein, dass sich viele Täterleben in der römischen Zeit abspielten, als man daranging, das Reich mit Gewalt und in brutalster Weise nach allen Seiten auszudehnen. Und eigenartigerweise finden viele der ausgleichenden Opferleben in Frankreich statt. So auch in dem nun folgenden Fall.

Martin ist im beginnenden siebzehnten Jahrhundert eine Frau von achtundzwanzig Jahren, die, weil es, wie sie sagt, auf dem Dorf so langweilig war, mit achtzehn nach Nancy gegangen ist. Dort fand sie jedoch keinerlei Beschäftigung, bis sie notgedrungen mit Männern schlief und sich schließlich ganz als Prostituierte in einem Viertel verdingte, in welchem mehrere ihresgleichen den Männern ihre Liebesdienste anbieten. Sie nennt sich Felicitas und ist mit den anderen Prostituierten dem Spott und vor allem der Verachtung der katholischen Bevölkerung ausgesetzt. Doch die Frauen finden aus naheliegenden Gründen Schutz beim dort stationierten Militär. Jedoch klagt sie ein höherer Beamter an, ihn in einer Kneipe bestohlen zu haben. Nun kann auch das Militär sie nicht mehr beschützen. Die Bevölkerung sagt ihr nun nach, mit dem Teufel im Bunde zu sein. Und das Stadtgericht verurteilt sie zum Tod durch das Beil. Dieses schriftlich ausgefertigte Urteil wird ihr im Kerker von einem Beamten verlesen.

Und nun erlebe den Tag deiner Hinrichtung. Wo findet diese statt?

Auf einem großen Platz.

Befinden sich dort viele Menschen?

Ja. Doch ich bin nicht die einzige, die an diesem Tag hingerichtet werden soll.

Wer ist denn da noch?

Noch ein Mann, ein Morder.

Wo befindest du dich denn jetzt?

Neben dem Gerüst ... Drei Soldaten halten mich. Ich muss warten.

Was empfindest du jetzt?

Ich habe Angst, und irgendwo auch nicht.

Verachtest du die Leute dort?

Klar.

Schreien die dir irgendetwas entgegen?

Sie schreien, la pute, die Nutte.

Und nun beschreibe mal ganz genau deine letzten drei Minuten. Was geschieht?

Die bringen mich jetzt da rauf ... Ich muss mich da hinüberbeugen ... Sie binden mich dort fest.

Und mit was geschieht die Hinrichtung?

Mit so einem Beil.

Wer nimmt denn das Beil in die Hand?

So ein Mann, der eine Kapuze aufhat, damit man ihn nicht sieht. *(Wir erinnern uns, dass Geani einem Kapuzenmann den Kopf abhieb.)*

Und jetzt zähle ich bis drei, und du befindest dich dann außerhalb deines Körpers. Eins, zwei, drei. ... Wie fühlst du dich jetzt? ... Kannst du deinen abgehauenen Kopf und den Körper sehen?

Ja.

Ist der Mörder noch dort, wird er noch hingerichtet?

Nein, man hat ihn schon vor mir hingerichtet.

Wie reagiert die Menge? Was hast du für ein Gefühl für die Menschen dort unten?

Irgendwie ist es wie ein Triumph für mich, weil ich ja immer noch lebe ... Ich fühle mich jetzt viel wohler als vorher.

Und wenn du jetzt einen Satz sagen solltest, der beginnen würde mit: „Ich will nie wieder ...", was wäre das?

Ich will nie wieder was mit Männern zu tun haben ... Ich will nie wieder so unvorbereitet in die Stadt ziehen, wo man keinen kennt ... Ich werde den Menschen in der Stadt nie wieder trauen. Ich habe einfach gesehen, wie diese Menschen in dieser Stadt wirklich sind.

Ich zähle nun bis drei, und dann erlebst du dein schönstes Erlebnis nach deinem Tod. Eins, zwei, drei. Wo bist du jetzt?

Auf einer Wiese, Blumen, Bäume. Alles ist so ruhig.

Bist du da alleine, oder ist da jemand?

Nein, dort sind Kinder, die spielen. Und ich pass auf sie auf ... Und ich fühle mich sehr wohl.

Was tust du denn dort am liebsten?

Ich bin gern mit diesen Kindern zusammen.

Warum zieht es dich denn gerade so zu den Kindern?

Weil sie ehrlich sind ... Und weil ich mir eigentlich immer Kinder gewünscht hatte.

Ist es nicht beglückend zu erfahren, dass wir nach jenen Leben, in welchen wir einen schweren Karmaausgleich erfahren mussten, die

Schönheiten des folgenden Zwischenlebens besonders auskosten dürfen und dass wir sogar mit dem beglückt werden, wonach wir uns im vorausgegangenen Erdenleben eigentlich immer gesehnt haben?

Ich führte Martin nun wieder vor das Wolkentor und forderte ihn auf, sein Höheres Selbst zu bitten, ihm zu sagen, warum er diesen grässlichen Tod erleben musste.

Was sagt dein höheres Selbst?

Ich habe mir vormals Schuld aufgeladen. Ich habe andere Menschen auch nicht so gut behandelt ... Es war in früheren Leben.

Bevor wir jedoch jenes oben schon geschilderte Täterleben aufsuchten, in dem die Seele von Martin die Schuld für den nun erfolgten karmischen Ausgleich erfahren bzw. auf sich geladen hatte, bat ich ihn, sein Höheres Selbst zu fragen, ob es noch ein anderes Leben gäbe, in dem ebenfalls ein Grund dafür zu finden sei, weshalb er in diesem Leben solch eine Angst vor der Öffentlichkeit bzw. vor Männern habe. Und das Höhere Selbst führte ihn in ein Leben als preußischer Offizier niedrigeren Ranges namens Alfred.

Ich habe etwa dreißig Leute unter mir ... Es ist auf dem Lande, aber dort sind die Gebäude, in denen wir wohnen.

Was geschieht dort?

Wir machen Übungen ... Wir bereiten uns auf irgendetwas vor ... Auf irgendeinen hohen Empfang ...

Ich zähle nun auf drei, und dann erlebst du ein für dich wichtiges Ereignis. Eins, zwei, drei. Was passiert?

Die Soldaten haben etwas gegen mich ... Sie haben irgendetwas vorbereitet ... Sie stehen auf einem bestimmten Platz ... Die hohen Herrschaften sind da. Und ich muss jetzt meine Soldaten kommandieren ... Und plötzlich werfen sie Kuhdung über mich. Und alle schauen zu ... Ich rutsche darin aus. Alle lachen ... Auch die Herrschaften sehen das. Die lachen auch ...

Wie fühlst du dich, als die alle lachen?

Ich fühle mich gedemütigt.

Und deine eigenen Soldaten haben dir das angetan?

Ja.

Was machst du?

Ich laufe davon. In mein Quartier ... Ich weine ... Ich hänge mich auf.

Was empfindest du nun nach deinem Tod?

Ich bereue das, was ich getan habe.

Kommen andere hinzu? Wenn ja, was sagen sie?

Die sind sehr erschrocken.

Freut es dich, dass die jetzt Reue empfinden?

Ich sehe jetzt ein, was ich falsch gemacht habe.

Und ich zähle auf drei, und dann erlebst du dein schönstes Erlebnis nach deinem Tod. Eins, zwei, drei. Was erlebst du?

Da sind noch viele andere Soldaten, die ich kenne, die aber schon gestorben waren. Die sind alle sehr offen und herzlich. Die nehmen mich so, wie ich bin.

Und was sagen sie zu dir?

Dass ich willkommen bin.

Was verwundert dich denn hier am meisten?

Dass es hier keine Rangordnung gibt ... Wir sind alle gleich, keiner, der höher ist.

Glaubst du, dass alle wissen, was mit dir passiert ist?

Ja.

Und keiner lacht.

Nein ... Alle sind freundlich.

Nachdem du dich erhängt hattest und gestorben warst, bist du gleich hierhergekommen, oder was hast du gemacht?

Nein, ich habe zuerst dort gewartet, um zu sehen, was geschieht. Als die mich da hängen gesehen haben, holten sie die anderen. Doch dann kamen die von der anderen Welt und holten mich zu sich.

Wer holte dich denn dort ab?

Es war ein Teil meiner eigenen Soldaten, die ich in den Kämpfen verloren hatte.

Wenn du jetzt sagen solltest: „Ich will nie wieder ...", was wäre das?

Ich will nie wieder über andere Leute bestimmen ... Ich habe mich dort oft gedrückt. Ich habe meine Soldaten in den Kampf geschickt.

Und haben deswegen deine Soldaten dich nicht gemocht?
Ja ... Ich will nie wieder zum Militär.

Nun führte ich Martin zum Wolkentor zu seinem Höheren Selbst zurück.

Frag dein Höheres Selbst, was du in jenem Leben lernen solltest.
Ich hätte Verantwortung übernehmen und Mut zeigen sollen.

Es war für die Seele, die sich in Alfreds Körper niedergelassen hatte, ein Test, ob sie sich wieder dazu verleiten lassen würde, zu einem kriegerischen Draufgänger, wie Geani einer gewesen war, zu werden, oder ob sie gelernt hatte, das Morden abzulehnen. Und offenbar hatte sie in den vielen Jahrhunderten zwischen dem Leben als römischer Centurion und dem als Alfred gelernt, niemanden mehr mutwillig umzubringen. Somit mag die angebliche Feigheit Alfreds eventuell eher das Produkt einer Programmierung sein, die lauten könnte: „Ich will nie wieder morden.“ Diese Seele hat also seit jenem Römerleben in ihrer Entwicklung große Fortschritte gemacht.

Interessant ist auch die sich durch Rückführungen offenbarende Tatsache, dass ein Leben als Prostituierte meist aus karmischen Gründen gelebt wird. Meist gehen einem solchen Leben ein oder auch mehrere Täterleben voraus, in welchen die Seele vergewaltigt hat. Man hat sich meist solch ein Leben selbst ausgesucht, einmal um sich zu erniedrigen und sich somit für das, was man früher Frauen angetan hat, selbst zu bestrafen, und dann vor allem, um eine ähnliche Erfahrung der Erniedrigung zu erleben, wie man sie früher andere erleben ließ.

10. Wenn mehrere Ängste karmisch miteinander verbunden sind
(Höhenangst, Angst vor Schlangen, Angst, vor fremden Menschen zu sprechen)

Jennifer wurde vor zweiundfünfzig Jahren im Herzen Afrikas geboren, kam schon mit acht Jahren nach Europa und ist heute in zweiter Ehe verheiratet. Ihre Tochter stammt aus der ersten Ehe. Jennifer war lange in der Modebranche tätig und ist nun Reikimeisterin. Zu ihren vielen Symptomen wie Angst vor Verlassenwerden, Heuschnupfen, Unterleibsmyomen samt Teilextirpation, Raucherallergie, Angst vor Erfolg und Misserfolg kommen noch die Angst, vor einer größeren Anzahl von Menschen zu sprechen, Höhenangst und Angst vor Schlangen. Letztere haben in Europa zwar viele Menschen, doch kommen sie selten mit Schlangen in Berührung, weshalb dieses Symptom oft schlummert und vielleicht erst in einem nächsten Leben bei passender Gelegenheit emporflackert. Doch dass Jennifer diese Angst bewusst ist, hängt mit ihrer afrikanischen Kindheit zusammen, da sie dort einige Schlangen zu sehen bekam. Wir baten das Höhere Selbst, Jennifer in jenes frühere Leben zu führen, in welchem die Ursache für ihre Angst, vor Menschen zu sprechen, verankert ist.

Sie nahm sich als einen dreißigjährigen, in eine weiße Toga gehüllten griechischen Redner oder Philosophen im Jahre 403 vor Christi Geburt wahr, der Anatolio hieß, aus reichem Elternhaus stammte und mehrere Schüler um sich geschart hatte, mit denen er gelegentlich auch sexuelle Intimitäten austauschte. Einer seiner Lieblingsschüler hieß Kostas. Er war der Sohn eines Politikers, der sehr erzürnt über Anatolio war, denn dieser machte ihm, so seine Befürchtung, seinen Sohn abtrünnig, lehrte ihn Dinge, die den Zorn des Vaters erregten, und hielt zudem in der Öffentlichkeit Reden, die dazu angetan schienen, die gegenwärtige

Regierung, der dieser Vater angehörte, in Misskredit zu bringen. So setzte er durch, dass Anatolio festgenommen und wegen Aufhetzung der Jugend zum Tode verurteilt wurde. Man stürzte den Philosophen von einer hohen Klippe ins Wasser hinab. Und als ich ihn dann fragte, was er nie wieder erleben oder tun wolle, sagte er: „Ich will nie wieder vor Gruppen in der Öffentlichkeit sprechen." In jenem Leben lag auch zugleich die Ursache (oder eine davon) für die Höhenangst.

Im nächsten Leben, in welchem nach Aussage des Höheren Selbst ebenfalls eine Ursache für Jennifers Angst, vor Menschen zu sprechen, liegen sollte, befand sie sich auf einmal im Körper eines vierzigjährigen Sklaven namens Assan in Ägypten. Dieser war vormals ein Bauer gewesen, der den Staat wegen Misswirtschaft allzu frei kritisiert hatte. Sein früherer Nachbar, der sich in dasselbe Mädchen wie Assan verliebt hatte – welches Letzterem ihre Gunst schenkte –, war eifersüchtig und nahm Assans Kritiken am Staat zum Anlass, ihn zu denunzieren in der Hoffnung, dass er festgenommen und als Sklave in die Steinbrüche geschickt würde. Dann könnte er selbst sich ohne Rivalen um die Gunst der Geliebten bemühen. Seine Rechnung ging auf. Assan befindet sich schon bald zwanzig Jahre lang, an Händen und Füßen gefesselt, in den Steinbrüchen und wird oft von den Aufsehern mit der Peitsche geschlagen. Doch jetzt bleibt er durch Auszehrung entkräftet liegen und stirbt.

Auf die Frage vor dem Wolkentor, ob es noch ein anderes Leben gebe, welches mit seiner Angst, vor Menschen zu sprechen, zusammenhänge, nimmt sich Jennifer bald als zehnjähriger Franzose namens Claude wahr, der um die Jahrhundertwende in Frankreich lebte und stumm geboren worden war, sodass er auch später keinen Laut und folglich auch kein Wort von sich geben konnte. Mit fünfzig Jahren stirbt er an einer Krankheit.

Und wieder vor dem Wolkentor angekommen, wo Jennifer erfuhr, wer einige der damaligen Personen in ihrem heutigen Leben sind, baten wir das Höhere Selbst, sie in jenes Leben zu geleiten, in dem die Ursache für all jene Opferleben aufzufinden war.

Sie erlebt sich als afrikanische Königstochter namens Kina, die mit einem Prinzen eines anderen Großstammes verlobt ist. Kina übt größten Einfluss auf ihren regierenden Vater aus, der in politischen Angelegenheiten gern auf seine Lieblingstochter hört, die trotz ihrer erst dreiundzwanzig Jahre schon sehr böse geartet ist. Intrigen und Lügen sind noch die harmloseren Mittel ihrer Politik. Gegner lässt sie beseitigen. Manche lässt sie von einer Klippe in die Krokodilsgrube werfen, andere werden geköpft. In der Wahl der Todesarten scheint sie sehr erfinderisch. Einen Priester, der, wie sie weiß, die Wahrheit sagt, bezichtigt sie gleichwohl der Lüge und lässt ihm die Zunge herausschneiden. Als sie vierzig Jahre zählt, ist sie Mutter von sechs Kindern und hat von ihrem verstorbenen Vater die Regentschaft übernommen. Das Volk hasst sie. Eine der Nebenfrauen ihres Gatten legt ihr, als sie fünfundvierzig Jahre alt ist, eine Giftschlange ins Bett, die durch einen Biss Kitas Leben beendet. Dieses Leben ist also die Ur-Ursache für ihre späteren Opferleben, in denen sie den Ausgleich in mannigfachster Weise erleben musste. Und jene drei aufgezeigten Leben des karmischen Ausgleichs waren nur einige von den vielen sich karmisch aus diesem Täterleben ergebenden Opferleben. Interessant ist, dass das allen Opferleben vorangehende Täterleben diesmal in einem weiblichen Körper gelebt wird. Denn in den meisten Täterleben handelt es sich um Männer, die aufgrund ihrer physischen Stärke, gepaart mit Ego und dem Drang zur Machtausübung, sich an Frauen und anderem vergehen. Bei fünfundneunzig Prozent aller rigorosen Täterleben handelt es sich, wie ich aus meinen Erfahrungen schätze, um Männerleben, die dann ihre karmischen Ausgleichsleben zu etwa sechzig bis siebzig Prozent als Frauen erleben. Hier bei Kina werden drei Opferleben als Mann aufgezeigt.

Vor dem Wolkentor erfährt Jennifer von ihrem Höheren Selbst, dass ihr Ehemann aus ihrem Leben als Kina im heutigen Leben ihr erster geschiedener Ehepartner ist, während der Priester, dem sie die Zunge herausschneiden ließ, ihr jetziger Partner ist. Hier haben wir ein gutes Beispiel dafür, dass wir mit allen Seelen, denen wir irgendwann einmal etwas Böses angetan haben, immer wieder zusammenkommen, bis wir jenes Vergehen durch Liebe wiedergutgemacht haben. Und diese Chance bietet sich Jennifer in diesem Leben. Denn wenn sie es schafft, an ihrem jetzigen Partner in Liebe alles auszugleichen, dann ist die Notwendigkeit, aus karmischen Gründen immer wieder zusammenzukommen, nicht mehr gegeben. Dieses in diesem Leben Wieder-zueinander-Kommen haben sich beide bestimmt schon im Zwischenleben ausgesucht, indem sich ihr jetziger Partner Jennifer dazu zur Verfügung stellen wollte, ihr Vergehen an ihm als Kina endgültig wiedergutzumachen und ihre Schuld damit zu begleichen. Interessant ist auch festzustellen, dass Jennifers Seele aufgrund ihres bösen Täterlebens als Kina erst im vorausgegangenen Leben den karmischen Ausgleich dafür erleben musste, dass sie damals dem Priester die Zunge herausschneiden ließ. Denn wie dieser nicht mehr fähig war zu sprechen, war auch Claude unfähig, sich mit Worten auszudrücken. Die Zeitspanne zwischen dem Täterleben als Kina und jenem als Claude mag über dreitausend Jahre betragen. Wir sehen, dass Zeit beim Ausgleichen karmischer Vergehen oft keine Rolle spielt. Drei ihrer vielen Symptome wurden in diesen früheren Leben aufgedeckt und konnten nun alle aufgelöst werden. Dies ist ein Phänomen in der Rückführungstherapie, dass durch das Aufspüren eines Symptoms gleich die karmischen Ursachen anderer Symptome in jenen früheren Leben mit aufgezeigt werden können, die dann bei der Auflösung mit in den Kiefernzapfen gesteckt werden, wobei sie in den meisten Fällen ebenfalls gleich mit aufgelöst werden, vorausgesetzt, dass zu jenen Symptomen nicht noch andere spezifische Leben aufzudecken sind. Doch kann man darüber immer Informationen vom Höheren Selbst einholen.

11. Wenn die Geburt zum karmischen Geschehen wird
(Angst vor Enge)

Ulli ist ein durch seine Bücher bekannter Psychotherapeut von etwa fünfzig Jahren. Er leidet unter einer speziellen Art von Klaustrophobie, nämlich der Angst vor Enge. Diese ist ihm im höchsten Maße bewusst geworden, als er in Amerika an einer von einem Indianer geleiteten Schwitzhüttenzeremonie teilnahm.

Etwa zehn Leute sitzen mit dem Indianer eng aneinander gedrängt in einer igluartig aus Ästen, Decken und Fellen gefertigten Rundhütte, in deren Mitte eine kleine Vertiefung in den Boden gegraben ist. Darin befinden sich draußen vorgeheizte und oft zum Glühen gebrachte Steine, die mit mit Salbei vermischtem Wasser übergossen werden. Die sich im Dunkeln befindenden, halbnackten Körper geraten durch diese heißen Dämpfe ins Schwitzen, während der Indianer schamanische Gesänge anstimmt, die die Schwitzenden zum Teil mitzusingen haben. Diese Schwitzhüttenzeremonien haben einen religiösen, aber auch einen therapeutischen Zweck. Was Letzteren betrifft, so soll alles aus dem Körper herausgelassen werden, was nicht zu einem selbst gehört, handele es sich um erdgebundene Wesen, negative Gedanken oder auch durch Magie zugefügte Anhaftungen. Doch Ulli ergreift auf einmal große Panik. Er bekommt keine Luft mehr. Er löst sich aus dem Kreis der Singenden, stößt die den Eingang überspannende Decke zurück. Es dauert Stunden, bis er sich wieder völlig beruhigt hat.

In einem Gruppentherapieseminar im OSHO-Ashram in der indischen Stadt Poona ist ihm das Gleiche passiert, als die etwa dreißig mehr oder weniger nackten Gestalten bei einem Erlebnisseminar mit verbundenen Augen einen einzigen großen Menschenknäuel bildeten. Panik überkam ihn, er musste sich hastig und wild um sich schlagend aus diesem Knäuel herauswinden und fluchtartig den Raum verlassen. Eine ähnliche Angst überfällt ihn, wenn ihn in einer Gruppentherapie mehrere festhalten. In einer spontanen Rückführung, die durch solch eine Panik mitunter ausgelöst werden kann, sah er sich plötzlich als Dorftrottel, der von Jugendlichen gepackt und ertränkt worden war. Und da Ulli auch berichtete, dass er eine grausame Geburt gehabt hatte, beschloss ich, ihn zuerst in den pränatalen Zustand zu führen, war doch auch sein Vater drei Wochen vor seiner Geburt verstorben. Auch erleben wir es in der Rückführungstherapie oft, dass klaustrophobische Klienten eine schwere Geburt hatten, da sie eventuell im Geburtskanal steckengeblieben waren, der Brustkorb eingeengt war und sie zu ersticken drohten.

Ich versetzte also Ulli in sein Erleben als Fötus im Mutterleib. Als sein schon erkennbares Körperchen zwei Monate alt war, ging seine Seele in es hinein. Ulli stellte fest, dass er noch einen Zwillingsbruder haben sollte, doch dieser ging als Seele nicht in den Körper hinein, weshalb der unbeseelte Zwillingsfötus im vierten Monat aus dem Mutterleib ausgeschieden wurde. Ulli hat schon als Fötus Angst, denn er weiß, dass ihm eine schlimme Geburt bevorsteht. Er bekommt die Gedanken und Worte der Mutter mit. Als sie mit ihrem Kind im Bauch im achten Monat ins Krankenhaus geht, um ihren sterbenden Mann zu besuchen, muss er mit anhören, wie sein Vater seine Mutter anschreit. Drei Wochen vor Ullis Geburt stirbt der Vater. Ulli erlebt nun die ganzen Trauergefühle seiner Mutter mit, spürt auch, wie sich alles in ihr zusammenkrampft. Da es nichts in der Schöpfung gibt, das zufällig geschieht – was immer es sein mag –, so ist auch das Erleben dieses Fötus als karmisches Geschehen zu verstehen. Er sollte die Gefühle seiner Mutter in sich aufnehmen, hatte er doch, wie wir nachher noch sehen werden, die Männer vieler Frauen getötet, worunter sich bestimmt auch viele Schwangere befanden, deren Leibesfrucht dann jeweils ebenfalls diese Trauer miterlebte und natürlich später ohne Vater als Halbwaise aufwuchs – mit all den Nachteilen, die ein solches Kinderleben mit sich bringt.

Seine Geburt erlebt Ulli als Trauma. Seine Mutter befindet sich im Krankenhaus. Obwohl sein Kopf zur richtigen Seite hin liegt, will sein Körper nicht durch den Geburtskanal hindurch. Das Baby muss schließlich am Kopf gepackt und mit Gewalt herausgezogen werden.

An dieser Stelle muss ich einiges erklären, um das karmische Geschehen bei der Geburt verständlich zu machen: Hat eine Seele in einem früheren Leben aus karmischen Gründen das grässliche Erlebnis des Verschüttetwerdens oder Eingeengtseins – auch mit Todesfolge – durchleiden müssen und ist dieses Ereignis in ihrem Emotionalkörper gespeichert, so erzeugt Letzterer immer wieder Panikzustände, wenn sich ähnlich einengende Situationen ergeben. Deshalb könnte auch der durch den Geburtskanal hindurchgleitende Fötus selbst einen normalen Geburtsvorgang als traumatisch erleben. Wenn aber bei einer mit dieser Programmierung vorbelasteten Seele eine solche Geburt zusätzlich schwierig verläuft, dann wird sie gar als panikauslösend erlebt. Aber dass diese Panik als solche von der Seele erlebt wird, gehört zum wohlgeplanten Karma, weshalb die Seele von Ulli schon als zwei Monate alter Fötus weiß, was auf sie zukommen wird und schon Angst vor der Geburt hat. Die Seele im Fötus weiß zudem meistens noch, was sie für die neue Wiedergeburt aus karmischen und natürlich aus zahlreichen anderen Gründen an Ereignissen geplant hatte. Und eine schwierige Geburt gehört zu einer solchen Planung. Wir verstehen also, wenn viele Wissende sagen: „Alles ist Karma“, und dabei sowohl an alle guten als auch an alle leidvollen von einer Seele erlebten Ereignisse denken. Aber so stimmt dieser Satz sicherlich nicht. Ich würde ihn anders formulieren: „Alle Erlebnisse haben einen Sinn, nichts geschieht zufällig. Alles dient der Liebewerdung.“ Doch die meisten erlebten Geschehnisse einer Seele ergeben sich aus dem Wechselspiel von Ursache und Wirkung, im Bösen oder im Guten.

Ulli erlebt sich als etwa vierzigjähriger höherer englischer Soldat namens Fopar bei einem Gelage seines Herrn, des englischen Königs Heinrich. Fopar scheint auch der geeignete Mann seines Herrschers zu sein, um zu solchen Gelagen junge Bauernmädchen zu besorgen, die er mit Gewalt herbeiführen lässt, auf dass die Männerherrschaften ihren ausschweifenden Spaß haben mögen. Die Eltern Fopars waren, als dieser fünf Jahre zählte, von einem Vorgänger des jetzigen englischen Königs ermordet worden, doch er selbst wird später am Königshof erzogen und genießt nun diese bevorzugte Stellung.

In der nächsten Szene erlebt er sich bei einem Überfall auf ein Dorf, der in ein richtiges Gemetzel ausartet, wobei er mit seinem Schwert kräftig mitwirkt. Alles, was dort zu leben scheint, wird umgebracht, bis auf die Frauen, denen man sich nach diesem Blutrausch im Siegesrausch zuwendet. Doch mit dreiundvierzig Jahren ereilt Fopar das Schicksal. In einer Schlacht gegen den König Richard wird er, auf dem Pferd sitzend, von einer Lanze in die Brust getroffen.

In einem anschließenden, ausgleichenden Opferleben war Ulli eine Prostituierte namens Miriam in Persien am Ende des fünfzehnten Jahrhunderts. Sie lebte in einer Hütte, wo die Männerkundschaft sie auch besuchte. Ursprünglich war sie aufgrund ihrer Schönheit als Tempelprostituierte ausgebildet worden und galt als eine besonders zu Verehrende, die unter dem Schutz der Priesterschaft stand. Eines Tages kommt ein Betrunkener zu ihr in die Hütte. Sie jedoch verweigert sich ihm. Er wird wütend und will sie mit Gewalt nehmen. Sie ergreift einen Dolch und schreit ihn drohend mit den Worten an: „Wenn du näher kommst, stoße ich zu." Als der Betrunkene dennoch nicht von ihr abzulassen bereit ist, stößt sie ihm den Dolch in den Hals.

Von seinem Geschrei herbeigelockt, dringen andere in ihre Hütte ein, sehen, was geschehen ist, und nehmen Miriam fest. Als sie von Soldaten abgeführt wird, stehen andere Prostituierte in der Menge, die ihr gehässige Worte entgegenschleudern, sind sie doch froh, dass Miriam – die ihrer Schönheit wegen von den Männern bevorzugte Rivalin – abgeführt wird. Miriam lässt nun alles willenlos über sich ergehen und sich ins Gefängnis bringen. Der Stadtrichter verhängt das Todesurteil durch Steinigung über sie. Am Tag ihrer Hinrichtung wird sie in Lumpen vor das Stadttor geführt, wo sich eine etwa hundertköpfige Menschenmenge versammelt hat, um sich dieses Schauspiel nicht entgehen zu lassen. Unter dieser befinden sich auch einige traurig auf sie schauende Männer. Doch Miriam ist die ganze Zeit in einem Schockzustand. Sie wird an einen Pfahl gebunden. Ein Soldat hält noch eine kurze Ansprache. Und nun ergreifen viele der Zuschauer, darunter auch Frauen, die herumliegenden Steine und schleudern sie auf die dort Angebundene. Als sie tot zu sein scheint, bindet man sie ab, legt ihren Körper auf die Erde, bedeckt ihn mit den auf sie geworfenen Steinen und schüttet zusätzlich noch Erde darüber. Doch Miriam ist noch nicht tot. Sie ist unter dem Steinhaufen wieder aufgewacht, nimmt wahr, wie Erde über sie geworfen wird, und erlebt nun einen Erstickungstod.

Der Leser wird nun sicherlich begreifen, dass hier die Ursache dafür zu finden ist, dass diese Seele im späteren Körper des Ulli von der Angst vor Enge heimgesucht wird. Bei seinem Panikanfall in der Schwitzhütte waren zudem noch die Steine zu sehen. Somit ist Ullis Angst vor Enge eine Nachwirkung aus dem aus karmischen Gründen gewählten ausgleichenden Opferleben als Miriam, die in jenem Leben einen Teil des Täterlebens als Fopar an sich selbst erleben musste. Diese Angst vor Enge geht also auch auf eine karmische Verursachung zurück.

Doch Miriams Erleben geht nach ihrem Tod weiter. Sie sieht sich nackt auf einem mit Seide ausgelegten Bett. Sie fühlt sich vollkommen geheilt. Wesen in weißen Gewändern kommen und streicheln sie und lächeln ihr zu. Sie weiß nicht, was inzwischen nach ihrem Tod passiert ist. Sie geht in einem durchsichtigen Kleid durch einen prächtigen Garten. Sie kann essen und trinken, aber irgendwie erlebt sie alles anders, nicht im materiellen Sinne, wie sie es von der Erde her kennt. Sie begegnet einem Mann, der wie ein Prinz aussieht und sie küsst. Ihre Auren durchdringen sich, und sie spürt am ganzen Körper eine unbeschreiblich schöne Erotik. Das alles scheint wie ein Märchen. Aber man bedenke, dass man im Jenseits Vorstellungen in Realität verwandeln kann, die dann als solche von einem gelebt werden. Falls man selbst als Neuankömmling diese noch nicht zu produzieren weiß, können andere sie für einen kreieren und sie als Realität erleben lassen.

Als Ulli sein Höheres Selbst vor dem Wolkentor befragt, wer von den Personen in dem damaligen Leben als Miriam in Ullis heutigem Leben wieder auftaucht, erhält er zur Antwort, dass er einigen der damaligen Prostituierten in diesem Leben schon wiederbegegnet sei oder noch wiederbegegnen werde. Aber Ulli erfährt jetzt noch mehr. Seine Seele sollte damals als Fopar die böse Seite, die Lieblosigkeit in sich erleben, um zu erfahren, wie man fühlt, wenn die Liebe in einem fehlt. Seine Lieblosigkeit, durch die viele Menschen an Körper und Seele Leid erfuhren, musste er in einer ganzen Reihe von späteren Leben an sich selbst ausgleichend erfahren, worunter das Leben als Miriam nur eines war – aber eben jenes, in dem die Ursache für seine heutige Angst vor Enge liegt, die es ja aufzudecken galt. Und weiterhin erfuhr Ulli, dass er bisher etwa neunhundert Täterleben und etwa eintausendfünfhundert Opferleben gehabt habe. Zählt man noch jene Leben hinzu, in denen er weder Opfer noch Täter war, so übersteigt die Gesamtzahl seiner früheren Leben sicherlich dreitausend. Weiterhin muss dabei natürlich bedacht werden, dass man in vielen Leben Dinge, die anderen weh tun, verursacht und gleichzeitig auch Dinge an sich selbst erfährt, die einen schmerzen. Täter- und Opferleben sind vielfach ineinander verwoben. Wissen wir doch auch, dass viele Verbrecher eine schwere Jugend hatten, in der sie geschlagen, genötigt oder gar missbraucht wurden, also selbst Karma auszugleichen hatten, bevor sie selbst wieder Karmaverursacher wurden, die, was die logische Konsequenz ist, durch ihr liebloses Verhalten anderen wieder dazu verhalfen, ihr Karma ausgleichen zu können. Ich nenne diese karmaausgleichenden Karmaverursacher in meinem Farbroman MOLAR, in welchem das karmische Geschehen in Deutschlands bittersten Zeit des Zweiten Weltkrieges dargestellt wird, ‚Radantreiber', da sie das karmische Rad in Schwung halten. Sie lassen andere deren karmische Lasten durch Leiderfahrung ausgleichen, bürden sich aber selbst wieder Karma auf, um es dann irgendwann – meist durch Eingreifen eines erneuten Karmaverursachers – auszugleichen. Karmaverursacher und Karmaausgleicher bedingen sich also.

Doch wenden wir uns jetzt der Klaustrophobie zu, um die darunter verborgenen karmischen Verursachungen aufzudecken.

12. Andere im früheren Leben lebendig begraben
(Klaustrophobie)

Liane ist eine ledige Frau von Mitte dreißig. Sie leidet unter Depressionen und Einsamkeitsgefühlen. Neben Pollenallergie hat sie oft Atemnot bis hin zu Asthma, das schon in den Kinderjahren begann. Zudem leidet sie unter Höhenphobie, sodass sie nie auf einen Aussichtsturm steigt oder im Flugzeug fliegt. Und außer von einer Spinnenphobie wird sie auch noch von einer gravierenden Klaustrophobie heimgesucht, die es ihr schon als Kind unmöglich machte, in einem Fahrstuhl zu fahren. All diese Symptome lassen den Karmaforscher aufhorchen, denn hier sind noch immer karmische Auflösungsmuster am Werk, die tief in vorausgegangene Opfer- und dementsprechend auch Täterleben blicken lassen. Wir begannen damit, Ursachen für ihre Atemprobleme anzugehen, stellten aber bald fest, dass die Klaustrophobie mit diesen einherging, sodass wir beide Symptome am Schluss zusammen auflösen konnten.

Liane befindet sich auf einmal in Südfrankreich zu Beginn des dreizehnten Jahrhunderts. Sie heißt Esklamadura und ist die Frau eines Grafen. Beide gehören der Katharer-Sekte an, die sich von Rom losgesagt hat und nun von der katholischen Kirche verfolgt wird. Schon viel Leid ist in ihrem Leben über sie gekommen. Sie sieht, wie die mordenden, von der Kirche angeworbenen Banden alle Katharer, wo immer sie ihrer habhaft werden können, foltern, niedermetzeln, verbrennen. Alle Häuser der ‚Ketzer' werden niedergebrannt. Sie selbst hat bei einer Belagerung, bei der Teile ihrer Burg in Flammen standen, Erstickungszustände durchleiden müssen, verlor einige ihrer Kinder. Mit fünfundsiebzig gelingt ihr die Flucht auf die letzte Bastion der Katharer, nämlich die Burg Montségur. Diese steht auf einem steilen Berg und gilt als uneinnehmbar. Doch wird sie bald von dem Heer der Kirche umzingelt. Durch die vielen Brandgeschosse beginnt die Burg zu brennen. Esklamadura bekommt wieder

Erstickungsanfälle und verliert das Bewusstsein. Als der Feind die Burg einzunehmen droht, legt man die Bewusstlose in einen steinernen Sarg und schiebt eine Platte darüber, unter welche man einen Stein legt, damit noch Luft in den Sarkophag gelangen kann, denn man hat an ihrem Pulsschlag erkannt, dass sie noch lebt. Sie darf auf keinen Fall in die Hände dieser Mörder gelangen, gilt sie bei diesen doch als so etwas wie eine Oberanführerin. Nachdem die Burg genommen und viele der festgenommenen Katharer vor der Burg auf Scheiterhaufen verbrannt worden sind, befindet sie sich noch immer in jenem Sarg. Sie ist schon lange darin aufgewacht und versucht mehrere Male vergeblich, die steinerne Platte zur Seite zu schieben. Immer noch dringt von den verkohlenden Balken der Burg Rauch zu ihr. Nach drei Tagen bei Bewusstsein in diesem Sarg verliert sie die Besinnung und stirbt.

Sie schwebt nun über der Burg, sieht diese zerstört, schwebt über das Land und entdeckt überall die Verwüstungen. Und plötzlich wird sie, wie sie sagt, in das Licht hineingesaugt. Dieses Licht heilt sie. Sie sieht ihre Familienmitglieder, ihre Verwandten und Freunde wieder, die alle bei diesem Krieg gegen die Ketzer umgekommen sind. Sie tragen nun weiße Gewänder. Dort trifft sie einen weisen Mann. Dieser erklärt ihr auf ihre Fragen, dass sie alle das Leiden kennen lernen sollten, denn dieses gehöre zum Universum. Alle Wesen, seien es Menschen oder Tiere, wollen leiden. Das Leidenwollen der Menschen gehört mit zu ihrer Freiheit. Als Esklamadura dagegen aufbegehrt und meint, dass sie das nicht akzeptieren könne, entgegnet dieser Weise, dass sie das vorerst einmal so akzeptieren möge. Leid sei die Voraussetzung für alle Entwicklung. Wie man leidet, so liebt man. Man erlernt die Liebe durch Leiden. Karma ist die Folge davon, dass man leiden will. Denn alle haben sich dieses Leid ausgesucht. Durch das Leiden gelangt man zur Liebe.

Ich habe hier diese Sätze, wie ich sie mitprotokolliert habe, einmal bewusst unsortiert wiedergegeben. Und ich kann mir denken, dass jetzt viele Leser inneren Protest anmelden, und dies von ihrer Warte aus zu Recht. Wenn jemand solches auf Erden verkündigen würde, würde man ihn für verrückt erklären. Aber wir werden im letzten Teil dieses Buches diese Behauptungen einmal von einer höheren Warte aus betrachten und dann vielleicht zu einer erweiterten Meinung gelangen.

Das Höhere Selbst befragend, ob es noch ein anderes Leben gebe, in welchem eine Ursache für ihre heutige Atemnot zu finden sei, wurde Liane in ein Leben im Alten Ägypten geführt. Hier war sie ein achtzehnjähriger junger Priester mit Namen Siris. Er hatte heimlich einen Raum betreten, den aufzusuchen strengstens verboten war, ging doch das Gerücht, dass man in diesem Raum die Götter selbst sehen konnte, die einem jedoch im Anschluss daran unverzüglich das Leben nähmen. Siris traut sich dennoch hinein. Drinnen herrscht totale Dunkelheit. Er ist erstaunt, dass er nicht umfällt. Doch dann hat er eine Vision des „Unbekannten Gottes". Dieser stellt sich Siris vor. Er sagt ihm, dass er die Menschen zu Göttern machen wolle, er also so betrachtet auch der Bruder von Siris sei. Aus diesem Grunde wolle er nicht angebetet werden. Doch die Priester hätten Angst, denn sie glaubten, wie dieser Gott nun weiter erklärt, dass sich die Menschen, wenn sie nicht mehr die Götter anbeteten, auch nicht mehr beherrschen lassen würden und sie selbst ihre Macht verlieren könnten.

Als Siris nun wieder lebend aus diesem verbotenen Raum herauskommt, knien einige junge Priester, an ein Wunder glaubend, spontan vor ihm nieder – muss der Gott diesen verwegenen Jüngling doch deshalb verschont haben, weil dieser eventuell selbst göttlicher Natur ist. Doch die ältere Priesterschaft befiehlt, ihn festzunehmen. Man lässt ihn mit Gift vermischte Kräuterdämpfe einatmen, die ihn in einen bestimmten Zustand versetzen, sodass er zwar alles noch lebend mitverfolgen kann, aber all seine Muskeln gelähmt bleiben. Man mumifiziert nun seinen Körper unter Freilassung von Mund und Nase, bemalt ihn mit einer goldenen Farbe, legt ihn in einen Sarkophag, setzt ihm die Totenmaske auf, legt eine lebendige Giftschlange auf seinen Körper, verschließt den Sarg mit einer Steinplatte und schiebt ihn in eine Öffnung in der Tempelwand. Siris verbleibt noch eine ganze Zeit lang in diesem unbeweglichen Zustand und atmet langsam weiter, während die Schlange sich neben ihn legt.

Schließlich kann er mit seinem Astralkörper zwar aus dem Sarg herausgelangen, muss aber zu seinem Schrecken feststellen, dass er den Anubistempel selbst nicht verlassen kann, da die Priester ihn durch einen Zauber in diesen Tempel bannten. Nach einigen Jahren oder Jahrhunderten hat sich der Kult der Anubispriester aufgelöst, und ein neuer Kult nützt diesen Tempel. Man liest auf dem Sarg von Siris, dass sich darin der ‚schlafende Jüngling' befinde, der Gott geschaut und mit ihm gesprochen habe. Es entwickelt sich nun ein Kult um diesen Jüngling. Siris gelingt es, einen medialen Priester an den Tempel zu binden, dem er für die vielen Besucher jeweils tiefe Weisheiten und genau zutreffende Hinweise eingibt, kann er doch die Gedanken der um Rat und Hilfe Nachsuchenden lesen. Erst nach eintausendzweihundert Jahren gelingt es Siris, diesen Tempel zu verlassen, nachdem die Bannkraft der Anubispriester nicht mehr wirkt. Er wird, wie Liane nun vor dem Wolkentor von ihrem Höheren Selbst erfährt, im Jahre 214 post Christum in Persien wiedergeboren. Weiterhin teilt er ihr mit, dass sie die Ursache für diese beiden Leben, in welchen sie lebend in einen Sarkophag gelegt worden war, in einem früheren Leben gelegt hatte, da sie Menschen lebendigen Leibes begraben ließ. Die Ursache ihrer Klaustrophobie ist als karmische Folge dieses Täterlebens in den beiden Opferleben zu sehen. Ihre Depressionen und Einsamkeitsgefühle stammen unter anderem aus jenen langen Jahren in diesem Tempel, hätten aber auch noch andere karmische Verursachungen. Ihre Pollenallergie käme unter anderem von den aus verschiedenen Kräutern zusammengesetzten Giftdämpfen, die sie im Tempel vor der Mumifizierung einzuatmen hatte. Ihre Atemnot sei noch Folge aus dem Leben als Esklamadura, wo sie, bedingt durch die Raucheinwirkung, mehrere Erstickungsanfälle zu durchleiden gehabt habe, woran sie letztendlich auch gestorben sei. Doch sei aus karmischen Gründen noch nicht alles auflösbar. Jedoch dürfe jetzt schon eine beträchtliche Besserung eintreten.

Bei der Auflösungsaffirmation befreite sich Liane also von ihrer Pollenallergie, von ihrer Klaustrophobie, von ihren Einsamkeitsgefühlen und ihrer Atemnot und natürlich, wie immer bei solchen Affirmationen, von all ihren Schuldgefühlen, die aus dem Täterleben in ihrem Unterbewusstsein immer noch mit herumgeschleppt wurden.

Es ist interessant, dass das Höhere Selbst in manchen Fällen sagt, dass noch keine völlige Befreiung durch die Rückführungstherapie bewirkt werden könne, da das sich auswirkende Karma noch nicht ganz erfüllt sei. Fragen wir dann aber weiter, ob wenigstens eine Besserung eintreten dürfe, so wird diese Frage zumeist mit ja beantwortet. Und so verhielt es sich auch bei Liane. Sie fühlte sich danach sichtlich erleichtert, und einige der Symptome nahmen ab oder lösten sich ganz auf.

13. Selbst ein Mitwissen oder Ignorieren schützt vor Karma nicht
(Angst vor Sexualität)

Johanna ist eine achtunddreißigjährige Beamtin. Sie war nie verheiratet, lebt aber seit acht Jahren mit einem Partner zusammen, mit dem es in den letzten Jahren jedoch keine sexuellen Berührungen mehr gab. Johanna hat panische Angst vor Vergewaltigung. In diesem Leben ist nie dergleichen passiert. Sie traut sich nicht allein in den Wald zu gehen, denn es könnte ihr ja dort ein Mann auflauern. Auch hat sie Angst vor einer Schwangerschaft. Sie nimmt, obwohl sie noch keine Beziehung mit einem Mann hat, trotzdem „für alle Fälle" mit achtzehn Jahren die Pille. Als sie mit vierzehn die erste Menstruation bekommt, wird diese von starken Krämpfen begleitet. Diese Krämpfe stellen sich während der nächsten vier Jahre mit jeder Monatsblutung erneut ein.

Johanna sieht sich als Tochter eines einflussreichen adligen Vaters in Frankreich um die Mitte des sechzehnten Jahrhunderts. Sie hätte als Dreiundzwanzigjährige in ihren goldenen Schuhen und dem langen Kleid in goldenen und weißen Farben sicherlich in den oberen Kreisen eine begehrenswerte Partie abgegeben, wenn ihr Charakter dem Äußeren in etwa entsprochen hätte. Aber sie ist hochnäsig, nichts ist ihr gut genug. Das väterliche Schloss liegt am Waldesrand. Zum Vater hat sie ein unterkühltes Verhältnis. Die Mutter ist nicht mehr auf dem Schloss. Brigitte, so heißt die junge Dame, liebt es, mit Männerherzen zu spielen, lässt aber offenbar keinen zu nahe an sich heran. Doch liebt sie ihre Gesellschaft, ja sie reitet oft mit Männern aus, und sie mag es, im Wettrennen zu Pferde alle Männer hinter sich zu lassen.

Am Waldesrand erblickt sie einmal ein Mädchen mit zerrissenen Kleidern, das sie flehentlich um Hilfe bittet. Brigitte weiß sofort, was diesem

Mädchen geschehen ist, denn sie kennt die wollüstigen Begierden einiger der sie begleitenden Männer. Offenbar ist es nicht das erste Mal, dass Brigitte von diesen Gemeinheiten ihrer Begleiter erfährt. Sie weiß, sie hat jene durch ihr aufreizend-kokettes Verhalten gierig nach Sexualität gemacht – im Wald hatten sich ihre Begleiter absichtlich zurückgehalten, um an diesem Mädchen nicht vorbeizureiten. Doch Brigitte lacht dieses Mädchen nur höhnisch an und reitet weiter.

Ihr Gewissen sagt ihr dann, dass sie hätte anhalten und dem Mädchen helfen sollen. Das Mädchen will ihr nicht mehr aus dem Kopf. Aus Verachtung für die Männer heiratet sie nie. Als ich sie nach ihrem Tod frage, was sie im Rückblick auf ihr Leben sagen würde, antwortet sie spontan: „Ich will nie wieder herzlos sein."

Doch wie wir nun sehen werden, hat diese Herzlosigkeit in einem Folgeleben einen karmischen Ausgleich zur Folge. Denn nicht nur unsere aktiven Taten beschwören ausgleichendes Karma herauf, sondern auch jene Taten, die wir aus Rücksichts- oder Herzlosigkeit, aus Bequemlichkeit, Gleichgültigkeit oder Schadenfreude unterließen. Auch ihr fast höhnisches oder spöttisches Lachen war Ausdruck von Lieblosigkeit. Jedes lieblose Verhalten, und sei es nur in Gedanken oder Worten, erfordert einen karmischen Ausgleich, wie ein Folgeleben von Brigitte nun beweist.

Die Seele von Brigitte wurde um das Jahr 1770 im Bayrischen Wald als Maria Pfeiffer wiedergeboren. Ihr Vater war Holzfäller, und die Mutter war verstorben, als Maria vierzehn war. Ein Jahr nach dem Tod der Mutter befindet sich Maria mit dem Korb unterm Arm im Wald, um Preiselbeeren zu sammeln. Plötzlich tauchen drei verlotterte Männer vor ihr auf, stellen sich hämisch grinsend um sie herum auf und beginnen lachend, die schon zu Tode Erschrockene mit den Händen zu schubsen. Ihr Korb fällt herunter. Sie werfen sie zu Boden, reißen ihr die Bluse auf, öffnen sich die Lederhosen, reißen ihr den Rock hoch ... Zwei vergehen sich an ihr. Der Jüngere der drei hat wohl zu viel Angst oder auch Mitleid. Schließlich lassen sie das Mädchen liegen. Die Bluse ist zerrissen, der Rock mit Preiselbeerflecken versehen, Blut fließt an den Beinen herunter. Wankenden Schrittes geht sie nach Hause. Ihr einziger Wunsch ist, sofort zu sterben. Zu Hause begegnet ihr der Vater: „Was ist denn mit dir los?“ Maria beginnt zu weinen: „Es ist etwas Schlimmes passiert.“ Ihr Vater will alles ganz genau wissen und fragt, ob sie irgendeinen dieser drei kenne. Maria verneint. Der Vater nimmt sein Gewehr, denn er will diesem Gesindel hinterhergehen. Maria versucht ihn noch von seinem Vorhaben abzuhalten. Doch er stürmt hinaus in den Wald. Maria hat Angst, dass dem Vater etwas passieren könnte.

Ich führe sie ein Jahr weiter, um zu sehen, ob sie ein Kind bekommen hatte. Aber sie verneint. Doch habe ich das vage Gefühl, dass etwas Schreckliches in dieser Richtung passiert sein könnte. Vielleicht hatte der Vater es nach der Geburt getötet, damit der Tochter aus einem unehelichen Kind keine Schmach erwachsen möge. Auf jeden Fall wollte sie nichts Näheres darüber aussagen, weshalb ich es dabei bewenden ließ. Denn eines der Gebote eines Rückführungstherapeuten lautet, dass er immer den freien Willen respektiert – auch dann, wenn sich die Seele in einem früheren Leben befindet. Aber, wie sie mir sagte, denke sie beständig an diese schlimme Vergewaltigung. Sie schäme sich auch dem Vater gegenüber so sehr. Niemand außer ihm hatte von der ganzen Sache erfahren. Dennoch hat sie kein näheres Verhältnis zum Vater.

Ich führte sie nun zu jenem Zeitpunkt, zu dem sie sich einen Tag vor ihrem Tod befand. Sie war neununddreißig. Ihr Vater war vor fünf Jahren verstorben. Sie war unverheiratet geblieben und wohnte ganz allein immer noch in demselben Haus. Ihr Körper war ganz schwach. Sie besaß keine Energie mehr und grämte sich über ihr verpfuschtes Leben.

Nach ihrem Tod trifft sie ihren Vater wieder. Er ist jetzt ganz liebevoll zu ihr. Sie trifft andere Seelen, die lilafarbene Gewänder tragen. Sie fühlt sich wie von einer großen Last befreit. Eine Gruppe von fünf Seelen kümmert sich um sie. Sie bewundert einen Wasserfall, der über einen Felsen herunterstürzt und wundert sich darüber, dass der Felsen ganz transparent anmutet.

Ich könnte mir (aus mancherlei Erfahrung) denken, dass diesem Leben als Maria bestimmt noch ein oder mehrere Leben vorausgehen, in denen sie als Mann selbst ein oder mehrere Male vergewaltigt hat. Aber anscheinend will das Höhere Selbst diese Leben nicht entdecken lassen, war sie doch eventuell innerlich noch nicht bereit dazu, sich diese anzuschauen. Denn das jeweilige Höhere Selbst weiß, was es einer Seele offenbaren darf und was nicht. Man deckt also nie mehr auf, als man verkraften kann. Deshalb braucht auch niemand Angst davor zu haben, in einer Rückführung mit Erlebnissen konfrontiert zu werden, die die Seele überfordern würden. Doch auf jeden Fall muss jedes schreckliche Leben in der Rückführung sogleich therapeutisch aufgelöst werden, es darf nie jemand ohne eine solche Auflösung nach Hause geschickt werden. Dieser Fall demonstriert ganz deutlich, dass selbst passives, doch liebloses Verhalten karmische Folgen nach sich zieht, die eine Seele ebenfalls durch harte Lernprozesse schicken können.

Doch wenden wir uns jetzt einer ganz anderen Angst zu.

14. Als Kardinal Karma aufgeladen

(Waschzwang)

Eine der von mir ausgebildeten Rückführungsleiterinnen rief mich an, ob ich mich zufällig irgendwann einmal in ihrer Nähe aufhalten würde, denn sie hätte einen äußerst dramatischen Fall übernommen, an den sie sich selbst nicht herantraue. Ein etwa vierzigjähriger Mann habe einen ungewöhnlichen Waschzwang. Dieser Mann sei ganz verzweifelt und habe schon öfter daran gedacht, sich das Leben zu nehmen. Es sei also dringend. Sie wohnte etwa achthundert Kilometer von mir entfernt. Aber zufällig gab ich in den nächsten Wochen in ihrer Nähe ein Seminar, sodass ich anschließend zu ihr kommen konnte. Bei ihr traf ich Rudi noch am gleichen Tag. Er war ein sehr intelligenter und musisch begabter Mann, der zudem sehr medial war und Geistheilungen an anderen durchführte, ja sogar die Fähigkeit besaß, nach Auflegung seiner Hände die inneren Organe eines Menschen zu sehen. Er war ein Einzelkind. Seine Mutter war vor einigen Jahren gestorben, doch sie begleitete ihn unsichtbar und stand ihm mit Rat zur Seite. Rudi hatte wohl hin und wieder platonische Beziehungen zu Frauen, doch noch nie mit einer Frau oder einem Mann sexuell verkehrt. Ein halbes Jahr nach Beendigung seiner Militärzeit sah er im Fernsehen einen Film zum Thema. *Was auf der Haut so alles lebt* Hier wurden Milben und Mitesser gezeigt, es wurde von Bakterien, Keimen und Viren gesprochen. Er sah diesen Film auf Video nochmals an, ja, und dann begann es bei ihm zu jucken. Es ging gleich heftig los. Am ganzen Körper juckte es auf einmal. Er musste immer wieder kratzen. Schuppen bildeten sich vor allem im Genitalbereich, hinter dem Ohr und auf dem Kopf. Und parallel dazu tauchte der Waschzwang auf, der ihn oft stundenlang beschäftigte. Denn was er berührte, musste gleich wieder gesäubert werden mit Wasser oder mit Putzmittel. Berührte er unbedacht die Türklinke, ohne vorher die Hände gewaschen zu haben, musste diese erst einmal fein säuberlich geputzt werden. Kam er mit seiner Hose an die Toilettenschüssel heran, reinigte er mühselig mit einem alkoholischen Reinigungsmittel die Hose. Natürlich ließ er niemanden in die

Wohnung, denn der Besucher könnte ja von seinen Keimen auf der Haut angesteckt werden. An dieser Stelle wird auch klar, warum er mit keinem Menschen Intimitäten austauschte. Später werden wir noch einen anderen Grund dafür erfahren. Er kann nicht aus dem Haus, bevor er sich nicht mindestens einmal geduscht hat. Einmal gab es einen ganzen Tag lang wegen Rohrbruchs im Hause kein Wasser. Obwohl Rudi einen wichtigen Termin hatte, ging er nicht aus dem Haus, da er sich ja nicht vorher duschen konnte. Da er nun ohne Körperkontakt mit anderen lebte, obschon er durch seine Tätigkeit viele Menschen kennen lernte, blieb er auch innerlich einsam, was ihn in tiefe Depressionen stürzte, gepaart mit einem Schuldgefühl unbekannter Art. Er wisse nicht, woher dieses Gefühl komme, sich ewig schuldig fühlen zu müssen, denn er könne sich nicht erinnern, irgendwann in diesem Leben eine triftige Schuld auf sich geladen zu haben, die ihn wissentlich belaste. Ich war also selbst gespannt, was für karmische Gründe wohl bei ihm vorliegen könnten, die zu diesem mit der Schuppenflechte gepaarten Waschzwang führten. Denn alles, was sich an heutigen Symptomen zeigt, muss irgendwann einmal verursacht worden sein. Die gängige Schulpsychologie würde die Ursache für seinen Waschzwang in der Tatsache sehen wollen, dass er einen strengen, dominierenden Vater hatte, was auch zutrifft. Doch die Ursachen, wie wir Rückführungstherapeuten aus Erfahrung wissen, liegen viel tiefer. Was meinen Sie, verehrter Leser, wohl, woher dieser Waschzwang in Verbindung mit den Hautausschlägen kommen könnte? Sie sind durch die bisher angeführten karmischen 'Ursachenaufdeckungen' ja möglicherweise schon zu einem Fährtenleser von Vergangenheitsspuren geworden ...

Rudi sieht sich als dreißigjähriger Mann, angetan in weißen und roten Gewändern, robenartig. Er ist adliger Herkunft, heißt Johannes Paulus und ist trotz seiner noch jungen Jahre schon Kardinal. Als Jahr gibt er 1782 an. *(In Rückführungen werden die Namen früherer Leben oft auf deutsch ausgesprochen oder ins Deutsche übersetzt. Er heißt natürlich Jean Paul. Und so werde ich ihn nun weiterhin nennen.)* Als Kardinal beaufsichtigt er in der Kathedrale von Toulouse die Vorbereitungen für den morgigen Geburtstag des Königs. Ich war natürlich neugierig und fragte ihn ein wenig über sein Privatleben aus. Er sei mit siebzehn Jahren, der Tradition seiner Familie entsprechend, zur Kirche gegangen mit der Aussicht, irgendwann Kardinal zu werden. Er habe vorher nur mit drei Frauen geschlafen, aber nie eine homosexuelle Tendenz gehabt. Sein bevorzugtes Hobby ist, mit Pfeilen zu schießen und an Turnieren im Pfeilschießen teilzunehmen.

Ich fordere ihn auf, zu dem nächsten wichtigen Ereignis seines Lebens zu gehen. Er sieht sich in seinen kostbaren Kirchengewändern neben dem Hochaltar stehen, während der Bischof vor vollbesetzten Bänken die Messe zelebriert. Durch den mit einem roten Teppich ausgelegten Mittelgang der Kathedrale kommen auf einmal in einer Art Prozession Mönche in Kutten mit seitlich herabhängender Kordel herein. In ihrer Mitte führen sie einen mit Ketten gefesselten Mann, in welchem Jean Paul seinen Vater, den Vicomte de Cherbourg, erkennt. Dieser ist der Ketzerei angeklagt. Er hat seinen Vater nie leiden können. Ein Geistlicher tritt hervor und klagt diesen Vicomte des Freidenkertums an, da er sich gegen die Kirche stelle. Die Gefühle von Jean Paul sind nun zwiespältig. Soll er sich aufgrund seines Einflusses für seinen Vater einsetzen, oder soll er seinen Vater als Verurteilten hinrichten lassen? Ich frage ihn, ob es noch andere Bedenken seinerseits gebe, die einen Einsatz für den Vater nicht geraten scheinen lassen. Er vertraut mir nun an, dass er selbst bei der Kirche unter Beobachtung stehe, da der Verdacht aufgekommen sei, dass er heimliche Liebschaften mit Frauen habe. Wenn er sich jetzt für seinen Vater einsetze, könne er auch seinen Kardinalsposten verlieren. Vor der Hinrichtung seines Vaters kommt noch seine Mutter zu ihm, um ihn eindringlich zu bitten, alles zu tun, damit dem Vater nichts passiere. Doch ihr Sohn weist sie ab, er könne in dieser Angelegenheit nicht helfen.

Nach dem Tod seines Vaters hat er ein ständig schlechtes Gewissen. Ich frage ihn weiter, ob es noch andere Gründe für ein nachhaltiges schlechtes Gewissen gebe. Ja, so antwortete er. Als er fünf Jahre alt war, sei seine siebenjährige Schwester vor seinen Augen ertrunken. Sie habe ihm noch zugerufen, ihr den großen Ball ins Wasser zu werfen, damit sie sich daran klammern könne, aber er tat es nicht. Von diesem Ereignis her trägt er immer noch Schuldgefühle mit sich herum. Verständlicherweise möchte ich auch herausfinden, woher seine Schuldgefühle im heutigen Leben stammen. Vielleicht liegen sie in ebenjenem Leben begründet. Aber ich spüre, dass er mir noch wichtige Dinge aus seinem Leben als Kardinal verschweigt. So frage ich ihn denn, ob es mit den Frauengeschichten, derentwegen er in der Kirche unter Beobachtung stehe, etwas auf sich habe. Zögernd gibt er es zu und beichtet mir, da ich ihm Verschwiegenheit zusichere. Er habe hin und wieder tatsächlich heimliche Affären mit Frauen gehabt. Bei einer hatte er sich mit fünfundzwanzig Jahren angesteckt. An seinem Geschlechtsteil, aber auch an anderen Teilen seines Körpers brach Eiter aus. Er hatte große Schmerzen beim Urinieren, traute sich aber nicht zum Arzt damit, denn wenn herauskäme, dass er diese Krankheit hatte, würde er seinen Kardinalshut ablegen müssen, ja, er könne völlig degradiert werden. Doch bald zeigten sich auch an den Füßen und an den Händen Ekzeme. Aus diesen Gründen stülpte er sich Handschuhe über. Niemanden ließ er in seine Privatgemächer – und schon gar nicht in sein Schlafzimmer – aus Angst, dass jemand seine Hautwunden sehen könnte. Wenn aufgedeckt würde, dass er als Kardinal diese allgemein als Geschlechtskrankheit bekannten Merkmale am Körper trug, würde das als Bestrafung Gottes angesehen werden, mit dem deutlichen Hinweis, dass er nicht mehr als Gottesdiener fungieren dürfe. Deshalb müssten all diese äußerlichen verräterischen Hautmerkmale verdeckt und versteckt werden, sei es mit Puder, Pflaster, besonders langen Ärmeln oder eben mit Handschuhen und immer länger werdenden Haaren, sodass auch am Hals alles, was auffallen konnte, verdeckt war.

Diese Krankheit breitet sich auf der Haut immer mehr aus, sodass nun auf der Brust, aber auch an den Ellbogen, Hautausschläge entstehen. Und von mir gefragt, ob er daraufhin nie wieder eine Frau angefasst habe, beichtet er, dass er, obwohl er von der Ansteckungsgefahr seiner Krankheit wusste, eine Achtzehnjährige beim Apfelpflücken entdeckt habe, die sich ihm willig hingegeben habe. Als ich mehr darüber wissen wollte, stellte sich heraus, dass er sie gegen ihren Willen genommen hatte. Wir sehen, dass auch in Rückführungen die früheren Seelen Dinge verschweigen wollen. Doch manchmal gelingt es, sie dennoch dazu zu bringen, etwas Wichtiges preiszugeben. *Als Rückführungstherapeut entwickelt man mit der Zeit ein Gespür dafür, ob noch – bei allem Respekt vor Geheimnissen – etwas Verborgenes vorhanden ist, das eigentlich gerne endlich gebeichtet sein will.* Es sei ihm klar gewesen, dass er sie anstecken würde. Aber die Wut über seine Krankheit und die Schuld, die er den Frauen dabei gab, ließen bei seinem Sexualtrieb alle anderen Erwägungen oder Bedenken in den Hintergrund treten. Und gefragt, ob er denn keine Angst vor der Strafe Gottes habe, gestand er, im Inneren ohnehin nicht sehr gläubig zu sein. Und auf die weitere Frage, ob diese Geschichte für dieses Mädchen, das Hélène hieß, oder auch für ihn irgendwelche Folgen gehabt habe, berichtete er Folgendes: Hélène muss bei diesem Vergewaltigungsakt auch seine eitrigen Stellen bemerkt haben. Denn sie sei zum Bischof gegangen und habe ihm über die Vergewaltigung und die Hautmerkmale berichtet. Man stellte Jean Paul, der wütend auf dieses Mädchen war, das ihn angezeigt hatte, nun vor einen kirchlichen Untersuchungsausschuss. Ein Arzt untersuchte ihn. Jean Paul konnte nichts mehr verbergen. Er wurde vor die Wahl gestellt, den kirchlichen Urteilsspruch anzunehmen oder öffentlich bloßgestellt zu werden. Jean Paul akzeptierte den kirchlichen Beschluss, der darin bestand, dass er seinen Kardinalshut abzulegen hatte und zu einem Bischof ohne Amt zurückgestuft wurde. Die ganze Angelegenheit würde hinter den Mauern der Kirche verschlossen bleiben. Hélène habe man geraten, in ein Kloster zu gehen, und geboten, über die Sache zu schweigen. Mit dreiundachtzig Jahren ist Jean Paul gestorben. Sein letzter Nie-wieder-Satz lautete: „Ich will nie wieder bloßgestellt werden. Ich will nie wieder Geschlechtskontakt haben."

Vor dem Wolkentor erfährt Rudi, dass Jean Pauls Vater auch sein heutiger Vater ist. Nun wird auch klar, warum diese beiden einander aus karmischen Gründen wieder begegnen müssen und weshalb sein Vater so streng mit ihm ist und Schuldzuweisungen ausspricht, was Rudis Schuldgefühle samt seiner Depression noch steigert. Denn wie wir noch sehen werden, trifft man Seelen in verschiedener Gestalt immer wieder, bis ein unharmonisch beendetes früheres Verhältnis durch Harmonie oder Vergebung in einem anderen Leben wieder ausgeglichen worden ist. Weiterhin erfuhren wir von Rudis Höherem Selbst, dass wir mit dieser Rückführung noch nicht alle Ursachen aufgedeckt hätten, sondern dass noch fünf bis sieben frühere Leben offengelegt werden müssten, um seine Probleme ganz zu beheben. Doch sei dieses Leben als Kardinal in der Genese seiner Symptome das wichtigste. Denn durch diese Aufdeckung könnten nun achtzig Prozent seiner Problematik aufgelöst werden.

Und nun frage ich Sie, liebe Leser – wären Sie darauf gekommen, welche karmischen Ursachen bei Rudis Waschzwang und seinen Hauterkrankungen vorliegen? Wohl kaum. Als Rückführungstherapeut wird man immer wieder mit neuen Aufdeckungen überrascht. Man ist wie ein Entdecker, der wie Livingstone, Amundsen, Marco Polo oder Sven Hedin fortlaufend neues, noch unbekanntes Land entdeckt, nur eben auf der psychischen Landkarte der Menschheit. Und wie viel gibt es da noch an neuen Ländern, ja vielleicht neuen Erdteilen zu entdecken, deren bloße Existenz die Wissenschaft noch nicht einmal vermutet.

Das Leben als Kardinal ist in mehrfacher Hinsicht karmabeladen, wie wir sicher erkannt haben. Seine damalige Programmierung, nie wieder Geschlechtsverkehr haben zu wollen, wirkt sich in diesem Leben aus. Seine heutigen Hautausschläge sind eine Nachwirkung von damals. Er muss anscheinend in diesem Leben aus karmischen Ausgleichsgründen noch mit diesen Symptomen behaftet sein. Seine unerklärlichen Schuldgefühle seinem Vater und sich selbst gegenüber haben mit seinem früheren Verhalten zu tun. Dass er sich in seinem heutigen Leben als Geistheiler betätigt, kommt von einem Wiedergutmachungsdrang. Sein Waschzwang ist durch die Tatsache bedingt, dass er in jenem Kardinalsleben alles an seinem Körper reinhalten wollte, damit niemand merken würde, dass er sich schuldig gemacht hatte. Und zudem ist dieser Waschzwang gekoppelt an den Drang, seine Schuld abzuwaschen.

Zum Ansehen der restlichen vom Höheren Selbst bezifferten Leben und zur weiteren Auflösung übergab ich diesen Fall jener Rückführungsleiterin. Ich rief Rudi nach drei Wochen wieder an. Er berichtete mir, dass die Therapie bei meiner Kollegin noch nicht abgeschlossen sei, er aber zu seinem Erstaunen zu seiner inneren Stärke zurückgefunden und wieder das Gefühl habe, er selbst zu sein. „Ich selbst bin zu einer anderen Persönlichkeit geworden. Ich habe mein Selbstbewusstsein wiederbekommen, das ich über zehn Jahre vermisst hatte.“ Auch der Waschzwang habe abgenommen. Meine Kollegin habe außerdem mit ihm eine Befreiung von einer erdgebundenen Person, die in ihm weilte, vorgenommen, die seine Depressionen verursacht hatte.

Die Rückführungstherapie ist ein Segen für die Menschen – insbesondere für solche, die von diesem Segen Gebrauch machen wollen und dürfen, weil der Zeitpunkt einer Befreiung von karmischen Lasten mit allen Beiprogrammen gekommen ist.

15. Der Körper als karmische Landkarte
(Messerphobie)

Viviane ist einunddreißig Jahre alt. Sie ist kurzsichtig. Sie hat eine Höhenphobie, kann also aus keinem Haus oder von keiner Klippe senkrecht nach unten blicken. Hinter dem linken Ohr befindet sich ein etwa 2,5 cm großes, rundliches Muttermal mit einem schwarzen Punkt in der Mitte. Darüber hinaus ist ihr gesamter Oberkörper mit Leberflecken übersät – das Gesicht, die Arme, die Brust – seitlich sogar bis zum Oberschenkel hinab. Aber eines ihrer größten Handicaps ist ihre Angst vor Messern. Sie kann kaum ein Messer anfassen. Und versucht sie dennoch, damit Fleisch zu schneiden, so beginnt sie zu zittern und lässt das Messer fallen.

Es war nicht leicht, Viviane in den Alphazustand zu versetzen – ich benötigte drei Anläufe dafür. Wir gingen zuerst ihre Höhenphobie an. Ihr Höheres Selbst führte sie in ein Leben, in welchem sie als Waise mit vierzehn Jahren bei einer Frau mit Zwillingen wohnte, die das junge Mädchen aber nicht mochte und es ihm auch deutlich zeigte. Darüber wurde die Vierzehnjährige derart depressiv, dass sie von den Klippen sprang. Sie beobachtete, wie ein Fischer ihren Leichnam aus dem Wasser zog, erlebte die Beerdigung ihres Erdenkörpers, nahm noch wahr, wie ihre Pflegemutter anscheinend zufrieden war, sich nicht mehr um sie kümmern zu müssen. Dann entdeckte sie eine in Schwarz gekleidete Frau, die einen Blumenstrauß auf ihr Grab legte, und erfuhr, dass dies ihre leibliche Mutter war, die sie unehelich zur Welt gebracht hatte und sie deswegen weggeben musste. Sie begleitete ihre Mutter zu ihrem Zuhause und musste erleben, wie ihr Mann diese schlug.

Vor dem Wolkentor erfuhr sie von ihrem Höheren Selbst, dass jene Mutter ihre heutige Mutter sei, ihre heutige Großmutter jedoch die damalige Pflegemutter. Und nachfragend, ob noch ein weiteres Leben bezüglich Vivianes Höhenangst aufzudecken sei, antwortete das Höhere Selbst, dass dafür kein weiteres mehr eine Rolle spiele. Da wir also bisher nur wenig Zeit gebraucht hatten, bot sich die Gelegenheit, noch ein zweites Problem anzugehen. Ich entschied mich für die Messerphobie und bat das Höhere Selbst, Viviane nun zu der Ursache dieser Phobie zu führen.

Sie war plötzlich ein Bankangestellter in Deutschland im Jahre 1894 und hieß Edwin. Er hatte mit fünfunddreißig eine Freundin namens Isabelle, die – wenn auch heimlich – auch von seinem Freund Paul begehrt und umworben wurde. Isabelle und Edwin beschließen zu heiraten. Als Paul das hört, wird er von dem Gedanken besessen, Edwin zu ermorden. Er dringt in dessen Wohnung ein und wartet, dass Edwin zurückkommt. Er versetzt seinem Rivalen einen tödlichen Messerstich hinter dem linken Ohr in den Kopf. Bevor Edwin stirbt, sieht er noch, wie Paul das Messer abwischt und einsteckt. Ich frage Edwin, was er sagen würde, wenn er jetzt sagen sollte: „Ich will nie wieder ...“ Und er antwortet: „Ich will nie wieder verletzt werden.“ *Jetzt beginnt Viviane zu weinen.* „Ich habe kein Vertrauen in Leute. Sie haben zwei Gesichter.“

Edwin ist auch bei seiner eigenen Beerdigung zugegen. Dort entdeckt er seine Geliebte, doch hinter ihr steht Paul. Niemand hatte ihn bisher als Mörder verdächtigt, auch Isabelle nicht. Edwin als Geist versucht nun, die schutzlose Isabelle vor Paul zu schützen.

Wie machst du das?
Ich weiß nicht, es geht nicht.
Ergibt sie sich dem Paul?
Nein, sie bringt sich um.

Beide sind nach dem Tod wieder vereint. Ans Wolkentor zurückgekehrt, erfährt Viviane, dass Isabelle ihr heutiger Freund Urs ist, Paul jedoch ein heutiger Onkel. Dann fordere ich sie auf, ihr Höheres Selbst, welches sich Viviane als ein sichtbarer Engel darstellte, zu fragen, warum sie jenes grausame Ende als Edwin erleben musste.

Was sagt dir dein Engel?
Ich war selbst einmal böse. Ich habe viele Leute getötet.

Darauf baten wir ihren Engel, sie in jenes Leben zu geleiten.

Viviane war in dem Körper eines dicken, schwarzbärtigen fünfundvierzigjährigen Wikingers und trug eine Art Helm auf dem Kopf, aus welchem zwei Kuhhörner ragten. Er hieß Hanbel *(könnte auch Hanibel lauten)* und hielt ein langes Schwert in der einen Hand, während er in der anderen ein rundes, mit Nagelspitzen versehenes Holz als Schild trug. Er hatte schon viele Menschen umgebracht, geplündert, wo immer sich Gelegenheit fand, und natürlich vergewaltigt.

Habt ihr irgendwelche Feinde, gegen die ihr kämpft?
Nein, nicht Feinde. Ich war ein böser Mann.
Wie viele Leute hast du denn so in deinem Leben bisher umgebracht?
Viele.
Hat dir das alles ein gutes Gefühl verschafft?
Ja. *(Mit Genugtuung und Stolz vorgebracht. Täter geben sich in Rückführungen oft wie ausgemachte Schurken und kennen meist keine Reue. Eventuell kommt diese erst am Lebensende auf oder danach.)*
Welchen Ruf hat dir denn dein Lebenswandel eingebracht?
Alle haben Angst vor mir.
Tust du das denn alles alleine oder machen andere mit?
Zwischendurch mit einer Gruppe. Aber alleine ist besser, denn ich muss dann nicht teilen.

Er ist berüchtigt, und die Leute in Norwegen und Schweden fürchten sich vor ihm. Es ist das Jahr 1249. Ein Jahr später gerät er in ein über ein Loch gespanntes Netz, das ihm als Falle gestellt worden war. Er kann sich aus eigener Anstrengung daraus nicht befreien. Die Leute kommen und schießen viele Pfeile auf das nun endlich zur Strecke gebrachte Monster. Er ist ganz mit Pfeilen übersät und sieht – wie er jetzt selbst von oben erkennen kann – wie ein Igel aus. Vom Höheren Selbst erfahren wir, dass er drei Leben als Opfer erleben muss, um dieses Monsterleben wieder auszugleichen, und dass zudem all die Leberflecken auf Vivianes

Körper genau jene Stellen markieren, in die die Pfeile eingedrungen waren. Und wahrlich, wie wir nachher entdecken konnten, kann man aus der Lokalisierung der Leberflecken am Körper ersehen, wie er damals in einer bestimmten Lage im Netz gelegen haben muss, als er von den Pfeilen von oben getroffen wurde. – Also machten wir uns daran, jene zwei noch fehlenden Opferleben auszukundschaften.

Im ersten karmischen Ausgleichsleben ist er ein vierjähriger Junge namens Michael *(englisch ausgesprochen)*. Seine Eltern sind Farmer in Amerika. Sie müssen umziehen. Sie suchen nach einem neuen Land, das sie bewirtschaften können. Sie sitzen beide vorne auf einem Pferdewagen. Es ist Nacht.

Ich sitze hinten drin ... Spiele mit dem Hund ... Sitze auf all den Sachen ... Ich fall' runter vom Wagen ... Fall' auf einen Stein ... Verletze mich im Gesicht ... Die Backe tut weh.

Und wie reagieren deine Eltern?

Fahren fort ... Der Hund bellt ... Eltern hören nicht. Kutsche zu laut.

Kannst du nicht rufen?

Nein, unmöglich.

Was passiert weiter?

Ich bleib' liegen.

Kommen denn die Eltern nicht?

Doch. Sie finden mich im Dunkeln ... Ich lebe nicht mehr ... Ich liege immer noch da. Es ist so kalt.

Kannst du trotz der Dunkelheit sehen, was die Eltern so machen?

Die Eltern sind ganz am Boden zerstört.

Und wie fühlst du dich?

Ich hatte ja nur gespielt. Dann bin ich runtergefallen.

Ist da irgendjemand, der dich abholt?

Nein, nur meine Eltern sind da. Sie packen mich in eine Wolldecke. Mutter hält mich im Arm. Weint.

Auch dieses nachtodliche Erleben gehört mit zum karmischen Ausgleich, muss er doch jetzt als Seele erfahren, wie Eltern leiden, wenn ihr Kind gestorben ist. Diese Seele hatte als Hanbel unter Umständen auch Söhne und Töchter getötet oder Menschen ihr Liebstes genommen.

Im nächsten Leben ist Viviane eine Indianerin von sechzehn Jahren. Sie heißt Cher Wina, was, wie sie sagt, Leichte Wolke bedeuten soll. Sie befindet sich allein im Wald. Ein Weißer beobachtet sie.

Und jetzt weißt du, was passiert.

Er kommt hinter einem Baum hervor. Er greift mich an ... Ich kann mich nicht mehr genug bewegen ... Er packt mich ... Er geht grob mit mir um ... Er vergewaltigt mich.

Ich zähle bis drei, und dann weißt du, was alles passiert ist. Eins, zwei, drei.

Ich liege noch auf dem Boden ... Der Mann ist weg ... Ich lebe nicht mehr.

Was hat denn dieser Mann noch gemacht? Hat er dich erstochen?

Nein. Er hat mir das Genick gebrochen. Ich habe noch geschrien. Aber er hat meinen Kopf zurückgedrückt.

Und jetzt bist du also gestorben. Was geschieht denn weiterhin?

Ich bin bei der Mutter. Sie weiß, mit mir ist etwas passiert ... Sie weiß genau, dass sie mich suchen muss ... Sie finden mich und nehmen mich mit nach Hause.

Die Männer versuchen nun, die Spuren des Mörders aufzufinden, doch dieser konnte sich offenbar schon längst in Sicherheit bringen.

Auf dem Berg der Erkenntnis erfahren wir von ihrem Engel noch Einzelheiten zu diesen karmischen Verknüpfungen zwischen ihren früheren Leben. Das Täterleben als Wikinger Hanbel hat also nur drei Opferleben zum Ausgleich jener Untaten nach sich gezogen. Doch er hat ja in seinem eigenen Leben – nämlich bei seinem Tod – noch selbst einen karmischen Ausgleich erleben müssen, sodass wir von vier karmisch bedingten Ausgleichsgeschehen sprechen können. Hanbel musste also nicht für jede der von ihm damals Vergewaltigten jeweils selbst eine

Frau werden, die vergewaltigt wird, sondern erlebt ein grausames Vergewaltigungsleben als Indianerin. Denn die Intensität dieses Vergewaltigtwerdens mag ausreichen, um jener Seele die Eigenerfahrung solchen Grauens zu geben, dass sie nie wieder – sollte sie in einer späteren männlichen Inkarnation einer Frau im Wald oder sonstwo alleine begegnen – der Wunsch überkommen wird, diese zu vergewaltigen. Denn jedes einmal am eigenen Leibe erfahrene, tief in den Emotionalkörper eingekerbte Erlebnis hält uns davon ab, nochmals eine gleiche Tat der Lieblosigkeit an anderen zu begehen. Die Intensität eines Geschehens im Opferleben ist entscheidend für den Umfang des ausgeglichenen Karmas. Es kommt also nicht auf die Quantität, sondern auf die emotionale Intensität des Geschehens an. Allerdings besteht der freie Wille. Wenn eine Seele im Zwischenleben über sich selbst einen karmischen Ausgleich verhängt, indem sie sagt: „Ich habe in früheren Leben so viele Frauen vergewaltigt, dass ich mindestens einige Dutzend mal selbst vergewaltigt werden will, um mich dadurch für die vergangenen Verbrechen zu bestrafen und zugleich zu fühlen, wie es ist, vergewaltigt zu werden, um solches nie wieder zu tun“, dann mag ihr freier Wille die Anzahl und Verteilung dieses Karmaausgleichs so verfügen, dass sie beispielsweise bestimmt: „Ich möchte in drei Leben als Frau jeweils dreimal vergewaltigt werden.“ Denn der freie Wille hat bei der Planung einer vorzunehmenden Reinkarnation Priorität, wenn uns Berater auch auf Konsequenzen und alternative Möglichkeiten hinweisen mögen.

Ich fordere sie auf, ihren Engel zu fragen, woher ihre Kurzsichtigkeit komme. Und die prompte Antwort ist: „Angst vor dem Leben ... Angst vor zu kurzem Leben.“

Als ich sie danach frage, ob sie dabei an die beiden kurzen Leben von Cher Wina und Michael denke, bestätigt sie das.

Und frage einmal deinen Engel, woher dein Nägelkauen kommt.
Ich kann mich dann nicht wehren ... Ich möchte Leute nicht verletzen ... Ich kann Menschen nicht schlagen, ich kann Tiere nicht schlagen ... Ich will niemanden mehr verletzen. Das hat mit dem Hanbel zu tun. *(Dies*

ist sicherlich eine ganz neue Diagnose des Nägelkauens. Denn als Hanbel hat sie Leute verletzt. Unbewusst will sie sich davor schützen, nochmals Angreifer beziehungsweise Täter zu sein. Also kann selbst das Nägelkauen die unbewusste Folge eines Täterlebens sein.)

Weiterhin erfährt Viviane, dass das Muttermal hinter ihrem Ohr eine nachträgliche Markierung für die tödliche Verletzung ist, die sie als Edwin von Paul erhalten hat. Solche Markierungen dienen als Erinnerer an früheres Geschehen. Und man hat heute mittels der Rückführung die Möglichkeit, diese Geschehen aus früheren Leben aufzudecken. Ich könnte mir denken, dass durch solch eine Aufdeckung Muttermale eventuell wieder ganz verschwinden, da ja ihr Sinn, als Erinnerung zu dienen, dann erfüllt worden ist. Aber in dieser Richtung muss noch mehr geforscht werden. Auf jeden Fall lässt sich sagen, dass Geburtsmale immer auf ein Geschehen aus früherem Leben hinweisen, sofern sie nicht in der pränatalen Phase durch eine Verletzung verursacht wurden. Somit bilden Geburtsmale auf dem Körper eine noch zu entziffernde Landkarte früherer Ereignisse.

Mit diesem Beispiel, aus dem ersichtlich wird, dass auch körperliche Merkmale auf frühere Leben zurückzuführen sein können, nähern wir uns dem Gebiet der somatischen Krankheiten, um dort zu untersuchen, inwieweit diese ebenfalls mit früheren Leben karmisch verknüpft sind.

Karma und somatische Symptome

Somatische Symptome sind solche, die sich ganz oder zum überwiegenden Teil auf die Physis des Menschen beziehen. Da viele somatische Symptome mit psychischen einhergehen, gibt es sogar unter den Medizinern einige, die meinen, dass die so genannten klassischen somatischen Krankheitsbilder zu neunzig, wenn nicht zu fünfundneunzig Prozent eigentlich psychosomatischer Natur sind. Denn ein Magengeschwür zum Beispiel habe in der Regel mit Sorgen und Stress zu tun, Nierenprobleme wiesen auf Partnerschaftsschwierigkeiten hin, Schmerzen in den Beinen wollten ausdrücken, dass man sich nicht dorthin zu gehen traue, wo man eigentlich hin sollte, Rückenschmerzen hätten mit Aufrichtigkeit zu tun, Migräne mit Sexualität und Mutterproblemen und so weiter. Dank der Rückführungstherapie werden wir erstunt feststellen, dass sogar alle somatischen Krankheiten – selbst Knochenbrüche – auf seelische Ursachen zurückzuführen sind. Denn das gibt es nicht, dass sich jemand ‚zufällig' ein Bein bricht oder durch einen Autounfall den Arm verliert. Alles hat einen Grund. Und wo ein tieferer Grund vorliegt, muss eine geistig oder seelisch gespeicherte Information vorhanden sein, die etwas zur Auswirkung kommen lässt.

In den im Folgenden dargestellten Beispielen stelle ich aus meiner Sammlung von Fällen aus der Rückführungstherapie eine kleine Auswahl körperlicher Symptome vor, wobei ich vom Kopf bis zu den Füßen vorgehe, also mich von oben nach unten bewege. Beginnen wir also gleich mit den Kopfschmerzen.

16. Wenn das Karma zu Kopfe steigt
(Kopfschmerzen)

Der Kopf ist der Hauptbahnhof und zugleich End- und Abfahrtsstation aller Nervenzüge im Nah- und Fernverkehr des körperlichen Nervensystems. Eine Vielzahl verschiedenartigster Kopfschmerzen ist das Ergebnis von bestimmten Informationen, welche von allen Ecken und Enden her an den Kopf signalisiert werden. Die dort registrierten Schmerzen können den ganzen Kopf betreffen oder nur Teile davon, sie mögen langwierig oder von kurzer Dauer sein oder auch periodisch auftreten. Es gibt Kopfschmerzen von gleichbleibendem oder unterschiedlich-wechselndem Charakter, von ziehendem, pulsierendem, pochendem, stechendem Charakter und so weiter. Und Schmerzauslöser der verschiedensten Körperstellen signalisieren dem Kopf: „Bei mir ist etwas nicht in Ordnung." So können Erkrankungen der Nieren, der Leber, des Rückens, Magens oder Bauches, des Halses, des Blutes, der Haut, der Sexualorgane usw. oder Verspannungen der Muskeln, Reizungen der Nerven, Störungen im Metabolismus oder Immunsystem und vieles andere Auslöser für Kopfschmerzen sein, ja selbst im Gesicht gibt es viele solcher Auslöser, man denke nur an die Zähne, Ohren, Augen, Nase, Stirn- und Kieferhöhlen usw. Dazu kommen noch viele psychosomatisch wie psychisch bedingte Kopfschmerzen (man denke nur an die Kopfschmerzen, die durch Ängste bedingt sind, wie die Angst vor einer Prüfung) und auch solche, die zum Beispiel auf Höhenunterschiede oder Wetterumschwünge beziehungsweise Umwelteinflüsse zurückzuführen sind, sodass Hunderte von Ursachen einen Auslöser für Kopfschmerzen bilden können.

Monika ist eine unverheiratete Heilpraktikerin von einunddreißig Jahren, die meinen Ausbildungskurs zum Rückführungsleiter absolvierte. Ich habe selten jemanden erlebt, der so viele psychische, psychosomatische und somatische Symptome in sich vereinte. Und in diesen Ausbildungskursen ist sie entweder durch meine therapeutische Behandlung oder durch die der übrigen Teilnehmer von den meisten dieser Symptome befreit worden! Um nur einige ihrer Symptome zu nennen: Sie hat Höhenangst, Alpträume, in denen ihr schwarze Männerhände an den Hals fassen, epileptische Anfälle bis hin zur Ohnmacht, davon dreimal das *Grand mal*, sie hat Asthma, schilddrüsenbedingte Gewichtsprobleme, Engegefühle am Hals, eine ganze Anzahl der verschiedensten Allergien von Heuschnupfen, Schimmel-, Waschmittel-, Nickel-, Chromallergie bis hin zu Duftstoffallergien in breitgefächertem Ausmaß. Weiterhin leidet sie unter einer Lesephobie, vielen unterschiedlichen Ängsten wie Angst vor dem Fallen, Angst vor Versagen, sie wird niedergedrückt von Depressionen, leidet unter Minderwertigkeitskomplexen und massiven Schuldgefühlen unbekannter Herkunft, das Helfersyndrom ist unverkennbar an ihr festzustellen – die Liste ihrer Anamnese wäre noch weiter zu ergänzen. Und man kann sich denken, wieviel Mühe und Zeit Mediziner und Psychotherapeuten aufwenden müssten, um bei all diesen Problemen Abhilfe zu schaffen, sofern ihre therapeutischen Vorgehensweisen in jedem Fall bzw. Symptom überhaupt wirkungsvoll Hilfe bringen könnten. Doch was ihr am meisten zu schaffen macht, sind ihre ständigen Kopfschmerzen, und zwar unterschiedlichster Art.

Diese begannen schon als Kind. Mal tauchten sie hinter dem linken Auge auf, mal erfassten sie den ganzen Kopf. Mal waren sie von kurzer, dann wieder von tagelanger Dauer. Manchmal wurden sie von Übelkeit bis hin zum Erbrechen begleitet. Eine Augenmigräne wurde diagnostiziert. Ihre Geruchsempfindlichkeit gegenüber Parfüms, Zigaretten, Auspuffgasen ist oft Auslöser für Spontankopfschmerzen. Oft geht ihr Kopfweh mit schmerzendem Rücken einher oder wird durch Verspannungen im Nackenbereich ausgelöst. Mit neun Jahren schlug sie beim Hinfallen mit dem Genick auf eine Kante auf. Ja, ihre Krankengeschichte wäre allein schon, was die Kopfschmerzen betrifft, noch länger fortzuführen.

Ich demonstrierte die Rückführungstherapie an Monika vor den anderen Teilnehmern und führte sie zuerst in ihre Opferleben hinein. Doch will ich des besseren Verständnisses der Zusammenhänge halber an dieser Stelle wiederum mit dem Täterleben beginnen:

Monika nimmt sich als einen dreißigjährigen römischen Soldaten wahr, der mit etwa hundert anderen Kämpfern eine Ortschaft einnimmt. Dies gelingt ihnen in einem unvorstellbaren Gemetzel. Der Soldat heißt Petrus und ist so etwas wie der Oberschurke. Einem Gefangenen befiehlt er, einige Schritte zu gehen, und haut ihm dann mit einem Schlag von hinten den Kopf ab, nur weil er mit seinen Kumpeln darum gewettet hat, ob der Getötete noch einige Schritte gehen könne, bevor er umfalle. Und er gewinnt die Wette, denn der Geköpfte geht tatsächlich noch einige Schritte. Die anderen lachen oder lassen Beifallskundgebungen hören. Petrus fühlt sich wohl in der Rolle, sich vor anderen mit seinen Grausamkeiten zu brüsten. Mit fünfunddreißig begeht er einen anderen riskanten Schurkenstreich. Er stiehlt sich heimlich auf ein Schiff, schneidet drei Wachhabenden die Kehle durch und entwendet Schmuck und Stoffe. Seine Kumpane bewundern ihn, und er sagt stolz: „Mich kann keiner besiegen." Morden, Saufen, Huren, Vergewaltigen, Rauben gehören zu den Selbstverständlichkeiten seines ‚Heldenlebens'. Mit zweiundvierzig Jahren befindet er sich in einem Gasthaus beim Spielen um Geld. Jeder muss ihn gewinnen lassen, sonst hat er sein Leben verwirkt. Besonders macht er sich einen Spaß daraus, neue Wirtshausgäste zum Spielen zu animieren und sie, wenn sie gewonnen haben, vor den Augen der anderen zu ermorden und zu sagen: „Seht, ich bin der Gewinner."

Als er etwa fünfzig Jahre alt ist, erhält er bei einer Auseinandersetzung einen Messerstich in den Bauch. Er kann sich noch in sein Quartier schleppen. Dort verblutet er ganz allein. Und von mir danach gefragt, ob er etwas bereue, antwortet er: „Ich bereue nichts." Ja, er ist sogar in echter Schurkenmanier stolz auf all seine Taten und gibt, weiterhin danach befragt, an, etwa fünfzig Menschen nur so zum Spaß oder aus Mutwillen getötet zu haben, sei es durch Erstechen, Erschlagen, Erwürgen, Genick-Umdrehen, was auch immer, während er die anderen, d. h. im Kampf Getöteten, erst gar nicht zur Zahl der von ihm Umgebrachten dazuzähle. Er wolle Ruhm und Macht. Das hat er zweifellos in jenem Leben erhalten. Doch um welchen Preis? Denn das, was er anderen zufügte, muss er nun gemäß dem Karmagesetz an sich selbst erfahren.

Hätte er dieses Gesetz schon damals als gültig erkannt, hätte er dann nicht von seinem verbrecherischen Tun schnellstens gelassen? Je größer das Leid, das man anderen zufügt, desto schwerer die in späteren Leben zu erleidenden Schicksale und deren Nachwirkungen bis ins heutige Leben. Wenn wir vorhin von den Muttermalen als einer karmischen Landkarte gesprochen haben, so könnten wir jetzt ergänzend hinzufügen, dass das diagnostische Gesamtbild eines Patienten die innere Landkarte seiner karmischen Vergangenheit darstellt.

Von den vielen karmisch bestimmten Opferleben, die sich aus diesem Schurkenleben ergaben, wählte Monikas Höheres Selbst drei Leben aus, die – da dies unser Ausgangsthema war – mit Kopfschmerzen zusammenhingen.

Sie nimmt sich als fünfzehnjähriger Akrobat im Italien des sechzehnten Jahrhunderts wahr, der mit einer Artistengruppe, bestehend aus seinen drei Brüdern und einem Freund, herumreist, um auf Märkten oder anderen Plätzen seine oft verwegenen Kunststücke darzubieten. Er heißt Martin und soll nun mit zu drehenden Ringen in den Händen über ein Seil balancieren. Doch auf einmal überfällt ihn Angst. Er bleibt wie gelähmt oben auf der Plattform stehen. Er gibt seinen Kumpanen zu verstehen, dass er nicht weitermachen könne. Doch diese rufen zu ihm hoch, endlich auf das Seil zu gehen. Die Knie beginnen ihm zu zittern. Einer der Brüder kommt hoch zu ihm und schiebt ihn quasi auf das Seil. Von unten schaut die neugierige Menge zu ihm empor. Kein Netz breitet sich unter ihm aus, das ihn auffangen könnte. In der Mitte des Seiles angekommen, beginnt das Zittern in den Knien heftiger zu werden. Er stürzt hinab, schlägt mit dem Kopf auf die Pflastersteine und ist auf der Stelle tot. Nach seinem Tod befindet er sich in einem Nebel. Dann nahen sich ihm plötzlich in einem goldenen Licht leuchtende Wesen, deren Lächeln, doch nicht die vollen Gesichter, zu erkennen ist. Eines der Wesen nimmt ihn bei der Hand und führt ihn ins Licht. In einem lichtvollen Raum angekommen, entdeckt er viele andere Wesen in weißem Licht. Alle scheinen irgendwie transparent zu sein.

In einem anderen karmaausgleichenden Opferleben ist er ein siebenjähriger Hirtenjunge namens Michael in den europäischen Alpen. Man schreibt das Jahr 1920. Er sitzt auf dem Balken einer eingezäunten Koppel. Sein Vater ist soeben fortgegangen, um die übrigen Söhne zu holen, denn sie sollen bei der Geburt eines Kälbchens dabei sein und lernen, Hilfestellung zu geben. Michael steigt nun trotz des Verbotes seines Vaters allein in die Koppel hinein, berührt einige Kühe mit den Händen und sieht auf einmal, wie jene Kuh zu kalben beginnt. Er nähert sich ihr, um das Kälbchen – falls die Geburt schwierig werden sollte – herauszuziehen, denn er hat den Vater solches schon tun sehen. Während er sich nun bückt, hört er das Geschrei der herannahenden älteren Brüder und seines Vaters, dass er sofort herauskommen solle. Durch dieses Geschrei aufgeschreckt, rennen die Kühe durcheinander. Michael gerät in das Gedränge, fällt um, und sein Kopf, sein Rücken, wie überhaupt sein ganzer Körper werden von den Hufen der Kühe getreten. An diesen Verwundungen stirbt er. Und sein letzter Nie-wieder-Satz lautet: „Ich will mir nie wieder zuviel zutrauen. Ich will nie wieder allein etwas wagen." *(Natürlich hatte Monika auch die Angst vor Kühen mit in dieses Leben hineingenommen.)*

In dem nächsten vom Höheren Selbst aufgedeckten früheren Leben war Monika eine vierundfünfzigjährige Frau namens Margit, die mit ihrem vier Jahre jüngeren Ehemann namens Peter zusammenlebte. Dieser, er ist kein Alkoholiker, schlägt sie oft und will ihr immer zeigen, dass er der Stärkere ist. Sie hat Angst vor ihm. Der Unwille ihres Mannes hat auch darin seinen Grund, dass sie ihm keine Kinder schenken kann. Als sie schwanger ist, tritt er sie in den Bauch, woraufhin ein Abortus erfolgt. Doch Peter gibt ihr die Schuld an diesem Malheur. Peter ist arbeitslos. Es ist das Jahr 1951. Sie wohnen in Deutschland in einem Dorf.

Eines Tages kommt Monika die Treppe hinunter. Peter sitzt schon in der Küche und wartet auf sein Essen. Er beschimpft sie: „Zu nichts bist du nütze, du hässliche Kuh." Sie kommt sich ganz klein vor und schämt sich. Er gerät immer mehr in Wut, steht auf, packt sie am Zopf, schüttelt sie, reißt an ihren Haaren und schlägt ihr mit der Hand ins Gesicht. Dann zerreißt er ihr das Kleid, sodass ihr Busen entblößt wird. Sie schämt sich. Der Choleriker schlägt nun ihren Kopf gegen einen hölzernen Pfosten und hört nicht damit auf. Sie hat ein Gefühl, als ob ihr der Kopf zerplatzen würde. Sie sieht noch sein böses Gesicht. Dann ist der Schädel gebrochen. Sie ist tot. Sie steht plötzlich neben ihrem Körper, der von ihrem Mann immer noch trotz des Blutes gegen den Pfosten gedonnert wird. Sie fühlt keine körperlichen Schmerzen mehr, wohl aber seelische. Schließlich lässt Peter von ihr ab, ihr Körper sackt zu Boden. Ich frage nun Margit: Wenn sie jetzt sagen würde „Ich will nie wieder ...“, was würde sie sagen? Und die Antwort ist: „Ich will nie wieder jemanden kennen lernen, der so böse ist. Ich will nie wieder geschlagen werden.“ Schließlich schwebt sie über eine schöne Wiese. Sie ist in der Zwischenwelt angekommen.

Vor dem Wolkentor erfahren wir von ihrem Höheren Selbst, dass sie die Chance gehabt hätte, ihren Mann zu verlassen. Sie hätte sich nicht erniedrigen lassen dürfen. Und als ich nach den Ursachen für Monikas heutige Kopfschmerzen frage, sagt das Höhere Selbst, dass es im Ganzen siebzehn Leben wären, die für ihre heutigen Kopfschmerzen maßgeblich seien. Weiterhin wird auf meine Fragen gesagt, dass wir nun keines dieser Leben der Kopfschmerzen wegen mehr aufzusuchen hätten, dürften diese doch jetzt beendet werden.

Und tatsächlich, nach dieser Rückführung waren all ihre Kopfschmerzen verschwunden und tauchten in der Folge auch nicht wieder auf, was sie mir ein Jahr später nochmals bestätigte. Außerdem meinte sie, sei sie dank der Rückführungen durch mich bzw. die anderen Seminarteilnehmer ein ganz anderer Mensch geworden – voller Tatkraft und Lebensfreude. Ihre Minderwertigkeitsgefühle samt Schuldgefühlen seien verschwunden, von den Rückenschmerzen keine Spur mehr vorhanden, ja, es ginge ihr so gut wie nie zuvor in ihrem Leben. Als Heilpraktikerin hatte sie sich schon vor dieser Ausbildung bei mir auf Patienten mit Rücken- und Kopfschmerzen spezialisiert, jetzt aber ist die Rückführungstherapie hinzugekommen, und viele Klienten ließen sich von ihr mit dieser Methode schon sehr erfolgreich behandeln.

Ich wusste ja, dass Monika ein Helfersyndrom hatte, da sie partout jedem, der Hilfe nötig hatte, zu helfen bereit war, besonders wenn es um körperliche Heilung ging. Dieses Helfersyndrom ist ein unbewusster Ausdruck von karmisch bedingten Schuldgefühlen. Denn man hat in einem früheren Leben anderen sehr geschadet und möchte dies nun wiedergutmachen, indem man ihnen hilft. Dies ist der Grund, warum viele Menschen mit einem Helfersyndrom medizinisch ausgerichtete Berufe ausüben oder in der Lebensberatung, Menschenbetreuung, Altenpflege oder im Sozialbereich tätig sind, wo sie also reichlich Gelegenheit haben, Menschen zu helfen. Wenn sie diese Hilfe am Nächsten nicht unwillig leisten, sondern mit Liebe, haben sie die besten Chancen, ihre karmischen Lasten erfolgreich abzuarbeiten. Und in der Heilkunde spezialisiert man sich besonders auf jenes Gebiet, wo man selbst in früheren Leben anderen besonders weh getan hat und darum etwas wiedergutmachen will. Deshalb hat sich Monika gerade auf Rücken- und Kopfschmerzen spezialisiert, also auf Symptome, unter denen sie selbst noch bis zu ihrer Ausbildung zur Rückführungsleiterin gelitten hatte. Man ist nicht zufällig Herzspezialist, Frauenarzt, Hebamme, Urologe, Krankenschwester, Kindergärtnerin usw., denn oft wird man genau zu jenen Berufen (unbewusst) hingeführt, in denen man karmisch etwas wiedergutmachen möchte. Natürlich hat man sich solche Berufe schon in der Zwischenwelt ausgesucht und auch schon darauf vorbereitet.

Es war also nicht nötig, sämtliche Opferleben, die mit Monikas karmabedingten Kopfschmerzen zusammenhingen, aufzudecken, um eine Heilung zu erzielen. Aber das stellt uns wieder vor die Frage: Warum müssen nach einem bösen Täterleben bei dem einen nur ein, beim anderen zwei oder drei und bei einem dritten fünf oder mehr Opferleben als karmisches Ausgleichsgeschehen durchlitten werden? Das hängt von vielen Faktoren ab, nicht allein, wie wir schon sahen, von unserer freien Entscheidung im Zwischenleben. Es hängt vor allem mit der erlebten Intensität eines Ausgleichens zusammen. Eine Vergewaltigung kann man so erleben, dass man entweder aus seinem irdischen Körper mit der Seele hinausgeht, dass man sich vor Erstarrung ‚ausklinkt', dass man aus

Schuldgefühlen heraus unbewusst ja dazu sagt, oder aber auch, dass man jede Sekunde dieser Vergewaltigung als grässliches, erschütterndes Geschehen miterlebt. Um es nochmals zu wiederholen: Nicht die Anzahl der in einem Täterleben begangenen Untaten ist in den Opferleben karmisch wieder auszugleichen, sondern die Intensität des Verübten durch die Intensität des zu Erleidenden.

17. Der Karmaausgleich kann auf verschiedenen Kontinenten erfolgen

(Ohrenrauschen)

Was die Anzahl der Symptome angeht, so mag Eberhard Monika noch übertreffen. Bei einigen davon stehen selbst Medizin und Psychiatrie bei ihm vor einem Rätsel. Denn von Depressionen und Minderwertigkeitskomplexen, Ängsten und Allergien, Herzmuskelstörungen (allein damit verbrachte er fünf Monate im Krankenhaus), Kopfschmerzen, Migräne (schon in der Schule, und mit Übelkeit und Übergeben), Engegefühlen, Bronchitis und Asthma, Angst vor Menschen und Angst vor Enttäuschtwerden bis hin zur Klaustrophobie (er geht in keinen Fahrstuhl), Bluterkrankheit mit Krankenhausaufenthalten, Kopfdruck und Kopfschmerzen, Halswirbelsäulenproblemen, Rückenschmerzen, Ohrensausen und Flimmern vor den Augen mit Schwindelgefühl (er war deswegen schon in der Psychiatrie) ist alles vertreten. Sein Kinn renkt sich oft aus, er hat einen Horror vor Alkohol, Mutterprobleme gibt es die Fülle und, und, und ... Und wir haben höchstens die Hälfte seiner vielen Symptome erwähnt. Also: Karma lässt grüßen!! Schon in der Kindheit legte er Mädchenkleider an und hatte wegen seiner nicht zu verbergenden Homosexualität während der Schulzeit unter großem Spott zu leiden, hatte selbst später beim Aufbau von Männerbeziehungen wegen seiner Mutlosigkeit und verschiedener Komplexe große Annäherungsprobleme an eventuelle Partner und lebte daher lange ein unerfülltes Sexualleben. Die gesamte Bundeswehr war ihm ein Gräuel, wobei es dort, wie er sagte, als Trostpflaster für einen Voyeur so schöne Männer gab. Für mich ist es überhaupt ein Wunder, dass er eingezogen werden konnte. Einige Monate vorher hatte ich mit ihm seine Höhen- und Brückenangst aufgelöst. Nun konnte er wieder über Brücken gehen. In einem Supervisionsseminar wählte ich schließlich vier Diplomaspiranten aus, die unter gelegentlichem Eingreifen meinerseits die Ursachen von Eberhards Ohrenrauschen, das ein Jahr zuvor plötzlich eingesetzt hatte, aufdecken und sogleich auflösen sollten. Dieses besteht bei ihm ständig, links entschieden ausgeprägter. Schon als Kind hatte er eine Ohrenentzündung. Wir wollen der Einfachheit halber zunächst wieder mit dem Täterleben beginnen.

Eberhard nimmt sich als Burgherr namens Heinrich auf seiner Burg Grüneck im Jahre 1180 wahr. Er ist einundfünfzig Jahre alt, hat von seiner Frau Katharina jedoch keine Kinder bekommen. Es herrscht Krieg, denn ein anderer Burgherr will ihm sein Land wegnehmen. Heinrichs Krieger haben viele Gefangene gemacht. Diese werden jetzt gefoltert, um aus ihnen Geständnisse zu pressen. Sie werden gestreckt, an der Wand aufgehängt, oder man gießt ihnen auch mit einem Trichter unangenehme Flüssigkeiten in den Mund. Heinrich genießt diese Torturen und schaut mit Genugtuung auf das grausame Geschehen. Nach Lust und Laune langt er oft selbst mit zu. Er nimmt z. B. einen Bogen und schießt einem Angebundenen den Pfeil ins linke Ohr (!), um zu sehen, wie tief der Pfeil wohl einzudringen vermag. Der Getroffene schreit entsetzt auf, stirbt aber sehr bald an seiner Verwundung.

Mit vierundsiebzig Jahren gibt dieser Rohling den Geist auf *(und man könnte ergänzen: und begibt sich auf die Reise zum Karmaausgleich, der bis ins zwanzigste Jahrhundert hineinreichen sollte)*. Sein Sündenregister schreit zum Himmel. Aber man soll ja nicht über andere urteilen. Vielleicht waren wir auch nicht besser, scheinen wir doch angesichts unserer Leiden alle oder doch die meisten einmal große Sünder gewesen zu sein.

Vier der karmisch ausgleichenden früheren Opferleben werden aufgedeckt, die mit seinem heutigen Ohrenrauschen zusammenhängen. Im ersten war er ein Indianer namens Joni im brasilianischen Urwald um das Jahr (wie das Höhere Selbst später ergänzte) 1342. Er ist ein mit Pfeil und Bogen bewaffneter Jäger und trotz seiner fünfunddreißig Jahre noch unverheiratet. Er liebt die Einsamkeit. Aber die Ehe scheint in seinem Stamm ohnehin nicht so wichtig zu sein, schläft doch jede mit jedem, ganz nach gegenseitigem Gefallen. Am Tag seines Todes stürzt ihm ein umgefällter Baum aufs Genick, ein Ast dringt in sein linkes

Ohr. Auf dem Bauch liegend ist er sogleich gestorben. Augenblicklich befindet er sich außerhalb seines Körpers und beschreibt genau die Lage seines Körpers und die des Baumes.

In einem der nächsten Leben ist er eine Eskimofrau namens Kiri. Sie ist vierundvierzig Jahre alt, hat drei Kinder und einen Alkoholiker zum Mann. Er pflegt in betrunkenem Zustand seine Frau und auch die Kinder zu verprügeln. Als er wieder einmal in dieser Verfassung seine Kinder schlagen will, stellt sie sich schützend davor. Er schmettert ihren Kopf gegen die Wand. Ihr Kopf beginnt auf einmal mächtig zu dröhnen. Ihr wird übel. Schwindelgefühle überkommen sie. Schmerzen aus dem Nackenbereich drücken in den Kopf hinein. Sie kann auf einmal nicht mehr hören, sieht die Kinder weinen und legt sich auf den Boden. Sie sieht nur noch die Mundbewegungen des schimpfenden Ehemannes, versteht aber keines seiner Worte mehr.

Einen Tag vor ihren Tod geführt – sie ist zweiundsechzig Jahre alt –, lebt sie noch immer mit dem Ehemann zusammen. Die Kinder sind aus dem Haus. Sie hasst ihren Mann. Nur durch Handbewegungen verständigen sie sich, denn seit jenem ‚Unfall' ist sie taub. Der Halswirbelbereich tut ihr noch immer weh. Oft wird ihr schwindelig, und es stellen sich Kopfschmerzen ein.

In einem anderen Leben ist Eberhard im Jahre 1834 ein achtundvierzigjähriger Mann in Tunesien und heißt Amir. Er trägt einen Turban und handelt mit Kamelen. Amir wird beim Herunterfallen vom Kamel von dessen Huf am linken Ohr und am Kiefer getroffen, Letzterer ist gebrochen. Obwohl er behandelt wird, heilt der Kiefer nicht mehr, und Amir stirbt in seinem siebenundsechzigsten Lebensjahr an Herz- und Atembeschwerden. Späterhin beobachtet er noch, wie sein Körper in eine Kiste gelegt und im Sande verbuddelt wird. Interessant ist hier zu beobachten, wie schon in jenem Leben einige Symptome, unter denen er heute leidet, also Herz- und Atembeschwerden, Requisiten seines Krankheitsbildes gewesen sind. Ob diese karmisch durch das Leben als Heinrich bedingt sind oder durch andere Täterleben, konnte hier nicht mehr erforscht werden. Und schließlich war noch in einem vierten Opferleben eine karmisch bedingte Ursache für seine Probleme mit dem linken Ohr zu finden. Denn im Jahre 1920 ist er ein Pariser Nachtklubbesitzer namens Jean, der für Männerkundschaft sechs bis acht Mädchen bereithält. Er ist unverheiratet, schläft mit seinen Prostituierten, ist dabei korrupt und aufgrund seines Geizes unbeliebt. Als er dreiundfünfzig Jahre alt ist, dringen zwei Männer mit gezogenen Pistolen in sein schönes Haus, fesseln ihn und schlagen ihn mit dem Pistolenknauf auf die linke Wange und das linke Ohr, um ihn dazu zu bringen, den Safe zu öffnen. Als sie den Tresor schließlich leergeräumt haben, richtet einer der beiden seine Pistole auf den Gefesselten, sagt noch: „Du dreckiges Schwein!" und drückt ab. Die Kugel trifft Jean knapp unterhalb des linken Ohres. Er ist auf der Stelle tot. Die aufgrund des Lärms herbeigeeilte Haushälterin wird ebenfalls erschossen. Jean, schon außerhalb seines Körpers befindlich, sieht noch die beiden aus dem Kopf blutenden Leichen dort liegen, hört auch, wie die beiden Gangster lachen und dann das Haus verlassen.

Seine Nie-wieder-Sätze formuliert Jean folgendermaßen: „Ich will nie wieder andere betrügen. Ich will nie wieder Frauen ausbeuten noch sexuell erniedrigen. Ich will nie wieder Macht missbrauchen noch am Reichtum festhalten."

Auf dem Berg der Erkenntnis erkennt Eberhard das Wirken des Karmagesetzes und akzeptiert es als gerecht. Er bringt den Goldenen Kelch zu seiner Seele als Heinrich und vergibt ihr das, was sie damals anderen zugefügt hat, nachdem er allen anderen, denen Heinrich Lieblosigkeiten und verbrecherische Gemeinheiten antat, den Kelch gereicht und sie um Vergebung gebeten hat. Dann geht er in die entsprechenden Opferleben und vergibt all denen, die ihm damals Leid zugefügt haben. Denn dies fällt ihm jetzt sehr leicht, weiß er doch, dass der Ehemann von Kiri sie deshalb so schlagen und misshandeln musste samt der Genick- und Ohrverletzung mit Taubheitsfolge, weil seine Seele sich vordem diesen verbrecherischen Ehemann ausgesucht hatte, um durch ihn den karmischen Ausgleich zu erfahren. Denn oft verwundert es uns, dass von betrunkenen Ehemännern misshandelte Frauen trotz allem bei diesen bleiben, statt sie zu verlassen – sie wissen unbewusst, dass sie durch jene den karmischen Ausgleich oder wenigstens einen Teil davon erhalten, den sie sich aus karmischen Gründen im Zwischenleben selbst 'verordnet' hatten. Wir sehen, dass sich auch für die Psychologie durch die Rückführungstherapie auf einmal ganz neue Perspektiven menschlichen Verhaltens eröffnen, und natürlich auch für die Jurisprudenz. Vielleicht wird man in einigen Jahrzehnten vor Gericht karmische Auslotungen vornehmen, um auf Basis karmischer Gegebenheiten ein gerechtes Urteil sprechen zu können. Aber jedes über einen Menschen verhängte juristische Urteil, ob gerecht oder ungerecht, ist ohnedies Folge eines Täterlebens in vorausgegangener Zeit. Somit kann auch kein Richter ein Fehlurteil verkünden. Doch kann sich dieser karmisch beladen, wenn er ein Urteil gegen sein Gewissen verkündet. Denn wie wir längst schon wissen – alles, was wir anderen antun, kommt auf uns selbst zurück.

Auch erkennt Eberhard, dass die beiden Mörder von Jean ihn aus karmischen Gründen umgebracht haben, sodass er ihnen jetzt sogar dankbar sein kann, dass sie ihm diesen Gefallen des karmischen Ausgleiches getan haben. Natürlich befreit das die Mörder nicht von ihrem sie irgendwann ereilenden karmischen Geschick. Und wie wir bemerkt haben, ist der karmische Ausgleich der Untaten des Täterlebens in Deutschland auf die verschiedenen Erdteile (Südamerika, Nordamerika, Afrika und Europa) verteilt, um dann im heutigen Leben wieder nach Deutschland zurückzukehren. Ein Kreis hat sich geschlossen. Auch darin können wir schon eine gewisse höhere Planung entdecken.

Als ich Eberhard später einmal anrief, teilte er mir mit, dass vieles sich verbessert hatte, aber noch immer genügend Probleme vorhanden seinen. Und er fügte stolz hinzu: „Aber über Brücken kann ich jetzt angstfrei gehen."

18. Jeder Schlag hat karmische Folgen
(Trigeminusneuralgie)

Vera ist eine fünfundvierzigjährige Finanzbeamtin, die unter einer gravierenden Trigeminusneuralgie leidet. Neuraltherapie, Akupunktur und Homöopathie wollten keine Linderung bringen. Sie nimmt die verschriebenen Psychopharmaka regelmäßig ein, um ihr Leben einigermaßen in den Griff zu bekommen. Der Schmerz zieht sich in der rechten Gesichtshälfte von der Stelle über dem Auge bis zum Mundwinkel. Manchmal kommt der Schmerz in Schüben, doch immer innerhalb von vierzehn Tagen, um dann ein bis vier Tage anzuhalten. Während dieser Tage nimmt sie Schmerztabletten ein. Oft sind die Schmerzen von Übelkeit begleitet. In dieser Schmerzperiode kann sie nicht zur Arbeit gehen und muss sich sogar meist hinlegen. Sie ist sehr anspruchslos, das einzige, worauf sie besteht, ist, dass jemand zugegen ist, wenn diese Schmerzen sie überkommen. Denn wenn das nicht der Fall ist, heult sie die ganze Zeit über. Meistens kann ihr Ehemann oder ihr Sohn oder eine Freundin in diesen Schmerzenszeiten bei ihr sein. Die Trigeminusneuralgie ist ihr Hauptübel. Aber auch Zukunftsängste, Minderwertigkeitsgefühle, Angst vor Menschenansammlungen, Verlustängste und Angst vor sich selbst, dann der zwanghafte Wunsch, immer perfekt zu sein, und der Zwang, alles sofort tun zu müssen, gepaart mit einem Helfersyndrom, sind Symptome ihres Unbehagens. Sie gibt zu, überheblich und aggressiv sein zu können. Und nach der Rückführung gesteht sie mir, einen unbändigen Hass auf ihren Stiefvater zu haben, der sie als Teenager oftmals, und zwar mit Wissen ihrer Mutter, sexuell missbraucht hat.

In ihrem Täterleben erlebt sich Vera als französischer Dieb im Jahre 1472 in Paris, der im dunklen Kerker seine Strafe abbüßt, denn er ist des Pferdediebstahls überführt worden. Jeden Tag wird er ausgepeitscht. Er hat eine unbändige Wut auf alle Reichen und sieht es als recht und billig an, diesen von ihrem Reichtum zu nehmen, wo immer sich eine Gelegenheit dazu findet. Nach vierzig Tagen wird er wieder in Freiheit gesetzt. Später hat er sich dem Gewerbe eines Zuhälters zugewandt. Er wohnt mit einer fünfundzwanzigjährigen Frau zusammen, die er den Männern feilbietet. Diese Frau schlägt er, wenn ihm etwas nicht passt, wenn sie zu faul oder zu dumm ist, die Männer zu befriedigen oder sie gebührend auszunehmen. Er schlägt sie meistens mit Ohrfeigen auf die rechte (!) Wangenseite. Doch wird dieser Mann, als er wieder etwas gestohlen hat, von Gendarmen gefasst. Er kann sich aus deren Griff lösen, rennt weg, wird jedoch von hinten in den Rücken geschossen. Die Erzürnten in der Menge treten den Sterbenden mit Füßen ins Gesicht und schreien „Bastard!".

Hier wird dieser Seele noch im selben Leben ein Teil ihres karmischen Ausgleichs zuteil. Er schlug die zur Prostitution Gezwungene immer auf die rechte Gesichtshälfte, und nun treten ihm selber am Ende seines Lebens aufgebrachte Leute ins Gesicht. Aber damit scheint dem Karmagesetz noch längst nicht Genüge getan worden zu sein. Drei Jahrhunderte sollte es dauern, bis diese Seele der Ausgleich ereilte, in welchem sie ein Ähnliches erleben musste wie das, was sie damals als Zuhälter der Prostituierten angetan hatte. Sicherlich hatte sie in der Zwischenzeit noch andere Verfehlungen aus jenem Leben auszugleichen gehabt. Der karmische Ausgleich kann also, wie wir schon öfter gesehen haben, lange auf sich warten lassen, aber er kommt auf jeden Fall. Denn jeder einmal erteilte Backenstreich muss in irgendeiner Form ausgeglichen werden.

Im Jahre 1791 lebt diese Seele als junge Frau namens Sabine in Deutschland. Sie wohnt bei ihrer Mutter, die als Prostituierte stadtbekannt ist. Obwohl die Mutter ihr immer sagt, dass Sabine hässlich sei, hat sie ihre Tochter doch zum Beischlaf mit Männern gezwungen. Die Zwanzigjährige will am Brunnen Wasser holen. Frauen spucken sie dort an. Kinder kommen hinzu und rufen: „Hexe! Hexe!" Schließlich wird sie von den Frauen festgehalten. Eine von ihnen nimmt einen Stock und haut wie besessen auf die rechte Seite ihres Gesichtes, bis es ganz von

Blut überströmt ist. Sabine geht noch am selben Tag bei Dunkelheit an den Fluss. Sie hat die feste Absicht, sich zu ertränken. Sie fühlt sich schuldig, minderwertig und einfach schlecht. Ihr Gesicht schmerzt. Sie fühlt sich entstellt. Doch hat sie Angst, ihr Leben zu beenden. Irgendetwas hält sie von diesem letzten Schritt zurück. Sie entschließt sich, den Ort ihrer Schmach zu verlassen. Und es gelingt ihr, in Limburg eine Anstellung als Serviererin zu finden. Sie heiratet später, hat eine glückliche, wenn auch kinderlose Ehe. Nach ihrem Tod im Alter von dreiundsiebzig Jahren holt sie ihr verstorbener Ehemann ab, umarmt sie und führt sie ins Licht. Von ihrem Höheren Selbst erfährt sie, dass ihre damalige Mutter auch ihre heutige Mutter ist, die Sabine ja wiederum mit ihrem Wissen vom zweiten Ehemann beschlafen lässt, damit dieser nicht eventuell anderswo fremdgeht oder sich gar ganz von ihr abwendet.

All die Backenstreiche, die Sabine im früheren Leben als Zuhälter der jungen Frau verpasst hatte, wurden ihr in jenem Leben als Prostituierte – eventuell sogar in gleicher Anzahl – durch die Stockhiebe zurückgegeben. Und indem der Zuhälter eine Frau zur Prostitution gezwungen hatte, musste er als jene Sabine wiedergeboren werden, um ein gleiches Schicksal an sich selbst zu erfahren. Aber dieses Leben als Prostituierte reichte offenbar noch nicht als Karmaausgleich, sodass auch in diesem Leben noch der Missbrauch durch den Stiefvater erlebt werden sollte, um damit endlich – so hoffe ich doch – dieses Fehlverhalten durch Missbrauch ausgeglichen zu haben. Ihre Trigeminusneuralgie stammt aus diesen karmischen Verknüpfungen von Täter- und Opferleben, und Letzteres reicht noch in ihr heutiges Leben hinein – und wird auch noch weiterhin wirken. Denn vom Höheren Selbst erfährt sie, dass noch nicht alles Karma bezüglich ihrer Trigeminusneuralgie aufgelöst werden kann, muss sie doch zuerst noch ihre Überheblichkeit anderen Menschen gegenüber besiegen. Doch eine wesentliche Besserung ihres Gesichtsleidens darf jetzt schon eintreten.

Auf dem Berg der Erkenntnis werden ihr noch einige andere Zusammenhänge klar, zum Beispiel, woher ihre Angst vor Menschenansammlungen kommt – diese ist Resultat jener hässlichen Szene am Brunnen, als die Frauen sie festhielten und auf das Gesicht schlugen. Diese Angst hat also auch unmittelbar mit dem Trigeminusnerv zu tun. Ich hatte vermutet, dass eventuell die damals von ihrem Zuhälter Geschlagene ihr heutiger Schwiegervater sein könnte, doch verhielt es sich anders. Er war in einem anderen Leben eine Frau, die von Sabine als Mann schlecht behandelt worden war.

Da ich in diesem Buch nur eine kleine Auswahl an Beispielen aus der Rückführungstherapie geben kann, muss ich viele Fälle in meinen Unterlagen, die sich auf andere Teile des Kopfes beziehen, beiseite lassen – ich möchte dem Leser ja nur eine Ahnung vermitteln davon, wie sich frühere Vergehen aus Lieblosigkeit im heutigen Leben als karmisch begründete Symptome darstellen und wie eine Auflösung derselben möglich ist. Doch nun werde ich ein Beispiel für karmische Leiden im Halsbereich darstellen.

19. Wenn Karma in demselben Leben an den Kragen geht
(Chronische Halsschmerzen)

Gabriele ist Balletttänzerin gewesen und nun mit ihren vierzig Jahren Trainingsleiterin an einer deutschen Bühne. Sie hat oft ein Gefühl, als ob ihr der Hals zugeschnürt sei und sie keine Luft bekäme, ganz abgesehen von häufigen Halsschmerzen. Sie war schon vor einem Jahr bei mir. Wir hatten uns damals ihre Migräne und ihre Zahnprobleme vorgenommen und unter anderem drei Täterleben aufgedeckt. Der Erfolg war für sie überwältigend. Denn sowohl die Migräne als auch die notorischen Zahnprobleme waren behoben. Nun wollte sie auch ihre Halsprobleme noch loswerden und dabei, falls es in einer Sitzung zu bewerkstelligen war, auch noch ein anderes Problem angehen, das darin bestand, dass sie privat immer allein war und trotz einer angenehmen Erscheinung kein engeres Verhältnis zu einem Mann herstellen konnte – obwohl sie sich doch nach einer harmonischen Beziehung sehnte.

Im Täterleben war sie ein rüder Mann von dreißig Jahren namens Frank. Er zog in Deutschland im Jahre 1491 herum und war unverheiratet, was sicherlich seine Sucht nach Sexualität zum Teil erklären konnte. Doch war er ein unangenehmer Geselle, der vor nichts zurückzuschrecken schien. So hatte er schon einige Frauen vergewaltigt und dann schnell das Weite gesucht. Er schien mit diesem Vorgehen oft Erfolg gehabt zu haben. Doch in diesem Jahr nahm er sich eine Prostituierte mit auf sein Gasthauszimmer. Es kam zum Streit. Frank würgte die Frau und schnitt ihr schließlich die Kehle durch. Wieder auf der Flucht wurde er diesmal doch eingefangen und gehängt.

In ihrem Opferleben ist Gabriele im Jahre 1756 in einem französischen Kloster eine fünfundzwanzigjährige Nonne namens Sophie. Sie kommt aus einem sehr vermögenden, adligen Haus, hat aber von ihrer Mutter wie auch vom Vater keine Liebe erhalten – Erstere erschien ihr ganz fremd und abweisend, während der Vater meist unterwegs war. Mit siebzehn kommt sie ins Internat und entschließt sich alsdann, sofort ins Kloster zu gehen. Doch eines Tages kommen Männer angeritten und fordern die Herausgabe von Sophie, da sie widerrechtlich, das heißt ohne Einwilligung des Vaters, ins Kloster gegangen sei. Ihr Vater habe die Boten entsandt, und ein entsprechendes Schreiben vom Bischof liege ebenfalls vor. Der Mann, der Sophie hinter den Klostermauern hervorholt, ist von ihrem Vater als ihr Ehemann ausersehen worden. Dieser sieht nach ihrem Dafürhalten eklig aus, ist fünfzehn Jahre älter und ebenfalls sehr vermögend. Als sie nach der Hochzeit mit diesem ungeliebten Mann das Bett teilen muss, stinkt er nach Alkohol. Sie verweigert sich ihm. Er schlägt und würgt (!) sie. Aus Angst vor ihm und seinen Gewaltanwendungen lässt sie zukünftig alles über sich ergehen. Und trotzdem scheint es ihm Spaß zu bereiten, sie physisch zu quälen. Zu ihrem Glück ist ihr Mann Henry oft auf Reisen. Sie gebiert ihm zwei Kinder. Mit fünfzig Jahren liegt sie im Sterben.

Ich fordere sie auf, auf ihr Leben zurückzublicken und mir zu sagen, was sie anders oder nie wieder machen würde, wenn sie ein erneutes Leben haben könnte. Und sie antwortet: „Ich will nie wieder nichts sagen. Ich habe mich nie gewehrt. Ich will nie wieder gegen meinen Willen gezwungen werden. Ich will nie wieder eine Beziehung zu einem Mann haben. Ich will allein sein."

Diese letzten Gedanken und Gefühle, ausgedrückt oder im Inneren bewahrt, sind die eigentlichen Programmierungen für zukünftiges Erleben. Darum sollte man befreit sterben können, denn das, was ungelöst geblieben ist, findet seine Fortsetzung in späteren Erdenleben. Ihre beiden letzten Sätze hat sie mit in das Leben genommen, das zweihundert Jahre nach diesem Leben nun als Sophie in Deutschland stattfindet. Die Programmierungen: „Ich will allein sein und ich will keine Beziehung zu einem Mann haben" haben sich voll erfüllt. Und diese würden sich vielleicht auch noch in ein oder mehrere künftige Leben fortgepflanzt haben, gäbe es heutzutage nicht die Rückführungstherapie. Ihre Halsschmerzen hängen mit diesen beiden aufgedeckten Leben zusammen. Und so kommt es in der Rückführungstherapie immer wieder vor, dass ein aufzudeckendes Problem beziehungsweise Symptom an eine ganze Reihe anderer Symptome und Probleme gekoppelt sein kann, sodass Letztere mit der Auflösung und Kelchreichung gleich mit behoben werden können. Ich kann mir denken, dass Gabriele nun in einer vielleicht sogar erfüllten Beziehung lebt und sich von diesem Mann sogar am Hals anfassen lassen kann, ist doch der Hals jetzt sicherlich schmerzfrei, und von einem Erstickungsgefühl dürfte auf jeden Fall keinerlei Rede mehr sein.

Hier haben wir wieder einen Fall, wo der Übeltäter (Frank) durch ein gleiches oder ähnliches Schicksal noch im selben Leben den karmischen Hauptausgleich erhält, indem er einen Tod erleidet, bei welchem ihm ebenfalls die Luft wegbleibt. Aber damit war das Karma in Zusammenhang mit ihren Halsproblemen noch nicht ganz ausgeglichen. Als Sophie wurde sie noch öfter gewürgt. Und man kann sich vorstellen, wie grauenhaft jene Erlebnisse gewesen sein müssen, dürfte sie doch aus dem Täterleben ohnedies schon eine eventuelle Halsphobie mitgebracht haben, deren Nachwirkungen ja auch im heutigen Leben noch den Hals beeinträchtigen, einschließlich häufiger Schmerzen. Diese sind, wie wir sahen, meist Erinnerer an seelisch noch nicht geklärte karmische Ursachen. Sie wollen uns daran erinnern, diese endlich aufzulösen. Auch wird in diesem Fall wieder ein typisches Reaktionsverhalten, basierend auf karmischen Schuldgefühlen, demonstriert. Denn oft wählt eine Seele nach einem Täterleben ein Leben in Buße, wird zum Beispiel Nonne oder Mönch, um (unbewusst) zum einen aufgeladene Schuld aus früherem Leben abzubüßen und sich zum anderen in eine gesicherte Situation zu begeben, wo sie nicht wieder in ein Täterverhalten zurückfallen kann. So können selbst Nonnenleben einen karmischen Hintergrund haben.

Bevor ich dieses Buch zwecks Durchkorrektur per E-Mail einer Lektorin zuschickte, gelang es mir, Gabriele am Telefon zu erreichen. Sie versicherte mir, dass sie sich seit dieser Rückführung innerlich gefestigter fühle, in einer befriedigenden Beziehung lebe, ja sogar hin und wieder als frühere Antialkoholikerin ein Glas Bier trinke und – was das wohl wichtigste Ergebnis dieser Rückführung war –, dass die Halsschmerzen verflogen seien und sie sich jetzt sogar am Hals anfassen lassen könne.

20. Unaufrichtigkeit und Karma
(Rückenschmerzen)

Rose ist zweiundvierzig Jahre alt. Sie brachte zwei Kinder zur Welt, doch war ihre Ehe schon während der Schwangerschaft ein Spiel der Unaufrichtigkeiten. Schließlich ließ sie sich scheiden und lebt seitdem mit einem neuen Partner in einer harmonischen Beziehung. Mit ihm kam sie als jetzige Heilpraktikerin in mein Ausbildungsseminar zum Rückführungsleiter. Kurz nach der Geburt ihres zweiten Kindes begannen die Schmerzen im Rücken, vor allem im Lendenwirbelbereich. Der Arzt diagnostizierte die Verschiebung eines Lendenwirbels und führte dies auf die Tatsache zurück, dass Rose während der Schwangerschaft ihr erstes Kind einseitig auf dem Arm getragen hatte. Mit der Geburt des zweiten Kindes wurden die Rückenschmerzen oft unerträglich. Sie begannen gleich am Morgen. Das Stillen ihres Kindes wurde zur richtigen Tortur. Sie wollte trotz Anratens des Arztes keinerlei schmerzstillende Medikamente einnehmen. Und die Rückenschmerzen von den Lendenwirbeln bis zum Halswirbelbereich hinauf hatten selbst bis zum heutigen Tag noch nicht nachgelassen. Vor den anderen Seminarteilnehmern führte ich sie als Demonstrationsperson zu den Ursachen ihrer heutigen Rückenprobleme zurück.

In ihrem Täterleben heißt sie Tonn, ist ein dreißigjähriger Mann mit wildem Haar. Er begehrt eine etwas ältere Frau, da diese viel Land besitzt. Er will sie unbedingt heiraten. Doch diese Frau namens Sila hat wechselnde Liebhaber, kann sich also für keinen entscheiden. Tonn schlägt ihrem augenblicklichen Liebhaber in den Rücken und erwürgt ihn von hinten. Daraufhin begibt er sich zu ihr und fordert sie auf, ihn zu heiraten, bedeute dies doch einen Vorteil für sie, da er sie am besten beschützen könne. Unten sei gerade ein Fest. Sie möge also dort verkünden, dass sie sich mit ihm verloben wolle. Sila sagt ihm, dass sie ihn nicht möge, dass sie zumindest vorerst überhaupt keinen Mann heiraten wolle, weil sie frei sein wolle für diverse Männerbeziehungen. Tonn hat sich aber in den Kopf gesetzt, sie zu heiraten, obwohl er sie auch nicht liebt. Er bedroht sie, schließlich schlägt er sie, verletzt sie an Rücken und Kopf derart, dass sie bleibende Schäden davonträgt. Tonn, der sich anscheinend in das Haus geschlichen hatte, kann unerkannt entkommen. Sila ist derart verletzt worden, dass sie eine bleibende Geistesverwirrung davonträgt. Tonn selbst wird mit fünfundsiebzig geistesgestört und stirbt drei Jahre später. Vom Höheren Selbst erfährt Rose, dass ihre Seele damals als Tonn lernen musste, dass man sich nie etwas mit Gewalt aneignen darf. Die Seele von Sila lebt heute als ein ihr bekannter Heilpraktiker, mit dem sie viel zusammenkommt.

In ihrem ersten karmisch ausgleichenden Opferleben ist sie in der Mongolei im Jahre 1632 ein Mann von siebenundfünfzig Jahren namens Mustafa. Er ist Aufseher über zehn Frauen in einer Gerberei und Lederverarbeitungswerkstatt. Auf einmal gibt es ein großes Geschrei, denn eine der Frauen ist auf einem der glatten Steine den Abhang hinabgestürzt. Mustafa eilt hinzu. Doch in dem Augenblick, als er den Abhang zu dieser schreienden Frau hinabschauen will, rutscht er selber aus und stürzt nun ebenfalls hinab. Er prallt mit dem Rücken auf einen Stein und bleibt bewusstlos liegen. Man trägt ihn in seine Steinhütte. Als er wieder zu sich kommt, fühlt er heftige Schmerzen im Kopf und vor allem im Rücken. Er hat sich einen Lendenwirbel gebrochen. Ein halbes Jahr lang muss er an Krücken gehen. Doch stirbt er erst im hohen Alter. Zuvor lag er seit Jahren seines schmerzenden Rückens wegen darnieder.

Im nächsten karmisch bedingten Ausgleichsleben für seine Untaten als Tonn ist Rose in Köln im Jahre 1733 ein siebenunddreißigjähriger katholischer Priester namens Raphael. Er hat schon heimlich einige Affären mit Frauen gehabt. Im Augenblick befindet er sich an einem hohen Turmfenster, bereit, sich hinabzustürzen, denn er liebt eine Frau, darf sie aber wegen seines Priestergelübdes nicht ehelichen. Alle Treffen mussten selbstverständlich im Geheimen geschehen, denn außer im Beichtstuhl, durch eine Wand getrennt, darf sich ein Priester mit keiner Frau alleine treffen. Er befindet sich in einem großen Konflikt zwischen Gott, repräsentiert durch die Kirche, und seiner Liebe zu dieser Frau. Sein Herz gehört Letzterer, doch er darf keine Frau lieben, sondern hat ein Leben lang in aller Keuschheit Gott zu dienen. Nun springt er in die Tiefe, schlägt auf den Rücken auf und ist auf der Stelle tot.

Die meisten Menschen irren nach einem Selbsttod noch länger auf der Erde herum, besuchen jene, von denen sie sich getrennt haben, um auch deren Reaktion in sich aufzunehmen. Alles wird, wenn man so sagen möchte, sinnvoll von ‚oben' gesteuert, um in jener erdenkörperlosen Seele eventuell schon eine Läuterung einzuleiten, indem sie ihre Untat bereut.

Raphael scheint aber sofort in die jenseitige Welt abgeholt worden zu sein. Er begegnet in einer lichtvollen Welt leuchtenden Wesen. Sie haben anscheinend auf ihn gewartet. Er meint, ihre Gedanken lesen zu können. Sie führen ihn in ein Gebäude mit weißer Kuppel, welches in einen Wasserfall hineingebaut ist. Dieses herabfallende Wasser, dessen Anblick ihn in großes Erstaunen versetzt, mündet in ein großes Becken, in das er sich nun hineinzusetzen aufgefordert wird. Hier spürt er einen reinigenden und beruhigenden Effekt durch die Kraft des Wassers. *Meist ist es so, dass wir, wenn wir einen schweren Tod erlebt haben, uns im Zwischenleben zuerst in einer Art Sanatorium ausruhen oder, wie hier, uns einem Prozess des Regenerierens unterziehen dürfen.* Dem Wasser entsteigend, legt er sich auf Hinweis auf den Boden nieder und streckt die Arme aus. Unter der Kuppel hat sich auf einmal ein gelbes Licht eingefunden. Er fühlt nun, wie ein Strahl dieses gelben Lichtes von oben in seinen Bauch dringt. Plötzlich sieht er sein Leben als Raphael vor sich. Er sieht, wie er als Priester auf der Kanzel steht und bewusst lügt, die Keuschheit predigt, aber sie selbst doch nicht lebt. Er hätte zu seiner inneren Wahrheit stehen und aus der Kirche austreten sollen, selbst wenn man ihm mit dem Tod gedroht hätte. Ihm werden auf einmal die Lügen der Kirche ganz deutlich und ihm wird zugleich klar, dass er selbst darin schuldig verstrickt war. Aber es wird ihm nun auch innerlich offenbart, dass diese

Lügen als Erfahrung wichtig sind, denn erst durch die Lügen, deren man sich irgendwann, und sei es nach dem Tode, als solcher in ihrer der Liebe entgegenwirkenden Kraft bewusst wird, gelangt man zur Wahrhaftigkeit.

Und diese Aussagen erinnern uns an die oben *(beim Heuschnupfen, Fall 2)* erwähnten, dass wir, um sämtliche Aspekte des Daseins kennen zu lernen, erst zu Tätern werden müssen, um dann im karmischen Ausgleichsgeschehen die Lieblosigkeit, die wir übten, an uns selbst als Opfer zu erleben und schließlich durch solche Erfahrung zur Liebe zu gelangen. Und ebenfalls kann es sein, dass wir zuerst in Situationen der Lüge hineingeführt werden, dann in einem karmischen Prozess im selben oder einem Folgeleben den gleichen oder ähnlichen Lügen ausgesetzt sind, bis wir gelernt haben, zu unserer inneren Wahrheit zu stehen, nicht von ihr abzuweichen und nie wieder zu lügen. Kurz gefasst könnte man es so formulieren: erst kennen lernen, dann ausgleichen, dann begriffen haben, um schließlich das Denken, Sprechen und Handeln von Liebe und Wahrheit leiten zu lassen.

Roses Rückenprobleme setzen sich aus zwei karmischen Komponenten zusammen: Zum einen sind sie Folge eines Täterlebens als Tonn, das zwei Opferleben – jenes als Mustafa und jenes als Raphael – durch karmischen Ausgleich mittels einer Rückenverletzung erforderte. An das Ausgleichsleben von Raphael heftet sich aber ebenfalls ein neues Lernziel mit dem Thema Wahrheit. Somit wird der Rücken Träger für dieses Thema. Es verbindet sich mit diesem, sodass selbst im heutigen Leben noch beide miteinander verwoben sind. Denn wie Rose später gestand, lebte sie während und nach ihrer zweiten Schwangerschaft in einem Gefüge der Unwahrheit mit ihrem Mann. Damit begannen die immer heftiger werdenden Rückenschmerzen. Und später gestand sie auch, schon als Mädchen im heutigen Leben in dem Konflikt zwischen Aufrichtigkeit und Lüge gestanden zu haben. Denn sie wuchs in einem Nonnenkloster mit zugehöriger Schule auf. Dort musste sie lügen „bis zum geht nicht mehr", wie sie sich ausdrückte. Schon im Beichtstuhl fingen diese Lügen an. Körperliche Gefühle der Sinnlichkeit zu leben oder gar darüber zu sprechen war verboten. Solche Gefühle durften einfach nicht existieren. Man wurde geradezu zur Lüge erzogen, ganz im Gegensatz zu dem erklärten Ziel, tugendhafte und fromme Jungfrauen mit Schulabschluss ins Leben zu entlassen. Im heutigen Leben wurde sie also schon früh wieder mit dem Thema Aufrichtigkeit konfrontiert.

Wir Menschen werden in Situationen hineingeführt, um getestet zu werden, inwieweit wir zu unserer inneren Wahrheit stehen, inwieweit wir die durch Karmaausgleich erfahrenen Lektionen wirklich gelernt haben – ist es doch eventuell wichtig, falls wir diese noch nicht gelernt haben, einen erneuten Durchgang zu absolvieren, bei dem wir zunächst wieder in eine Situation geführt werden, wo wir zum Lügen verleitet werden, um dann entsprechend in ein Leben oder eine Situation geführt zu werden, in welchen wir unter den Lügen anderer zu leiden haben, um daraufhin von neuem in puncto Aufrichtigkeit getestet zu werden. Doch sobald wir lügenfrei leben und zu unserer inneren Wahrheit stehen, benötigen wir in dieser Hinsicht keine Tests mehr. Doch mögen wir noch in anderen Dingen getestet werden. Das Karma ist das Vehikel, das uns zu lügenfreien und liebevollen Menschen erzieht. Das Karma ist nicht Selbstzweck, es ist Mittel zum Zweck, und zwar wohlgeplant von höherer Stelle.

Vom Höheren Selbst erfuhr Rose weiterhin, dass jene Frau, die sie als Raphael liebte, ihr jetziger Partner sei. Sie könne sich jetzt noch nicht ganz von ihren Rückenschmerzen befreien, da sie an dem nun Offenbarten noch zu arbeiten hätte. Doch wenn dies geschehen sei, würden sich die Rückenschmerzen völlig verflüchtigen. Rose wusste genau, was damit gemeint war. Denn das zielte auf noch nicht erledigte Dinge mit ihrem geschiedenen Ehemann. Und tatsächlich, mit jedem weiteren bewussten Arbeiten an sich selbst nahmen die Rückenschmerzen in der Folge immer weiter ab. Und als ich sie nach einem Jahr anrief, waren sämtliche Rückenschmerzen völlig verschwunden.

Obwohl sich nach einer Rückführungstherapie in sehr vielen Fällen schlagartig ein totaler oder partieller Erfolg einstellt, gibt es doch auch

Fälle, in denen nach Aussage oder Hinweis des Höheren Selbst noch weiterhin innerlich an sich selbst bzw. an dem Problem gearbeitet werden muss, woraufhin sich dann ebenfalls der volle Erfolg einzustellen pflegt.

21. Wenn karmische Kugeln ihr Ziel treffen
(Herzkrämpfe)

Schulmediziner stehen der Rückführungstherapie oft noch verhalten oder abweisend gegenüber. Aber das wird sich sicherlich bald ändern, denn die großen Erfolge dieser Therapieform werden auch von der Schulmedizin nicht mehr lange ignoriert werden können. Schon manches Mal hat sich ein Mitglied der Ärzteschaft bei mir zum Rückführungstherapeuten ausbilden lassen. In dem nun folgenden Fall geht es um einen Doktor der Medizin, der zugleich Psychiater und Psychotherapeut ist. Da zahlreiche andere herkömmliche Methoden noch keine bleibende Linderung seines Herzleidens und seiner Neurodermitis bringen konnten, wollte er es nun mit der Rückführungstherapie versuchen. Seine Neurodermitis macht sich auf Wangen und Stirn seit zehn Jahren bemerkbar. Uwe, so will ich diesen Arzt nennen, glaubt, dass hier psychische Gegebenheiten mit hineinspielen könnten, habe er doch Angst vor Versagen, gepaart mit einer Angst vor zu viel Nähe. Auch habe er Schwierigkeiten, Hilfe von anderen anzunehmen. Mit seinem Vater trug er einen ödipalen Konflikt aus. Uwe liebte seine Mutter, die jedoch eine Borderlinerin war, voller Ambivalenzen steckte und mit Suizid drohte. Weiterhin habe er eine unerklärliche Abneigung gegen die Farbe Lila. Er wolle gerne einmal wissen, was die eigentlichen Ursachen aller seiner Symptome seien. Somit überließen wir es dem Höheren Selbst, was es ihm in den Rückführungen offenbaren wollte.

In dem zuerst offenbarten Leben nimmt sich Uwe im Jahre 1512 als Franziskanermönch in Frankreich mit Namen Samuel wahr. Er schildert sein Mönchsleben. Er geht um zehn Uhr zu Bett und ist schon vor dem Morgengrauen beim Morgengebet. Er war mit achtundzwanzig Jahren ins Kloster eingetreten, weil er in der Welt die Liebe nicht finden konnte und nun die Liebe zu Gott suchen wollte. Jetzt ist er dreißig und fährt mit einem Ochsenkarren, beladen mit Fässern für das einzuholende Getreide, zu einem ihm schon aus den Vorjahren bekannten Bauernhof. Doch hier findet er alles zerstört und die meisten Gebäude niedergebrannt. Hühner, Schweine, Katze und Hund kommen hungrig zu ihm. Samuel muss weinen. Dann entdeckt er beim Durchschreiten dessen, was von den Gebäuden übriggeblieben ist, einen dreijährigen Jungen, das Gesicht voller Ruß. Auch kommt auf einmal ein alter Mann hervor, der dieses Inferno überlebt hat. Dieser berichtet Samuel, dass eine Bande von Männern, teilweise mit Fellen bekleidet, gekommen sei und die hiesigen Männer – die er schon begraben habe – alle ermordet habe, während sie die Frauen mitgenommen hätten.

Der Alte erlaubt Samuel, seinen Enkel mitzunehmen, um für ihn zu sorgen. Dieser Junge wächst nun bei den Mönchen auf, verlässt das Kloster aber mit achtundzwanzig Jahren und segelt nach Nordafrika. Samuel selbst zieht sich mit siebzig Jahren in Spanien eine Lepra zu. Geschwüre machen sich im Gesicht breit. Das Land befindet sich im Krieg mit den Arabern. Alles ist verwüstet, zerstört, abgebrannt. Ein arabischer Arzt gibt ihm Wasser, dem eine besondere Heilkraft eigen sein soll. Samuel streicht es über seine leprösen Stellen. Und tatsächlich verschwinden diese nach einiger Zeit unter Zurücklassung von Narben. Mit zweiundachtzig Jahren ist er entschlafen. Er hatte sich immer schuldig gefühlt für das, was auf dem Bauernhof geschehen war. Doch bekam ich nicht heraus, worin dieses Schuldgefühl bestand.

Nach seinem Tod befindet sich Samuel auf einmal auf einer Wiese voller Blumen. Dort trifft er ein kleines Mädchen. Plötzlich begegnet er dem Mann wieder, dessen Enkel er damals mitnahm. Samuel gehört zu einer jenseitigen Gruppe von zwölf bis dreizehn Seelen, die ihm ebenso vertraut wie Familienmitglieder erscheinen und von denen er einige aus dem soeben abgeschlossenen Leben wie auch aus vorausgegangenen erkennt oder zu erkennen meint. Vor dem Wolkentor erfährt er vom Höheren Selbst, dass er die Leprakrankheit aus karmischen Gründen durchleiden musste. Diese seien auch noch für seine Neurodermitis in diesem

Leben die Ursache. Und nun baten wir das Höhere Selbst, uns auch noch die Ursache für Uwes Herzleiden aufzuzeigen.

Er erlebte sich sogleich als neunzehnjähriger französischer Jurastudent namens François aus Lyon, der in Nantes studierte und sich bei Kriegsausbruch 1914 sofort zum Militärdienst meldete. In einem Angriff auf die feindlichen Linien erhält er einen Herzschuss. Er schwebt plötzlich über seinem Körper, sieht die vielen toten Leiber unter sich und entdeckt auch, wie deren Geistgestalten ihn umschweben. In einer Wolke werden sie zu einem ländlichen Gebäude geführt, wo ihnen jeweils ein Zimmer zugewiesen wird, in welchem sie sich ausruhen können. Als François aufwacht, steht eine engelgleiche Frau, die sich Martinique nennt, neben seinem Bett, und auf seine Frage, wo er sich befinde, antwortet sie, dass er im Himmel sei. Beide scheinen sich so gut miteinander verstanden zu haben, dass Martinique im nächsten Erdenleben *(also dem heutigen)* seine Frau sein wollte.

In einem anderen Leben erlebt sich Uwe als syrischer Jude namens Aron im Jahre 652 *(eventuell arabische Zeitrechnung).* Er ist Schuster, verheiratet und hat eine Tochter. In der Stadt war von unbekannter Hand die Kirche in Brand gesteckt worden. Man gab den Juden die Schuld. Es begann ein Pogrom, bei welchem viele Juden das Leben verloren. Weiterhin wurde angeordnet, dass die Juden kein Handwerk mehr ausüben durften, ihre Kinder aus den Schulen zu nehmen waren und ihre Haustüren nicht mehr verschlossen sein durften, sodass jeder zu jeglicher Zeit in ihre Häuser eindringen konnte, um die jüdischen Frauen zu belästigen oder Dinge zu stehlen. Auch Arons Frau ist bei diesem Pogrom vergewaltigt worden. Ein Kardinal in lilafarbenem Gewand kommt in die Stadt. Aron, der jetzt vom Betteln lebt, denn alles ist ihm abhanden gekommen, fasst sich ein Herz, drängt sich durch die Menge, fällt mit flehentlich erhobenen Händen vor dem Kardinal nieder und sagt, dass man die Juden zu Unrecht verfolge. Doch der Kardinal schiebt ihn mit seinem Stab verächtlich zur Seite. Aron kann noch rufen: „Wir Juden sind Menschen, wie du Mensch bist.“ Doch dann kommen schon Soldaten, die ihn treten, sodass er schleunigst wieder in der Menge untertaucht. Später gelingt es ihm und seiner Familie, nach Kreta zu entkommen, wo er wieder Schuhmacher wird. Mit achtundsiebzig Jahren stirbt er. Sein Leben als Aron, so offenbart Uwes Höheres Selbst, musste er aus karmischen Gründen leben. Und seine Abneigung gegen die Farbe Lila kommt von dem Gewand des Kardinals, der ihn zurückstieß. Aber auch seine heutige Verlustangst samt dem Gefühl, ausgestoßen zu sein, sind karmische Relikte dieses Lebens als Aron.

Nun bat ich Uwe, sein Höheres Selbst zu bitten, ihn in jenes Leben zu führen, welches als Ursache für seinen Herzschuss als François maßgebend war. Und das Höhere Selbst schickte ihn durch ein anderes Wolkentor.

Er nahm sich dort als neununddreißigjähriger französischer Leutnant italienischer Abstammung namens Jean wahr. Er hielt sich zu dieser Zeit – es war das Jahr 1815 – in Savoyen auf. Zweihundertfünfzig Soldaten unterstanden seinem Kommando. Ein anderer Offizier hatte ihn beleidigt. Jean forderte ihn zum Duell heraus. Dieses wird nun auf einer einsamen Straße mit Degen ausgetragen. Andere Offiziere bilden einen Kreis. Die beiden Duellanten haben die Mützen abgelegt und beginnen zu fechten. Der andere wird verwundet und strauchelt, und Jean, obwohl sein Gegner schon kampfunfähig ist, nutzt die Gelegenheit und sticht zusätzlich noch tief in dessen Herz. Er ist einerseits stolz auf seinen Sieg, aber zugleich erschrocken. Mit seinen Anhängern geht er im Anschluss daran in eine Wirtschaft. Er hat Angst, dass er wegen des Duells vor höheren Offizieren Rechenschaft ablegen muss und bestraft werden könnte. Aber nichts dergleichen geschieht.

Dies also war die Verursachung für sein karmisch ausgleichendes Opferleben als François im Ersten Weltkrieg, und die Stelle, wo ihn die Kugel treffen sollte, war genau jene, in welche er als Jean seinem Gegner den Degen hineingestoßen hatte. Wir müssen eigentlich erstaunt sein über die Tatsache, dass der karmische Ausgleich oft an den gleichen Stellen erfolgt. Wer, so müssen wir uns fragen, lenkt eigentlich die Waffen so, dass die gleichen Stellen getroffen werden? Es muss dabei eine höhere

Lenkung vorliegen. Denn woher soll die Kugel an der Front wissen, dass sie das Herz von François treffen soll, um ihm einen karmischen Ausgleich zu bescheren? Ist denn alles vorherbestimmt? Wir haben ja gesehen, dass man sich seine jeweils nächsten Schicksale selbst aussucht. Aber selbst wenn es so ist, so muss es doch solche Wissensmächtigen geben, die dann genau diesen selbstgeplanten Vorgang herbei- beziehungsweise durchführen. Und sind dann alle Kugeln, die in Kriegen ihre Opfer gefunden haben, vorausbestimmt gewesen? Wenn dem so wäre, müssten auf jedem Schlachtfeld Tausende von karmaausführenden Geistern unsichtbar zugegen sein, um jede Kugel zu dem schon vorher geplanten Ziel zu lenken, und zwar so, dass diese nicht zufällig jemand anderen trifft, sondern nur genau den dafür Vorgesehenen. Oder von einer anderen Seite her betrachtet, dürfte jemand, der nicht während eines Gefechtes durch eine Kugel umzukommen hat, auch nicht durch eine verirrte Kugel getroffen werden. Denn diesem wird einfach nichts passieren, da ja ein solches Schicksal nicht vorher im Zwischenleben von ihm selbst so vorgesehen worden ist. Diese Gedanken öffnen nun eine ganze Phalanx von Fragen. Auf einige davon werde ich später noch zu sprechen kommen.

Uwe hat diese karmischen Zusammenhänge auf dem Berg der Erkenntnis klar erkannt. Ich konnte mir nach dieser so sehr gelungenen Rückführung vorstellen, dass sich seine Herzschmerzen nun nicht mehr einstellen, denn die Ursache dafür ist aufgedeckt. Er hat auch jenem Deutschen, der ihm die Kugel ins Herz schoss, vergeben, wie er auch seinen Duellgegner um Vergebung bat, der in diesem Leben sein Schwager ist, dem er natürlich ebenfalls den Goldenen Kelch der Vergebung und der Liebe reichte.

Im Jahr nach dieser Rückführungstherapie rief ich Uwe an, um mich nach seinem Befinden zu erkundigen. Wie erfreut war ich zu hören, dass es ihm mit seinem Herzen – für ihn erstaunlicherweise – relativ gut gehe, doch sei noch nicht alles behoben. Das Herz beschere ihm weniger Probleme als zuvor, weshalb er, da zusätzlich auch der Bluthochdruck zurückgegangen sei, auch die Medikamente habe verringern können. Im Ganzen habe er, wie er sich wörtlich ausdrückte, „eine freundlichere Begegnung mit dem Herzen“. Auch bezüglich seiner Neurodermitis, von deren Ursachen wir ja nur einige – wenn auch wichtige – aufgedeckt hatten, hatte sich schon eine erhebliche Verbesserung gezeigt, denn die früheren dramatischen Symptome waren seitdem ausgeblieben. „Auf jeden Fall“, so könne er sagen, habe er auch hierin „eine Verbesserung“ erfahren. Ich bin nun zuversichtlich, dass er sich von seinen gesamten Herz- und Hautproblemen nach ein oder zwei zusätzlichen rückführungstherapeutischen Sitzungen verabschieden könnte.

Doch kommen wir jetzt, den Körper nach Beispielen für karmische Ursachen somatischer Krankheiten nach unten hin absuchend, zum Bauch.

22. *Wie das Karma noch immer nicht von seinem Opfer ablässt*
(Bauchschmerzen)

Elisabeth ist sechsunddreißig Jahre alt, geschieden und Mutter eines Sohnes. Sie ist Krankenschwester, hat aber nun damit begonnen, sich zur Heilpraktikerin auszubilden. Sie kann keinem Menschen eine Bitte abschlagen und gibt zu, mit einem Helfersyndrom behaftet zu sein. Meist kommen werdende Heilpraktiker erst nach bestandenem Heilpraktikerexamen zu mir in die Ausbildung zum Rückführungstherapeuten. Elisabeth leidet unter chronischen Bauchschmerzen, die mit ihrem vierzehnten Lebensjahr begannen, aber, wie sie betont, nichts mit ihrer Regel zu tun hätten. Tauchten sie früher nur alle paar Tage auf, so seien sie seit einigen Jahren konstant geworden. Sie habe schon in der Schule sehr unter diesen Schmerzen gelitten. Obwohl sie bisher noch keine Operation an sich vornehmen ließ, wurden mannigfache Untersuchungen durchgeführt, um Ätiologie und Diagnose richtig zu bestimmen. Und da sich ihre Bauchschmerzen eigenartigerweise über den gesamten Bauchbereich erstreckten, mal hier weniger, dann wieder dort mehr und umgekehrt, entdeckte oder diagnostizierte man, dass ihre Nieren Zysten haben, der Mageneingang nicht richtig schließt, die Gallenblase Polypen hätte und Darmverschlingungen vorliegen könnten. Weiterhin litt Elisabeth ohne äußerliche Veranlassung unter der Vorstellung, nicht schön genug zu sein und deshalb auch nicht geliebt oder begehrt werden zu können. Sie hat Angst, ausgelacht zu werden, und Angst vor dem Alleinsein. Vor den anderen Seminarteilnehmern demonstrierte ich, wie man zu den Ursachen solcher Bauchschmerzen gelangt und dabei unter Umständen eine sofortige Heilung erzielt.

Sie erlebte sich im Jahre 1817 als neunzehnjährige Holländerin namens Annemarie, Tochter eines politisch einflussreichen Mannes. Sie befindet sich bei Dunkelheit gerade auf dem Weg, um sich mit ihrem Freund Matthias zu treffen. Auf einmal wird sie von hinten gepackt, auf den Boden geworfen, und zwei Männer schlagen mit Eisenstangen auf ihren Bauch und verschwinden wieder in der Dunkelheit. Als man sie blutüberströmt gefunden und nach Hause getragen hat, stirbt sie in den Armen des Vaters, für den sie das teuerste Gut gewesen war, denn er liebte sie über alles.

Nach ihrem Tod befindet sie sich auf einer Blumenwiese. Vor dem Wolkentor erfährt Elisabeth von ihrem Höheren Selbst, dass sich politische Feinde durch gedungene Mörder an ihrem Vater rächen wollten, indem sie ihm sein Liebstes auf Erden nahmen. Das Höhere Selbst, befragt, ob es noch andere Ursachenleben für ihre Bauchschmerzen gebe, antwortet mit nein. Also bitten wir es, Elisabeth nun in ein Leben zu führen, in dem die Ursache dafür zu finden sei, warum sie diesen Tod als Annemarie erleiden musste.

Elisabeth ist im Jahre 1693 ein zweiunddreißigjähriger Ungar namens Jörg. *(Er nannte sich Jörg. Eventuell hieß er in Wirklichkeit György, was dem deutschen Jörg entspricht. Wie oben schon gesagt, wird in Rückführungen oft der deutsche Name statt des ausländischen angegeben, sodass Robert für Roberto, Maria für Mary und Hans oder Johannes für Jean genannt werden kann. Doch lebten auch im damaligen Ungarn schon sehr viele Deutsche, die natürlich einen deutschen Namen trugen.)* Seine Geliebte namens Julia hat ihm sein früherer Freund Markus ‚ausgespannt'. Als er beide zusammen spazierengehen sieht, drehen sie sich um und lachen ihn aus. Da Markus ein schöner junger Mann ist, glaubt Jörg nun, dass es dessen Schönheit war, die ihn Julia erringen ließ. Auf Rache sinnend, entschließt er sich, seinen Rivalen umzubringen. Er lauert ihm in der Dunkelheit auf und stößt ihm mehrere Male das Messer in den Bauch. Jörg rennt weg und wäscht sich am Brunnen das Blut von der Kleidung, den Händen und dem Gesicht und begibt sich zu seinem Freund Harald. Der Verdacht fällt sofort auf Jörg, der festgenommen und verhört wird. Doch Harald beeidigt, dass Jörg den ganzen Abend mit ihm Karten gespielt habe. Später begegnet er Julia auf der Straße, die ihn den Mörder von Markus nennt. Und Jörg antwortet zynisch: „Jetzt kann ich lachen."

Jörg bleibt unverheiratet. Er leidet unter dem Alleinsein. Auch fühlt er sich zu hässlich, als dass er sich um eine Frau zu werben getraute. *(Hier liegen zwei der Gründe für Elisabeths heutige Angst vor dem Alleinsein und ihrem Komplex, hässlich zu sein. Letzteres ist vollkommen unbegründet, wären doch viele Frauen glücklich, auch nur einen Teil ihrer Schönheit und Ausstrahlung zu besitzen.)* Vor seinem Tod von mir befragt, ob er irgendetwas bereue, sagt er nein.

Nach seinem Tod mit siebzig Jahren sieht er seinen Körper auf einer Bank sitzen. Er ist dort anscheinend an einem Herzschlag gestorben. Und nach seinem Ich-will-nie-wieder-Satz befragt, antwortet er: „Ich will nie wieder ausgelacht werden. Ich möchte nie wieder hässlich sein." *(Auch hier bereut er noch nichts. Sonst würde er jetzt sagen: „Ich will nie wieder eifersüchtig sein. Ich will nie wieder töten." etc. Und hier erkennen wir, woher ihre heutige Angst kommt, ausgelacht zu werden.)* Weiterhin befragt, ob er denn keine Angst vor einer Bestrafung an höherer Stelle hätte, gibt er zu, Angst davor zu haben. Und aufgefordert, zum nächsten wichtigen Ereignis nach seinem Tod zu kommen, begegnet er auf einmal Markus wieder, der die Hand ausstreckend ihm entgegenkommt und sagt: „Jörg, ich bin dir nicht böse." *Hierzu bedarf es vielleicht einiger Erklärung. Markus befindet sich ja schon nahezu vierzig Erdenjahre im Jenseits. Natürlich wird er in der Zwischenzeit auch gelernt haben, dass sein Tod durch Jörg karmisch gerechtfertigt war, denn niemand kann einen anderen töten, der diesen Tod nicht aus karmischen Gründen ‚verdient', ja sich selbst ausgesucht hat. Markus ist seinem Mörder jetzt sogar dankbar, dass er an ihm diesen karmischen Ausgleich vollzogen hat. Und gleichzeitig empfindet er Mitleid mit Jörg, dass dieser sich nun ebenfalls wird ermorden lassen müssen. Wenn sich jemand wie Markus nach seinem Tod vor einer erneuten Inkarnation lange im Zwischenleben aufzuhalten entschließt, tut er das, um sehr viel über die geistigen Gesetze zu lernen. Eventuell hat er dort auch so lange auf Jörg gewartet, bis dieser ihm wiederbegegnen konnte. Aber selbst-*

verständlich hätte Markus in der Zwischenzeit auch schon ein- oder zweimal wieder inkarniert gewesen sein können, bedient sich aber jetzt zum Zwecke der Wiedererkennung für Jörg der Gestalt aus seinem Leben als Markus.

Jörg wird auf einmal von Schuldgefühlen erfasst. *(Und diese sollten noch bis ins heutige Leben fortbestehen.)* Für ihn ist unfassbar, dass sein Opfer ihm nicht böse ist. Vielmehr legt Markus ihm jetzt den Arm um die Schultern und sagt: „Komm, ich will dir was zeigen." Er führt Jörg auf eine verdorrte Wiese, wo er ihn allein zurücklässt. *Mörder und sehr üble Charaktere werden nach ihrem Tod meist von einem Jenseitigen abgeholt und in eine dunkle oder – wie hier – in eine öde, trostlose Zone geführt, die zugleich ein symbolisches Abbild ihres eigenen dunklen oder schattenbefleckten Inneren ist. Hier bleiben sie so lange, bis sie ihre Untaten eingesehen und bereut haben. Sobald dies geschehen ist – und Zeit spielt dabei keine Rolle –, kommt wieder ein Kundiger und führt den Reuigen aus seiner eigenen Hölle, die er sich durch seine Taten und sein liebloses Denken auf Erden selbst bereitet hat.*

Jörg wird, nachdem er seine Untaten eingesehen und bereut hat, von einem Wesen ganz in Weiß abgeholt. Dieses trägt einen Stab mit einer Kugel obendrauf und sagt: „Du kannst jetzt mit mir kommen in ein schöneres Land, sobald du bereut hast." Und Jörg beteuert wiederum seine tiefe Reue. Ja, er kniet sich sogar hin und betet, dass ihm vergeben werde für all das, was er in seinem Erdenleben an Bösem begangen hat. Die weiße Gestalt führt ihn in einen mit einer nebelartigen Substanz erfüllten Raum, der mit einer Glaskuppel überspannt ist. Hier werden ihm neue Kleider gereicht. Er legt seine alten dreckigen Lumpen ab und zieht diese neuen hellen Kleider an. Auf einmal beginnt sein Körper hell zu strahlen. Und sein Begleiter, der wohl sieht, wie ungläubig-fassungslos der noch schuldbewusste Jörg diese Verwandlung über sich ergehen lässt, sagt: „Du sollst nicht mehr mit dir so unzufrieden sein." Jörg spürt eine große innere Erleichterung. Und aus dem Raum tönt eine Stimme zu ihm, die sagt: „Tu in einem anderen Leben Gutes." Jörg ist darauf überglücklich, dass er die Chance bekommen hat, seine üble

Tat durch Gutes wieder auszugleichen. *(Grundsteinlegung für ein Helfersyndrom!*)

Für den Leser, der mit Ähnlichem wie dem hier wahrheitsgetreu Geschilderten noch nie konfrontiert worden ist, mag dies alles wie ein Märchen klingen. Selbst Elisabeth hatte, wie sie später gestand, vorher nichts dergleichen gelesen oder gehört. Aber wenn man in der Rückführungstherapie immer wieder mit solchen Schilderungen konfrontiert wird – auch durch solche Personen, die nie Jenseitsschilderungen gehört oder gelesen haben –, dann geben diese in Trance gegebenen Darstellungen doch zu denken und man fragt sich, ob an der ganzen Sache vielleicht doch etwas Wahres ist. Wir Menschen wissen noch so wenig von dem, was hinter den vielen Schleiern der Wahrheit verborgen liegt. Doch mit Sicherheit werden wir im Laufe der Menschheitsgeschichte einen Schleier nach dem anderen lüften, um dahinter zu blicken, denn dies scheint die Bestimmung der Menschheit zu sein. Und sicherlich ist es die Rückführungstherapie, die dabei ist, einen neuen, schon durchsichtig gewordenen Schleier von den uns noch verborgenen Überraschungen der Schöpfung zu ziehen.

Vom Höheren Selbst erfährt Elisabeth, dass jene Julia ihre heutige Großmutter, Harald aber eine Freundin ist, während Markus in ihrem heutigen Leben anscheinend nicht vorhanden ist. Weiterhin wird ihr gesagt, dass zur Auflösung ihrer Bauchschmerzen keinerlei andere Leben mehr aufzudecken seien. In ihren Kiefernzapfen steckt sie das im Folgenden Ausgedrückte: „Ich befreie mich von allen Schuldgefühlen, von meiner Angst, allein zu sein, ich befreie mich von meinen Bauchschmerzen, von meiner Angst, ausgelacht zu werden. Ich befreie mich von dem Komplex, nicht geliebt zu werden und nicht schön genug zu sein."

Gleich nach der Rückführung bemerkt Elisabeth zu ihrer Verwunderung, dass sie keine Bauchschmerzen mehr hat (die vorher noch stark vorhanden waren). Und in der Folge, wie sie mir ein halbes Jahr später am Telefon versicherte, sind sie auch nicht mehr aufgetreten. Und sie fügte noch hinzu, dass sie seit jener Rückführung vollkommen mit sich zufrieden sei, keinen Hass gegen irgendjemanden mehr verspüre (auch nicht gegen ihren Ex-Ehemann) und auch keinerlei Angst mehr davor habe, ausgelacht zu werden. Sie fühle sich jetzt sicher, ihre Meinung vor anderen selbstbewusst zu vertreten, finde sich auf einmal attraktiv und „Männer schwärmen wie Bienen um mich her“. Und die abschließenden Worte über ihr jetziges Befinden waren: „Ich bin jetzt einfach glücklich.“

Im selben Ausbildungsseminar, an dem Elisabeth teilgenommen hatte, befand sich auch ein Heilpraktiker und ehemaliger Geologe. Auch er sollte – bei der nächsten Demonstration – von seinem Leiden befreit werden.

23. Wenn die Haut nach Karmaauflösung schreit
(Psoriasis)

Gerhard ist siebenundvierzig Jahre alt und lebt in Scheidung. Er und seine Frau haben drei Kinder. Ein Jahr zuvor hatte er sich schon in einer Rückführung von seiner Klaustrophobie befreit. Unter anderem war er in einem Opferleben ein Mädchen, das in einem Zimmer eingesperrt war und nicht hinausgelangen konnte, als das Haus in Flammen stand. Gerhard leidet unter Psoriasis, jener Schuppenflechte, die sich besonders an den Streckseiten des Körpers bemerkbar macht, aber nicht nur dort. Erst wird die Haut rot, dann stellen sich Schuppen ein, die verkrusten, schließlich beginnt wegen des unerträglichen Juckreizes das Kratzen, alsdann setzt das Nässen ein, und der Prozess beginnt von neuem. Diese Schuppenflechte verteilt sich bei ihm über die verschiedensten Körperteile. Unter den Haaren am Kopf, wo es sehr schuppt, ist es oft am unerträglichsten. Aber auch an anderen Teilen des Kopfes, am Rücken, im Genital- und Analbereich breitet sich diese Hauterkrankung aus. Alles begann im zwanzigsten Lebensjahr, als sich im Analbereich langsam eine Furunkulose mit Eiterung bildete. Erst mit fünfundzwanzig traute sich Gerhard zum Arzt, als diese Furunkulose Taubeneigröße erreicht hatte. Der Arzt verabreichte ihm Medikamente, die die Furunkulose zwar eindämmten, jedoch eine Symptomverschiebung verursachten, die sich in einer Psoriasis manifestierte. Der Juckreiz verstärkte sich besonders, wenn ihm seine Frau oder seine Kinder zu nahe kamen. *(Dies lässt einen Rückführungstherapeuten aufhorchen und sich fragen, ob eines oder mehrere dieser Familienmitglieder mit der eigentlichen Ursache in einem früheren Täter- oder Opferleben karmisch verbunden sind.)*

Wir gingen zuerst in das heutige Leben hinein, um festzustellen, ob darin Verursachungen aufzufinden wären, die mit seiner Hauterkrankung zusammenhängen könnten.

Mit drei Jahren verbrennt sich Gerhard die Hand an einer Adventskerze. Mit einem Jahr liegt er schreiend in seinem Bettchen. Der Vater, der unter diesem Schlafzimmer seine Zahnarztpraxis hat, wird von dem Geschrei irritiert, verlässt seine Arbeit, findet bei seinem Sohn nicht das Kindermädchen vor, wechselt in aller Eile die Windeln seines Sohnes, streut ungenügend Puder auf die wunden Stellen und eilt, als das Kindermädchen endlich kommt, diese ausschimpfend wieder in seine Praxis zurück. Nun frage ich sein Höheres Selbst, ob es auch in der pränatalen Phase noch irgendetwas an Verursachungen für sein Hautproblem aufzudecken gäbe. Gerhard erlebt nun, wie seine Mutter erfährt, dass sie schwanger ist. Sie macht ihrem Mann Vorwürfe, dass er schuld daran trage, wörtlich: „Nur weil du immer mit mir schlafen willst." Der im Bauch befindliche Gerhard weiß also, dass er unwillkommen ist und möchte am liebsten, wie er als Fötus sagt, wieder zurück. Immer wenn die Mutter Obst zu sich genommen hat, brennt beim Fötus die Haut. Wir sehen hier, dass auch der Fötus schon körperlich leiden kann, und zwar, wie wir später noch deutlicher erkennen werden, als (wohl ebenfalls zuvor bewusst gewählte) schmerzhafte Nachwirkung karmischen Ausgleichsgeschehens in Opferleben. Hierbei handelt es sich wiederum um ganz neue Erkenntnisse, die durch die Rückführungstherapie aufgedeckt werden, kann man doch jeden, der sich zurückführen lässt, seine Erlebnisse im Muttterleib wiedererleben lassen, wie auch den gesamten Geburtsvorgang, in welchen ich Gerhard nun hineinführe.

Gerhard kam mit einem ganz roten Körperchen – verschmiert mit Blut – auf die Welt. Die ganze Haut tut ihm weh. Er erlebt, wie sein Körper von einer mit einem Gummihandschuh überzogenen Hand hochgehoben wird, worauf ein Schlag auf den Rücken *(also nicht wie üblich auf den Po)* erfolgt. Die Haut muss sofort behandelt werden. Wie uns das Höhere Selbst vor dem Wolkentor Auskunft gibt, waren diese Hautmerkmale auf das Fruchtwasser zurückzuführen, da die Mutter durch die Einnahme von Beeren dieses mit der darin enthaltenen Säure gesättigt hatte. *(Man sollte also als Schwangere kinesiologisch oder mit anderen Methoden feststellen, welche Speisen man zu sich nehmen kann, um seinem Kind nicht zu schaden, oder schon beim Fötus einen Allergietest vornehmen lassen. Oder musste es so sein, dass schon der Fötus diese Schmerzen aus karmischen Gründen erlitt?)*

Und nun, wieder vor dem Wolkentor angekommen, baten wir das Höhere Selbst, uns zu der eigentlichen Ursache seiner Psoriasis zu führen.

Gerhard erlebt sich als ein französischer Feldherr namens Friedrich (Frédéric) Coulombat in einer Schlacht gegen die Engländer im Jahre 1706. Sein König ist Ludwig. Friedrich ist verheiratet und hat Kinder, aber er liebt, wie wir später herausfinden, seine Familie nicht und zieht die Einsamkeit vor. Doch ist er wider eigenen Willen zum Feldherrn ernannt worden. Im Augenblick finden sich die französischen Truppen in die Enge getrieben. Sie wollen zum Hafen *(eventuell Belgien)*, werden aber vom Zugang dorthin abgeschnitten. Friedrichs Pferd wird von einem Kanonengeschoss getroffen, beide stürzen zu Boden. In diesem Augenblick wird er mit einer brennenden Teerflüssigkeit übergossen, die aus einem Wurfgeschoss stammt. Seine Kleidung, sein Haar, alles beginnt zu brennen. Er liegt mit einem Bein unter dem Pferd und kann sich nicht befreien. Der brennende Teer verbrennt seine Haut. Er fühlt noch die ungeheuren Schmerzen. Dann befindet er sich außerhalb seines Körpers. Er überblickt das Schlachtfeld, sieht, wie sein Körper schwarz verkohlt ist. Er fühlt sich schuldig für die verlorene Schlacht, denn er hätte seine Soldaten nicht in eine solche Notlage bringen müssen. Deshalb sagt er auch, als ich ihn danach befrage: „Ich will nie wieder die Verantwortung für so viele Menschen übernehmen.“ Vom Höheren Selbst erfährt er, dass seine damalige Frau seine heutige Mutter und sein Kind seine heutige Frau ist. Bei beiden hatte er schon in jenem Leben Berührungsängste gehabt.

In seinem nächsten Erdenleben erlebt sich Gerhard als neunzehnjährige unverheiratete Frau namens Sophia. Sie lebt bei einem alten Mann in seiner Hütte auf einer Vulkaninsel in der Südsee. Sophia fühlt sich einsam. Sie fertigt Körbe aus Binsen an, während der Alte sich mit der

Herstellung von Pfeilen beschäftigt. An dem Tag, an dem die Ursache für Gerhards heutige Hautprobleme zu finden ist, wackelte auf einmal der Boden. Der Vulkan brach aus. Der Tag wird zur Nacht, denn die Vulkanasche verfinstert den ganzen Himmel. Die Bevölkerung kann kaum noch atmen. Steine fliegen durch die Luft. Alle haben sich am Strand eingefunden. Einige erwägen, mit Booten hinauszufahren, aber dann wäre man den fliegenden Steinen ausgesetzt, während doch hier die Bäume noch manchen Steinschlag abhalten. Doch dann kommt die Lava mit großer Geschwindigkeit den Berg hinuntergeflossen. Zahlreiche Bewohner suchen ihr Heil in der Flucht ins Wasser, um der glutroten Lava zu entgehen. Doch diese erreicht sie auch dort. Sophia fällt, als die feurige, breiartige Flüssigkeit ihre Füße umschließt, in die siedende Glut und verschmort. Vom Höheren Selbst erfährt Gerhard, dass der alte Mann, bei dem er als Sophia wohnte, sein heutiger Vater ist. Mit den anderen Bewohnern der Insel, die ebenfalls Opfer der Lavaverbrennung wurden, steht Gerhard heute in keinem Kontakt – doch es seien Leute, die ebenfalls Hautprobleme hätten. *Sollte das etwa bedeuten, dass auch andere Menschen, die an Psoriasis leiden, karmisch aus früheren Leben noch etwas auszugleichen haben und in einem solchen eventuell ebenfalls verbrannt wurden oder Verbrennungen erlitten? Wir müssen noch viele Klienten mit dieser Hautkrankheit zurückführen, um darüber ein endgültiges Urteil abgeben zu können. Wie wir sehen, gibt es noch viel zu tun, um die karmischen Zusammenhänge, die unser Leben bestimmen, aufzudecken.*

Und wieder vor das Wolkentor zurückgekehrt, baten wir das Höhere Selbst, Gerhard nun in jenes Leben zu führen, welches die eigentliche Ursache für seine drei Verbrennungstode gewesen ist *(das eine war schon in der Rückführungstherapie des Vorjahres aufgedeckt worden)*. Er nahm sich, dort angekommen, als einen irischen Fischer namens Hengar wahr, der um das Jahr 1500 aus Wut oder Rache Felder, aber auch Häuser heimlich anzündete. Bei einer dieser Brandlegungen brannte infolge seines Ungeschicks auch seine eigene Hütte mit ab, und die Flammen erfassten seine Frau und seine beiden Kinder. Dies mag mit ein Grund dafür sein, dass man nie auf ihn als den gesuchten Brandstifter kam, denn ein solcher hätte doch sicherlich nicht das eigene Haus in Brand gesteckt und noch dazu die eigene Familie umgebracht.

Auf dem Berg der Erkenntnis erkennt Gerhard die Zusammenhänge ganz genau und sieht auch ein, dass er aus karmischen Gründen dreimal verbrennen musste und auch im heutigen Leben noch ein Brennen auf der Haut zu verspüren hat. Das Höhere Selbst weist ihn auch darauf hin, dass seine damalige verbrannte Frau und eines seiner Kinder seine heutige Ehefrau bzw. sein ältester Sohn sind. Jetzt wird ihm auch klar, warum er sich immer kratzen muss, sobald er seinem Sohn und seiner Frau nahekommt (er besucht seine Kinder zwei- bis dreimal pro Woche bei ihr und begegnet auch ihr selbst dabei regelmäßig). Denn wie wir noch lesen werden, hat jede Person eine bestimmte, spezifische Schwingung, die über alle Leben konstant bleibt und an der sich die Seelen unbewusst wiedererkennen. Diese beiden Familienmitglieder strahlen jene Schwingung aus dem früheren Leben aus, in dem er sich mit Schuld beladen hat. Sobald er diesen Schwingungen wieder nahekommt, juckt es ihn. Er muss sich unwillkürlich kratzen. Das heißt also, dass wir bei Begegnungen mit Menschen unbewusst an Begegnungen aus früheren Leben erinnert werden können und, sofern damals bei uns selbst oder (wie hier) bei anderen ein Körperteil zu Schaden gekommen ist, an jenen Stellen ein Unbehagen spüren können, gepaart mit einem kaum abzuweisenden Schuldgefühl, wenn wir selbst die Ursache dieses Schadens bildeten. Ein Schuldgefühl begleitete Gerhard im Übrigen, seitdem er seine Frau kennen gelernt und geheiratet hatte.

Aber noch etwas offenbarte ihm sein Höheres Selbst. Wenn er in diesem Leben nicht eine solche Krankheit hätte, würde er nicht den Weg der Spiritualität gehen. Denn indem er sich mit der Krankheit auseinander setzte, merkte er, dass es damit eine innere Bewandtnis haben müsse, er also nicht im Außen, sondern im Inneren die Ursachen aufzudecken habe. Deshalb wandte er sich auch von der Geologie ab *(von dem Suchen im Außen)*, wurde Reikimeister und schließlich Heilpraktiker, um den Weg der Innensuche zu beschreiten. Dieser Hinweis seines Höheren Selbst ist nun sehr bemerkenswert. Sollten also karmische Krankheiten mit dazu beitragen, dadurch Gutes zu bewirken, dass man sich auf den Weg macht, die eigene Mitte, seine Seele also, zu finden? Und wissen wir nicht auch, dass Krankheiten den Menschen oft verändern, sodass Übermütige, Eitle und Stolze sich auf einmal in Demütige verwandeln? Also bewirkt Karma nicht nur ein Aufzeigen noch unerlöster Begebenheiten aus früheren Zeiten mit der dringenden Aufforderung, diese aufzufinden und sich davon zu befreien, sondern eröffnet auch gleichzeitig durch ein schmerzbereitendes Symptom, das zu einer intensiven Auseinandersetzung zwingt, den Zugang zur eigenen Seele. Ich könnte mir denken, dass der Karmagedanke nicht nur die Medizin neu beflügeln, sondern auch die gesamte Psychologie revolutionieren wird, die sich mit diesem Gebiet dann ebenso intensiv auseinander setzen dürfte, wie sie es selbst heute noch mit der Freudschen Lehre tut. Die Rückführungstherapie führt durch ihre Aufdeckungen unwillkürlich zu einem Quantensprung in Medizin und Psychologie, der nicht zu umgehen ist.

Gerhard besuchte ein halbes Jahr später eines meiner Supervisionsseminare. Und er sagte mir, dass seine Psoriasis sich um neunundachtzig Prozent gebessert habe. Besonders pflegten ihn seine Hautbeschwerden sonst im Winter zu belästigen, was auf die trockene Luft in geheizten Zimmern zurückzuführen sei. Doch in diesem Winter habe er kaum noch einen Juckreiz verspürt.

24. Wenn das Karma an einen Auslöser gebunden ist
(Hämorrhoiden)

Dieter ist ein Weltreisender. Er ist sechzig Jahre alt, unverheiratet und ehemaliger Lehrer für Geschichte und Deutsch. Nun hält er Seminare und Vorträge über esoterische Themen. Er hat es gelernt, sich selbst zurückzuführen und karmische Altlasten aufzulösen. Nachfolgend gebe ich seinen Bericht wieder:

Immer wenn ich als Schüler in den Ferien meine Großmutter besuchte, bekam ich heftige Hämorrhoiden. Bei ihr, die als Bauerntochter auf dem Lande groß geworden war, gab es immer viel Milch zu trinken und Quark und Käse zu essen. Sobald ich aber wieder im Internat war, hörten die Schmerzen im After auf. Während meines Studiums kochte ich mir jeden Morgen einen Milchbrei und nahm weitere Milchprodukte in den verschiedensten Formen zu mir. Die Folge war, dass ich Hämorrhoiden bekam, die den Darmausgang oft derart verstopften, dass ich tagelang keinen Stuhl hatte und wenn, dann nur ganz harten, der in langwierigen Prozeduren herauskam. Und meistens geschah das verbunden mit Blutverlust und höllischen Schmerzen, derentwegen ich sogar einmal auf der Toilette ohnmächtig wurde. Natürlich war ich des öfteren deswegen beim Arzt und ließ mir Zäpfchen und auch Laxative für einen weichen Stuhl verschreiben. Nie hat mich einer nach meinen Essgewohnheiten befragt. Manches Mal musste ich beim Spazierengehen oder bei einem Gang durch die Stadt stehenbleiben, denn ich bekam einen Krampf im After, sodass ich keinen Schritt mehr gehen konnte und etwa fünf bis zehn Minuten abwarten musste, bis ich mich einigermaßen schmerzfrei weiterbewegen konnte. Als ich nach meinem Studium per Anhalter um die ganze Welt fuhr, hatte ich nie mit Hämorrhoiden zu tun, denn in den heißen Ländern nimmt man kaum Milchprodukte zu sich. Doch dann kam ich in das Land, in dem Milch und Honig fließen. In Neuseeland trank ich jeden Morgen einen ganzen Liter Milch, aß Käse und Quark. Und sofort hatte ich Hämorrhoiden. Diese wurden so schlimm, dass ich einen Arzt konsultierte, der mich zum Chirurgen schickte. Dieser ordnete eine sofortige Operation an, die mit Erfolg durchgeführt wurde. Gleich danach reiste ich in andere heiße Länder und hatte keinerlei Schmerzen mehr im After. Und ich hatte mein Leiden noch immer nicht mit Milchprodukten in Verbindung gebracht.

Als ich nach vielen Jahren Auslandsaufenthalts in mein Heimatland zurückgekehrt war, arbeitete ich im Antiquariat eines ehemaligen Freundes aus meiner Studentenzeit. Als meine Schmerzen im After wieder begannen, berichtete ich ihm darüber. Er sagte, dass er jahrelang das Gleiche durchgemacht habe und dann zum Arzt gegangen sei, der ihm gesagt hatte, dass er keinerlei Milchprodukte mehr zu sich nehmen solle. Diesen Hinweis befolgend, hörten in kürzester Zeit alle Hämorrhoidalschmerzen auf. Erst dann wurde mir auf einmal klar, woher mein Leiden wohl kommen musste. Danach nahm ich Milchprodukte nur noch in Minimaldosierungen – etwas Sahne und Milch in den Kaffee – zu mir und hatte nie wieder mit Hämorrhoiden zu tun.

Doch als ich die Rückführungstherapie beherrschte und an mir selbst anzuwenden gelernt hatte, wollte ich die Ursache meiner einstmaligen Hämorrhoiden aufdecken, denn es war mir klar, wenn ich diese nicht in diesem Leben auflöse, werde ich sie im nächsten wieder bekommen können. Ich versetzte mich also selbst in den Alphazustand und bat das Höhere Selbst, mich zu der Ursache meiner Hämorrhoiden zu führen. Plötzlich sah ich mich als einen Bauernsohn von etwa dreißig Jahren im Stall, wo ich eine Kuh melkte. Auf einmal war vor dem Stall ein Tumult zu hören. Drei Wüstlinge in zerlumpten Uniformen – sie könnten aus dem siebzehnten Jahrhundert in Deutschland stammen – stießen die Stalltür auf, rissen mich vom Milchschemel, wobei sich die Milch über die auf dem Boden liegende Mistgabel ergoss, packten mich rüde bei den Armen und sagten, ich solle sofort sagen, wo ich mein Geld und mein Silber versteckt hätte. Da ich trotz der unsicheren Zeiten keines von beiden aus Mangel daran versteckt hatte, beteuerte ich, nichts dergleichen verborgen zu haben. „Doch, du hast es vergraben. Wir werden dich jetzt dazu bringen, uns das Versteck zu zeigen.“ Immer wieder versicherte ich, keine Schätze vergraben zu haben, da ich selbst arm sei. Die rauen Gesellen rissen mir die Hose herunter, nahmen die noch von der Milch nasse Mistgabel, beugten mich vornüber und stießen mir den Stiel in den After. Ich schrie vor Schmerzen auf. Schließlich fiel ich ohnmächtig um. Als ich wieder zu mir kam, befand ich mich in einer Blutlache. Die Marodeure jedoch hatten bereits meinen Hof verlassen.

Nun hatte ich die Ursache meines Leidens aufgedeckt. Aber ich wollte auch noch wissen, warum ich dieses Schicksal damals über mich ergehen lassen musste. Also versetzte ich mich wieder in den Alphazustand und bat mein Höheres Selbst, mich zu der Ur-Ursache meiner Hämorrhoiden zu führen. Auf einmal war ich ein mit Fellmütze und offener blauer Jacke bekleideter Tibeter namens Ando oder so ähnlich, der im gleichen Alter wie jener Bauernsohn aus dem Dreißigjährigen Krieg gewesen sein mochte. Meine Frau schaute aus dem Stall heraus. Ich war also verheiratet, und wir lebten von der Schaf- und Viehzucht. Kinder hatten wir meines Wissens nicht. Doch ich hatte einige fünf- bis achtjährige Knaben eingestellt, die auf den Berghängen meine Tiere betreuten. Bei diesen Jungen hielt ich mich am liebsten auf und zwang sie zu sexuellen Handlungen. Ich führte gegen ihren Willen meinen Penis in ihren After ein. Und manches Mal schrien oder wimmerten diese Jungen vor Unbehagen oder Schmerzen. Nun hatte ich die Ur-Ursache gefunden, also das Tun, durch welches ich mir jenes Karma aufgeladen hatte, das ich in dem Leben als deutscher Bauernsohn in ähnlicher Weise an mir vollzogen sehen sollte und dessen weitere Auswirkungen sich noch bis in mein heutiges Leben erstreckten. Was mir noch nachträglich auffiel, ist die Tatsache, dass ich mir nie vorstellen könnte, mit einem Knaben sexuell zu verkehren, noch könnte ich bei einer Frau, auch wenn sie es wollte, mit meinem Penis in ihren After eindringen, denn irgendein inneres Nein hält mich davon ab. Wahrscheinlich ist es so, dass ich mir damals eine unbewusste Programmierung zugezogen habe, dass ich nie wieder mit meinem Glied in einen After eindringen will. Nachdem ich schon bei meiner ersten Rückführung in das Leben als Bauernsohn den drei

Marodeuren den Kelch der Vergebung gereicht und ihnen ihre Missetaten vergeben hatte, konnte ich in der Folge feststellen, dass ich auf einmal wieder alle Milchprodukte in beliebiger Menge zu mir nehmen konnte, ohne dass ich dadurch je wieder an Hämorrhoiden zu leiden hatte. Es ist tatsächlich ein Wunder! Eventuell durfte ich früher noch keinem Arzt begegnen, der mich auf die Zusammenhänge von Milch und Hämorrhoiden aufmerksam machte, denn vermutlich musste ich aus karmischen Gründen als eine Art Nachschlag zu jenem Leben als Bauernsohn noch im heutigen Leben diese Schmerzen erleben.

So weit sein Bericht.

Auch Dieter hat sich durch Aufdecken der Ursachen und Vergebung mit dem Kelch von seinen Hämorrhoiden befreien können, und zwar ohne begleitenden Therapeuten. Ein solches Selbstverfahren möchte ich nur jenen anraten, die das Vorgehen der Rückführungstherapie genau kennen und eine innere Sicherheit haben – und natürlich den Mut, sich allein mit ihren Opfer- und Täterleben auseinander zu setzen. Dieter hatte also im Grunde keine Milchallergie, wie man sie ebenfalls vermutet haben könnte. Die Milch wurde nur zum Vehikel, zum Träger der Information, dass in Zusammenhang mit seinem After noch eine unaufgelöste, karmisch bedingte Disharmonie vorhanden war. Wäre er in einem früheren Leben mittels vergifteter Milch umgebracht worden, hätte er sicherlich im heutigen Leben eine Milchallergie. Da jede Substanz wie jedes Ding eine spezifische Schwingung hat, ist damals vom Emotionalkörper des Bauernsohnes die Schwingung der Milch mit den durch die Mistgabel erzeugten Schmerzen in Verbindung gebracht worden. Dessen Seele, die sich später im Körper von Dieter reinkarnierte, hat genau an der damals verwundeten Stelle im After jene Information des Emotionalkörpers gespeichert, dass hier etwas noch nicht aufgelöst worden ist. Die Schwingungen in der Milch, die Dieter in diesem Leben zu sich nahm, gelangten also zu der betreffenden Stelle des Emotionalkörpers, der daraufhin in Resonanz geriet und dessen Schwingungen sich auf den physischen Körper übertrugen und Symptome in Form von schmerzverursachenden Hämorrhoiden entstehen ließen. Da die Milch beim karmischen Ausgleichsgeschehen direkt mit beteiligt war, erinnert sie als Träger einer

Information bzw. bestimmten Schwingung den Emotionalkörper an das frühere Geschehen, der dann an der betreffenden karmischen Ausgleichsstelle zu reagieren beginnt. Sobald man aber durch eine Rückführung an den Ort und in die Zeit des Geschehens samt Auflösung der ausgeführten oder erlittenen Taten geführt worden ist, ist die wunde Stelle im Emotionalkörper als solche gelöscht, und die Milch hat keinen Empfänger mehr, der noch auf ihre Informationen reagieren würde. Die Milch ist also in diesem Fall nicht Verursacher der Hämorrhoiden, sondern nur Träger einer Information, die an die karmisch noch nicht völlig 'erlöste' Stelle signalisiert wird. Sie ist also ein karmischer Erinnerungsauslöser. Aber selbstverständlich kann es auch noch andere Ursachen für Hämorrhoiden geben. Der zukünftigen medizinischen Forschung wird es vorbehalten bleiben, die womöglich zahlreichen karmischen Ursachen von Hämorrhoiden aufzudecken. Und bei Offenlegung der betreffenden Täterleben wird man oft den erzwungenen Analverkehr als ursprüngliches Geschehen in der Hämorrhoidengenese feststellen, dessen karmisches Ausgleichserleben sich in späteren und/oder auch noch im heutigen Leben manifestiert. Jedes Leid, das wir anderen mutwillig und aus Eigennutz verursachen, kommt auf uns schmerzlich zurück. Und die Hämorrhoiden sind nur einer von Tausenden karmischer Schmerzauslöser. Und wir könnten jetzt, da alles einer höheren oder eigenen Planung entspricht und nichts dem Zufall unterliegt, ketzerisch fragen: Musste sich jene Milch denn mit Vorausbedacht über die Mistgabel ergießen, um später einmal als wirkungsvoller Träger beziehungsweise Auslöser karmischen Ausgleichsgeschehens zu dienen? War das damals schon vorausblickend vorgeplant? Und ist denn alles, was auf Erden geschieht, schon vorgeplant, wie Plotin schon behauptete? Über solche Fragen werden sich einmal die Philosophen die Köpfe zu zerbrechen haben, die sich bemühen, die Hintergründe karmischen Geschehens aufzudecken.

Doch wenden wir uns nun einem Fall zu, bei dem sich das Karma nahezu auf den gesamten Körper erstreckt.

25. Wenn das heutige Leben zum karmischen Ausgleich wird
(Muskelschwund)

Willy ist fünfzig Jahre alt und befindet sich seit seinem sechzehnten Lebensjahr im Rollstuhl. Die Diagnose lautet: Muskeldystrophie, also Muskelschwund. Mit eineinhalb Jahren setzte diese mit Schwäche in den Beinen ein. Diese steigerte sich ganz allmählich, sodass Willy immer weniger zu Fuß gehen konnte, bis er mit sechzehn nur noch ganz kurze und wenige Schritte schaffte und von da ab nur noch der Rollstuhl eine Fortbewegung ermöglichte. Aber die Behinderung blieb nicht nur auf die Beine beschränkt. Sie weitete sich auch auf andere Körperteile aus, sodass Willy heute kaum noch die Arme bewegen kann. Ihn plagen weiterhin von klein auf Schuldgefühle, war doch seine Mutter bei seiner Kaiserschnittgeburt verblutet. Mit zwanzig Jahren lernt er seine Frau Irmgard kennen. Diese weilte zur Weihnachtszeit zu Besuch bei der Großmutter. Sie ging mit ihrer Freundin an einem Fotoladen vorbei. Das Porträt eines jungen blonden Mannes lächelte ihr entgegen. Sie blieb, wie von unsichtbarer Hand festgehalten, stehen, betrachtete dieses Bild und sagte zu ihrer Freundin: „In diesen Mann könnt' ich mich sofort verlieben. Ihn würde ich sofort heiraten." In der Silvesternacht, nachdem sie bei der Großmutter noch den Jahreswechsel abgewartet hatte, ging sie mit ihrer Freundin auf einen Ball. Im Ballsaal schien es wegen Überfülle keinen Platz mehr für sie zu geben. Doch ein junger Herr, der diese beiden hübschen jungen Mädchen sah, stand sofort auf, holte sie an seinen langen Tisch und forderte die anderen jungen Herren auf, auf den Bänken enger zusammenzurücken. Nachdem die beiden Neunzehnjährigen Platz genommen hatten, starrte Irmgard in das Gesicht ihres Tischnachbarn. Es gehörte jenem Mann, dessen Porträt sie vor kurzem im Fotoladen gesehen hatte. Sie saß nun neben Willy und unterhielt sich angeregt mit ihm, sich wundernd, dass er sie nicht zum Tanz aufforderte. Sie fühlte sich, wie sie mir später erzählte, wie von unsichtbaren Mächten zu diesem Mann hingezogen. Willy bat sie immer wieder, ihn doch in den nächsten Tagen besuchen zu kommen, was sie eigenartig fand, da sie als Mädchen doch einem Jungen nicht hinterherlaufen und ihn besuchen kommen konnte. Ein solches Verhalten wäre unschicklich gewesen. Erst als sich das Fest dem Ende zuneigte und man sich voneinander verabschiedete, wurde ihr klar, warum er sie so inständig gebeten hatte, ihn doch zu besuchen – denn zwei der jungen Männer kamen und hoben Willy in einen herbeigeschobenen Rollstuhl. Irmgard hielt das gegebene Versprechen. Ein Jahr später waren sie verheiratet. Der Grund, warum ich auf diese sich so merkwürdig anbahnende Liebesgeschichte eingegangen bin, wird sich gleich in den aufzudeckenden früheren Leben zeigen, denn hier, wie der Leser schon bemerkt haben dürfte, handelt es sich um ein karmisches Verhältnis, das von unsichtbarer Hand in die Wege geleitet wurde.

Willy schrieb schon seit seinem zwölften Lebensjahr Romane und war mit zwanzig ein gefeierter Science-Fiction-Autor. Doch seit er auf diese eigenartige Weise Irmgard kennen gelernt hatte, hatte ihn die Art und Weise ihres Zueinanderfindens nachdenklich gemacht und er fragte sich, ob da nicht höhere oder frühere Verbindungen im Spiele seien, woraufhin sich beide mehr und mehr mit Esoterik beschäftigten, ja, sogar einen Laden für esoterische Bücher eröffneten. Neben seinem Muskelschwund leidet Willy auch noch an Begleiterscheinungen – auch seine Sprache, die Blase und die Bronchien sind beeinträchtigt. Er hat Angst, einmal ganz allein zu sein und dass, wenn ihm etwas passiert, niemand zugegen sein könnte.

In dem ersten früheren Leben, in das ihn sein Höheres Selbst hineinführte, war Willy ein Arzt namens Tavion in Griechenland im Jahre 783 vor Christi Geburt. Er ist ein unverheirateter Mann von etwa vierzig Jahren, trägt eine weiße Toga und betreut eine Krankenstation, die in unmittelbarer Nähe eines Tempels im Olivenhain ausgebreitet liegt. Viele Kranke sind zu ihm geführt worden. Die meisten leiden an der Pest. Tavion verliebt sich dort in eine junge Frau, die ebenfalls an Pest erkrankt ist.

Er bemüht sich mit allen ihm zur Verfügung stehenden Mitteln über Monate hin, diese Geliebte zu heilen. Doch schließlich stirbt sie. Seine Trauer ist unermesslich. Er ist deprimiert, dass er als Arzt doch nicht helfen konnte. Er verlässt dieses Heilzentrum, zieht sich von aller Heiltätigkeit zurück und verstirbt wenige Zeit später an Depression und Trauer. Nach seinem Tod sieht er sich von Licht umgeben. Konturen von Wesen und Dingen sind erst nur schemenhaft zu erkennen. Auf einmal aber blickt er in das Antlitz seiner verstorbenen Geliebten. Mit ihr schwebt er zu einer Art Aufnahmestation. In einem Lichttempel kann er durch die Wände hindurchsehen, obwohl diese nicht aus Glas bestehen. Er befindet sich mit dieser Geliebten in einer größeren Gruppe von Seelen, die sich alle irgendwie schon kennen. Wieder vor dem Wolkentor bei seinem Höheren Selbst angelangt, erfährt er, dass jene Geliebte im heutigen Leben seine Irmgard ist, die einmal aus Dank, dass er sich damals als Tavion so aufopfernd um sie gekümmert hat, sich nun ihrerseits in diesem Leben sich ihm aufopfernd zugewandt hat. Doch es gibt auch noch einen anderen Grund – ein anderes Leben, in welchem sie ihm etwas zuleide getan hat, das sie durch ihren Dienst an ihm in diesem Leben wiedergutzumachen gedenkt.

Hier, wie wir auch noch in den weiter unten darzustellenden Fällen erkennen werden, wurden Seelen wieder zusammengeführt, die einander aus Dankbarkeit oder Wiedergutmachungsgründen wieder zugeführt werden beziehungsweise sich zuvor in der Zwischenwelt jene Beziehungskonstellationen wohlüberlegt ausgesucht haben, um auf diese Weise alte karmische Verknüpfungen aus Liebe oder eben aus Wiedergutmachungsgründen fortzusetzen. Die so genannte Liebe auf den ersten Blick, wie sie auch in diesem Fall vorliegt, ist meist ein Zeichen für Liebesverhältnisse aus früheren Leben.

Nach den eigentlichen Ursachen von Willys Muskelschwundkrankheit befragt, erlebte er sich als russischer Anführer von Kriegern im Jahre 1582. Er hieß Ankor und hatte eine Frau namens Nora, die ihm zwei Kinder gebar. Er befindet sich mit seinen Soldaten im Krieg gegen ein anderes Volk. Viele der Gegner hat er mit seinem

Schwert schon eigenhändig umgebracht. Einen Tag später wird auf einer Burg an einer riesigen Tafel die Siegesfeier abgehalten, wobei der Alkohol in Strömen fließt. Später wird er bis zu seinem sechzigsten Lebensjahr als Feldherr vieler gewonnener Schlachten von seinem Fürsten Nikolaus hoch geehrt. Mit siebzig Jahren stirbt er. Er nimmt wahr, wie sich Nora und andere um seinen Leichnam gestellt haben. Als ich ihn nach seinem Nie-wieder-Satz frage, sagt er prompt: „Ich will nie wieder kämpfen." Diesen Satz haben in meinen Rückführungen viele gesprochen, die sich entweder heute zu den Pazifisten zählen, körperlich schwächlich gebaut sind oder von ihren Freunden als zu sanft und passiv empfunden werden. Denn jene Programmierung bewirkt in den Folgeleben eine Umsetzung in die Tat und, wie wir aus diesem Beispiel ersehen, auch am Körper. Programmierungen solcher Art wirken sich karmisch oft über viele Leben aus, bis andere Programmierungen diese überdecken oder gar eliminieren. Bei Willy wirkt sie sich in der Weise aus, dass er im heutigen Leben wehrlos, also alles andere als ein mit physischen Mitteln Kämpfender ist. Vor dem Wolkentor erfährt Willy, dass jene Nora wiederum seine Ehefrau, die heutige Irmgard ist. Er habe, so wird ihm jetzt erklärt, in jenem Leben als Ankor seine Kräfte falsch eingesetzt, indem er sie dazu benutzte, andere zu vernichten oder im Kampf zu verstümmeln. Aber als Ursache seiner heutigen Muskeldystrophie gäbe es auch noch ein Begebnis in einem anderen Leben.

In dieses führte das Höhere Selbst Willy nun hinein. Er sah sich als ein muskulöser, mit Fellschurz bekleideter zwanzigjähriger Mann namens Butu, der mit seiner Keule schon manchen Krieger im Kampfe erschlagen hatte. Als er dreiunddreißig Jahre alt ist, wird sein Ort von anderen Kriegern überfallen. Am ganzen Körper von vielen Keulenschlägen getroffen, sinkt er zusammen und stirbt.

Vor dem Wolkentor sich wieder als Willy fühlend, wird ihm vom Höheren Selbst erklärt, dass der Körper an sich nicht so wichtig sei, denn es gehe um seelische und geistige Erweiterung. Hätte er in diesem Leben einen gesunden Körper gehabt, hätte er wieder eine Chance versäumt, sich in spiritueller Hinsicht zu entfalten, denn seine Krankheit habe ihn dahin gebracht, nachzudenken, in sich zu schauen. Somit sei diese Krankheit ein Segen für ihn. Seine Frau habe sich aus Liebe zu ihm in dieses Leben begeben, um auszugleichen und zugleich seine frühere Liebe zu ihr mit ihrer heutigen Liebe zu vergelten. Willy erkennt auf dem Berg der Erkenntnis die aufgedeckten karmischen Zusammenhänge. Er weiß, dass das heutige Leben ein karmischer Ausgleich für die frühere mutwillige Tötung anderer ist. Diese Aufdeckungen werden es freilich nicht ermöglichen, dass seine Muskeln auf einmal wieder stark werden und er wieder zu Kräften kommt und ganz oder teilweise gesund wird. Oder sollte ich mich irren? Wir werden sehen. Auf jeden Fall fällt es Willy jetzt leichter, mit seinem Schicksal umzugehen, weil er nun weiß, dass es gerecht ist. Und er dankt seinem Schicksal auch dafür, dass ihn seine Geliebte aus früheren Leben durch dieses qualvolle und mit Mühsal belastete Leben begleiten darf. Das, was früher Anlass zu Trübsinn und gar Depressionen gegeben hatte, nämlich die Frage „Warum muss ich dieses Schicksal ertragen?“, ist nun klargestellt und gibt keinen Anlass mehr, in Depressionen zu verfallen, sondern vielmehr dankbar zu sein, mit diesem Leben etwas ausgeglichen zu haben, um wohl schon im nächsten von dieser karmischen Last frei sein zu dürfen. Und noch etwas offenbarte das Höhere Selbst: Seine Mutter sei bei seiner Geburt aus karmischen Gründen gestorben, da er in früheren Leben kleinen Kindern die Mutter weggenommen oder getötet hatte. Daher rührten letztendlich auch seine heutigen Schuldgefühle. Nun, diese Aussage ist sicherlich nicht leicht zu verdauen, denn sie bedeutet, dass Willys Mutter vor allem deshalb gestorben ist, um ihm einen karmischen Ausgleich zu ermöglichen, indem er ohne mütterliche Fürsorge aufwachsen musste. Auch der Tod seiner Mutter musste also aus karmischen Gründen für dieses Leben schon mit eingeplant gewesen sein. Wenn wir also in ein Leben ohne mütterliche Fürsorge hineingeboren werden und obendrein noch mit einer sich schrecklich auswirkenden Krankheit behaftet sind und dies, wie auch alles, was einem im Leben passiert, nur dazu dient, sich der eigenen Spiritualität zuzuwenden, dann sind Personen- und Situationskonstellationen, in die man mit seiner Geburt hineingestellt wird, nur Requisiten mit dem Endziel des spirituellen Wachstums, das heißt durch Erleben und Anschauung zu immer größerer Liebesfülle zu gelangen. Und wenn, wie oben gesagt, der Körper nicht so wichtig ist und es allein um die seelische und geistige Erweiterung geht, dann müssen wir alles bisherige Philosophieren neu überdenken, ja dann kommen wir zu ganz neuen Denkansätzen und Betrachtungsweisen menschlicher Schicksale, die sich mit dem Warum unseres Hierseins beschäftigen.

Doch möchte ich hier nicht zu philosophieren beginnen, sondern nur Türen zu einem neuen Verständnis unseres Daseins öffnen.

Und jetzt wollen wir noch zu den Füßen kommen, um 'von Kopf bis Fuß' Beispiele körperlicher Krankheiten auf ihre karmischen Verknüpfungen hin untersucht zu haben.

26. Das Weiterwirken karmischer Fesseln
(Fuß- und Handgelenke)

Karla ist siebenundvierzig Jahre alt. Wegen gravierender Ängste weilte sie vor drei Jahren in der Psychiatrie und wurde daraufhin als Beamtin frühpensioniert. Ihre Krankengeschichte ist ellenlang. Bei ihrer ersten Behandlung konzentrierte ich mich darauf, sie von psychischer Belästigung und von einer früheren Verfluchung zu befreien und zugleich, wenn zeitlich noch möglich, ihrer Adipositas (Dickleibigkeit) auf den Grund zu gehen. Nach einigen Wochen kehrte sie freudestrahlend zurück. Sie habe schon sieben Kilo abgenommen und sei seit jener Therapiesitzung völlig frei von belästigenden Fremdenergien, welche sie über Jahre heimgesucht hatten. Nun aber wolle sie ihre Schmerzen an den Füßen, an Fuß- und Handgelenken und in den Knien loswerden. Schon als Kind musste sie in den Schuhen Einlagen tragen, da die Füße so schmerzten. Ihre Fußknöchel knicken leicht um. Es kommt ihr vor, als ob sie an Händen und Füßen angebunden sei. Und diese Schmerzen kommen immer wieder und sind – ich zitiere – „als ob mir jemand sagen würde: 'Guck hin, mach da was!'“. Die Ärzte konnten, wie sie sagte, nichts finden. Als Studentin, die außerdem noch einer Halbtagsbeschäftigung nachging, taten ihr die Knie so weh, dass Karla vermutete, sie habe Rheuma. Oft wachte sie vor Qualen auf und schrie – wie sie sagte – „wie verrückt vor Schmerzen“. Und oft musste sie auch tagsüber wegen dieser Schmerzen weinen. Als sie ein weiteres Mal zu ihrer Ärztin ging, konnte diese wie ihre Kollegen nichts finden und sagte: „Da kann nichts sein!“ *(Wie viele Menschen erhalten ähnliche Auskünfte, obwohl sie nichtsdestoweniger größte Schmerzen haben.)* Ja, diese Ärztin unterstellte ihr gar Simulantentum und warf ihr vor, sie wolle wohl nicht arbeiten und studieren. Von da an gab sie es auf, wegen dieser Schmerzen noch weiter zum Arzt zu gehen, denn die Ärzte vermochten beim besten Willen nichts zu finden. *(Es ist auch meist nichts zu finden!*

Diese Schmerzen sind nicht simuliert – es sind karmische Schmerzen aus früheren Leben. In solchen Fällen sollte der Arzt seinen Patienten sofort an einen Rückführungstherapeuten überweisen. Vielleicht kann dieser den Schmerzen auf den Grund gehen und sie auflösen. In Zukunft wird es ohnedies so sein, dass Mediziner und Rückführungstherapeuten zum Wohl ihrer Patienten zusammenarbeiten müssen. Daran wird kein Weg vorbeiführen!) Mit zwanzig, einundzwanzig Jahren waren ihre Schmerzen an den Füßen, Hand- und Fußgelenken besonders schlimm. Sie konnte gar nicht mehr still stehen.

In ihrem Täterleben war sie in Deutschland im Jahre 1104 ein Folterknecht namens Franz, der die ihm von der Obrigkeit bezeichneten Leute nicht nur aus ihren Häusern holte, in die Kerker brachte und an Füßen und Handgelenken in Eisen legte, sondern sie auch Torturen aussetzte, wobei eine Methode darin bestand, die Füße zu zerquetschen. Die Frauen und Mädchen nahm er sich nach Belieben.

In ihrem Opferleben hieß sie Barbara, lebte als zwanzigjährige Französin im Jahre 1472 in einer Hütte und heilte mit Kräutern und Ölen. Und da sie mit ihren Heilmethoden Erfolg hat, kommen immer mehr Leute zu ihr. Ein verheirateter Edelmann namens Henry, der Barbara gegenüber vorgibt, ledig zu sein, umwirbt die schöne junge Frau, denn er liebt sie, und es gelingt ihm tatsächlich, mit ihr ein Verhältnis zu beginnen. Dieses wird, nachdem es allgemein bekannt geworden ist, schließlich auch seiner Ehefrau hinterbracht, die ihn zur Rede stellt und droht, ihn wegen Ehebruchs zu verklagen und bestrafen zu lassen (was seine ganze Karriere vereitelt hätte), wenn er nicht diese Kräuterfrau als Hexe anzeige, die ihn, einen ansonsten treuen Ehemann, mit ihren magischen Künsten verführt habe. Durch ihre Drohungen eingeschüchtert, zeigt Henry Barbara wegen Zauberei an. Sie wird festgenommen und in den Kerker gebracht.

Dort kommt ein Geistlicher zu ihr, den sie Frank (François) nennt, der sie verhört und unbedingt das Geständnis aus ihr herauspressen will, dass sie eine Hexe ist. Aber dieser Geistliche entpuppt sich schnell als gemeinster Sadist, dem anscheinend gar nicht daran gelegen ist, dass sie sich als Hexe bekennt. Noch im Beisein des Wächters peitscht er ihre Kleider am Körper zu Fetzen. Er ordnet an, dass ihre Füße in Bretter geschraubt und dann die Schrauben angezogen werden, sodass ihre Füße zerquetscht werden. Sie soll gestehen, dass sie Henry behext und zum Beischlaf gezwungen habe. Als sie immer noch nicht gestehen will, nimmt Frank ein glühendes Eisen und fährt ihr damit über Bauch und Knie. Dann lässt er auch die Handgelenke mit Stricken immer enger schnüren. Schließlich schickt er die Folterknechte hinaus und vergeht sich an der halb Bewusstlosen. Nun kommt er wochenlang jeden Tag in das Verlies, quält und foltert sie nach Herzenslust und vergewaltigt sie jedesmal. Sie ist inzwischen einundzwanzig Jahre alt geworden. Frank hat wohl angeordnet, dass die Kerkerschergen Barbara nicht anfassen oder weiter quälen sollen, da er alles mit und an ihr selbst durchführen wollte. Schließlich wird sie, da sie nicht mehr gehen kann, zum Gericht getragen, wo das Urteil lautet: Tod durch Verbrennen. Sie wird am Hinrichtungstag an Fußgelenken und Armen an einen Pfahl gebunden. Doch bevor vor aller Augen die Flammen hochschlagen, verflucht sie Frank, die Richter, die Kirchenleute, die Folterer, die Zuschauenden.

Nachdem sie alles nach ihrem Tod noch von oben gesehen hat, finden sich neben ihr zwei Wesen ein, die Barbara als Engel bezeichnet. Diese bringen sie vor einen von goldenem Licht umflossenen, erhöhten, offenbar leeren Stuhl. Sie glaubt, dass es sich um Gottes Thron handeln müsse. Und sie hört telepathisch eine Stimme, die sagt: „Du musstest brennen, weil du auch schon einmal Folterknecht warst und auch verbrannt hattest.“ Auf einmal sieht sie vor ihrem geistigen Auge Bilder aus jenem Leben, in welchem sie der deutsche Folterknecht Franz war. Dann wird sie zu kleinen Häusern geführt, die, wie sie sagt, leuchten. Dort erlebt sich Barbara in einer Gruppe von etwa sechzehn Seelen, die von einem Lehrer namens Philipp betreut werden. Nun erinnert sie sich, dass sie ihn schon aus früheren Zwischenleben kennt. Sie ist verwundert, dass sie auf einmal je nach Wunsch schweben oder auch gehen kann, ganz wie es ihr beliebt. Ja, sie besucht als Geist auch jene Stadt wieder, in der sie als Barbara lebte.

Vor dem Wolkentor angekommen, erfährt sie, dass die Ehefrau von Henry ihre jetzige Mutter ist, mit der sie, gelinde gesagt, die größten Schwierigkeiten hat. Henry ist ein heutiger Bekannter, der in mancher Hinsicht sehr an ihr interessiert ist, während Frank ihr ehemaliger Vorgesetzter ist, der sich mit dunkler Magie beschäftigt, sie energetisch belästigt und schließlich ein Mobbing inszenierte, das sie psychisch zerschellen ließ, wonach sie beim Psychiater Hilfe suchte und von diesem in die Psychiatrie überwiesen wurde. Auf dem Berg der Erkenntnis erkennt sie die karmischen Zusammenhänge, sieht ihr Opferleben als Barbara als gerecht an, bringt den Kelch der Liebe und Vergebung allen Betreffenden und sich selbst im Täter-, Opfer- und im heutigen Leben und sagt schließlich, indem sie den Kiefernzapfen in die Hand nimmt und alles Aufgedeckte, von dem sie sich befreien will, hineinsteckt: „Ich befreie mich von allen Schmerzen in den Fuß- und Handgelenken, von allen Schmerzen in den Füßen, in den Händen und an den Knien, ich befreie mich von meiner schlechten Haut auf dem Bauch und an den Knien *(diese kamen, wie das Höhere Selbst sagte, noch von den Verbrennungen mittels des glühenden Eisens*), und ich befreie mich von allen Schuldgefühlen." Vier Monate darauf kam sie wieder zu mir, um weitere Symptome aufzulösen. Sie war überglücklich und meinte: „Nach der letzten Rückführung gingen meine Schmerzen in den Gelenken und am Knie immer mehr zurück. Und nach einer Woche waren sie ganz verschwunden und sind bis heute nicht wiedergekehrt." Nun nahmen wir uns ihre Dickleibigkeit vor, die wir bei der ersten Therapiebehandlung nur nebenbei berührt hatten. Denn dass diese Rückführung ihr ebenfalls wieder einen vollen Erfolg bescheren würde, davon ging sie bereits aus.

Was an dem oben geschilderten Tod als Hexe auffällt, ist die Tatsache, dass sie mit zwanzig Jahren in den Kerker kam, dort mehrere Wochen, nachdem sie mittlerweile einundzwanzig geworden war, gemartert und vergewaltigt wurde – und dass dies genau dem Alter entspricht, in dem sie im heutigen Leben als Karla ihre schlimmsten Schmerzen an den Fuß- und Handgelenken und an Füßen und Knien hatte. Hier handelt es sich um ein Phänomen, das wir in der Rückführungstherapie oft entdecken, nämlich dass im gleichen Alter, in dem im früheren Leben schlimme Schmerzen am oder im Körper erlitten wurden, solche im heutigen Leben an den gleichen Stellen bemerkbar werden. Es liegt also eine karmisch bedingte Alterssynchronizität vor. Wir erkennen daraus, wie der Körper signalisiert: „An diesen Stellen ist dir vormals etwas aus karmischen Gründen geschehen. Decke es auf, damit du dich davon erlöst." Wir hatten leider keine Gelegenheit, alle anschließenden Leben auf die Frage hin zu durchforschen, ob sie diese Schmerzen an Händen, Füßen, Hand- und Fußgelenken und an den Knien jeweils wie im heutigen Leben hatte, oder ob diese in den dazwischenliegenden Leben ausgespart worden waren. Solcherlei Forschungen werden einmal Themen der Doktorarbeiten von Medizinstudenten sein, denn der Drang, sich als Forscher auf noch unerforschtes Territorium zu wagen, wird viele wissenschaftlich orientierte Menschen beseelen.

In all den oben geschilderten Fällen zum Thema 'somatische Krankheiten' zeigt sich, dass sämtliche körperlichen Symptome auf karmisches Geschehen zurückgehen, dass also jedwede Leiden durch Krankheit und die damit verbundenen Schmerzen karmisch bedingt sind, dass diese entweder noch selbst in mächtiger Form ein ausgleichendes Opferleben produzieren oder dass es sich dabei in mehr oder weniger ausgeprägter Form um das Nachklingen eines Opferlebens handelt, in dem – natürlich aufgrund vorausgegangener Täterleben – Schreckliches am Körper passierte. Karma, Karma, überall Karma, „soweit ich um mich blick', in Stadt und Weltchronik, den Grund mir aufzufinden, warum ..."

Ich könnte aus meiner Fallsammlung der Rückführungstherapie noch sehr viele andere Symptombehandlungen und -auflösungen anführen. Denn als Rückführungstherapeut habe ich mich nicht wie viele Ärzte auf bestimmte Symptombereiche spezialisiert. Bei jedem, der mit irgendeinem Symptom oder Problem zu mir kommt, können wir versuchen, dessen Ursachen aufzudecken und dann entsprechend Heilung beziehungsweise Auflösung zu bewirken. Doch dieses Buch soll nur einen Eindruck davon vermitteln, welche Möglichkeiten bestehen, was die Ursachen von Symptomen und deren mögliche (bzw. sehr wahrscheinliche) Beseitigung betrifft.

Nun wollen wir uns einem sehr interessanten Gebiet in der Rückführungstherapie zuwenden, nämlich der Heilung karmischer Beziehungen – bilden diese doch ein Glanzstück der Rückführungstherapie.

Heilung karmischer Beziehungen

27. Wenn nach der Hochzeit alte karmische Muster wieder an die Oberfläche steigen
(Schwierigkeiten mit dem Ehemann)

Renata ist eine neunundvierzigjährige Frau, die seit sechsundzwanzig Jahren mit ihrem Mann Ulrich verheiratet ist und mit ihm zusammen eine Tochter hat. Schon nach wenigen Ehejahren trennte sie sich von ihrem Mann, indem sie an einen anderen Ort zog. Und obwohl sie seit jener Zeit keine Intimitäten mehr teilen, kommt er hin und wieder und sorgt für sie und die Tochter in materieller Hinsicht. Seine Gegenwart ist ihr unerträglich. Jede Ankündigung seines Besuches – und sollte dieser nur einen Tag dauern – macht ihr diesen schon vorher zur Qual. Obwohl er freundlich und nett zu ihr ist, hat sie in seiner Gegenwart das Gefühl, erdrückt zu werden, als ob ihr der Brustkorb eingedrückt würde. Und trotzdem schafft sie es nicht, sich von ihm durch eine Scheidung zu trennen, obwohl sie in der Zwischenzeit andere Partner hatte und hat. Irgendetwas hält sie davon ab, sich endgültig von ihm zu lösen. Sie fühlt sich vor ihm, wie sie sagt, wie ein Kaninchen vor der Schlange. Ein Gefühl von Ohnmacht und Angst befällt sie.

Chung, so will ich einmal diesen fünfjährigen Jungen (denn den chinesischen Namen bringt sie nicht über die Zunge) nennen, lebt in China in einem Palast. Sein Vater ist sehr mächtig und hat eine ganze Anzahl von Frauen. Chungs Mutter war eine Frau aus weiter Ferne, also keine Chinesin. Diese hat ihr Mann vor einigen Monaten verstoßen und wahrscheinlich umbringen lassen, sodass Chung nicht weiß, was wirklich passiert ist. Man sagte dem Jungen, sie sei einfach weggegangen. Der Fünfjährige ist sehr, sehr traurig, spielt auch nicht mehr mit seinen Halbgeschwistern in den wunderschönen Gärten. Sein Vater ist unnahbar und streng. Chung liebt seine Mutter über alles. Er wird von dem inneren Drang getrieben, sie zu suchen. Er nutzt die Feier zu seinem sechsten Geburtstag, um sich unter einem Vorwand in der Sänfte aus dem Palast tragen zu lassen. In dem Straßengedränge angekommen, schlüpft er aus der Sänfte und läuft in die Menge hinein. Die vier Träger laufen ihm hinterher, doch gelingt es ihm, sich zu verstecken. Obwohl man eine große Fahndung nach ihm anstellt, kann er ein paar Tage unentdeckt bleiben. Er schläft auf dem Erdboden, hat Hunger und friert. Doch eines Nachts, als er ganz traurig ist, erblickt er auf einmal seine Mutter vor sich. Sie erscheint ihm wie ein leuchtendes Wesen. Sie tröstet ihn, deckt ihn mit seiner Jacke zu und sagt: „Ich liebe dich." Doch dann löst sich ihre Erscheinung wieder auf.

Wenig später wird Chung gefunden. Er wird vor seinen Vater gebracht, der sehr zornig ist und einem Diener befiehlt, ihn auszupeitschen. Danach befiehlt sein Vater etwas, das der Junge aber nicht verstehen kann. Man zieht ihn weg. Er wird auf Anordnung seines Vaters geblendet, damit er nie wieder davonlaufen kann. Chung geht nun als Blinder am Stock durch den Garten. Er möchte sterben. Er fühlt sich ohnmächtig, ist voller Depressionen. Aber dann gelingt ihm der innere Kontakt zu seiner Mutter. Er kann mit ihr mittels der Gedanken kommunizieren. Sie tröstet ihn, gibt ihm Mut, durchzuhalten. Als er achtzehn Jahre alt ist, dringen Feinde in den Palast ein. Er hört die Schreie der anderen. Schließlich dringt ihm ein Speer in die Brust. Nach seinem Tod sieht er seinen Körper unter sich liegen. Er wundert sich darüber, dass er auf einmal wieder sehen kann. Dann erblickt er seine Mutter. Sie schließt ihn in die Arme und sagt: „Ich bin stolz auf dich."

Vor dem Wolkentor erfährt Renata, dass jener chinesische Vater, der sie blenden ließ, ihr heutiger Ehemann ist. Im Täterleben war sie ein sehr großer, muskulöser Mann, den man allgemein nur den Riesen nannte und der alleine lebte und von allen gefürchtet wurde. Zwei mutige Männer trauten sich in aller Öffentlichkeit an ihn heran und wollten sich mit ihm messen, denn sie glaubten, zusammen stärker zu sein als er. Der Riese stimmte zu, auf Leben und Tod ohne Waffen gegen diese beiden zu kämpfen. Und er fasste den einen und drückte ihm mit den Fingern die Augen aus, während der andere voller Schrecken davonlief. Wie sich später herausstellte, ist Renatas Ehemann derjenige, der damals durch sie sein Augenlicht verlor. *(Er ist heute noch Brillenträger. Eventuell stammt diese Kurzsichtigkeit aus jenem Leben.)*

Renatas Seele sollte also durch die Seele ihres heutigen Mannes damals den karmischen Ausgleich erfahren, indem er sie blenden ließ. *Es ist nicht immer unbedingt so, dass die Person, der man ein schlimmes Ende bereitete oder der man etwas Schmerzhaftes zufügte, auch diejenige ist, die den karmischen Ausgleich herbeiführt. Es ist sogar eher die Ausnahme.* Aus ihrem Leben als der kleine Halbchinese und dem karmischen Geschehen darin hatten sich ihr folgende Programmierungen eingeprägt, die sich in ihrem heutigen Leben noch bemerkbar machen: Sie hat Angst, ihren Ehemann zu verlassen und sich endgültig scheiden zu lassen, weil sie damals weggelaufen war und dann dafür von ihm bestraft wurde, indem sie das Augenlicht verlor. Unbewusst sitzt diese Programmierung in ihr, verbunden mit der Angst, dass er ihr dann ja wieder etwas Schreckliches antun könnte. Ihre Angst samt dem Engegefühl in seiner Nähe kommt von der Angst vor diesem chinesischen Vater. Sie fühlt sich in seiner Nähe wie eingesperrt. Er wiederum weiß unbewusst, dass er an ihr etwas wiedergutzumachen hat. Würde sie sich ihm durch eine Scheidung ganz entziehen, dann würde ihm diese Möglichkeit der Wiedergutmachung entzogen. Aus diesem Grund will auch er sich nicht scheiden lassen, obwohl beider Verhältnis nur eine Pro-Forma-Ehe ist. Ihr ganzes Zu- und bedingtes Miteinander geht auf karmische Verknüpfungen zurück. Sicherlich sind diese beiden Leben nur eine Auswahl aus vielen anderen Leben, die sie schon miteinander in den unterschiedlichsten Personenkonstellationen gelebt haben. Doch sind diese beiden Leben, besonders das chinesische, für beider Beziehung schon sehr offenbarend.

Aber, und das scheint eine Hinterfragung wert zu sein, warum hatte Renata denn diese Angst nicht schon beim ersten Kennenlernen ihres späteren Mannes gespürt? Warum tauchten ihre Engegefühle in seiner Nähe erst ein paar Jahre nach der Eheschließung auf? Da es, wie wir schon sahen, keine Zufälle gibt, muss es auch dafür einen triftigen Grund geben. Seelen kommen so lange immer wieder zusammen, bis all ihre Disharmonien aufgelöst sind, und mögen dazu Hunderte von Leben nötig sein. *(Deshalb, wenn man in späteren Leben einer bestimmten Seele nie wieder begegnen möchte, unbedingt die Disharmonien noch in diesem Leben auflösen!)* Wenn Paare sich wiederbegegnen sollen, weil eine in ihrem Unterbewusstsein befindliche Disharmonie aus früherem Leben auszugleichen ist, dann werden sie, damit sie überhaupt wieder zu einem Ehebund zusammenfinden – wie die alten Römer sagen würden – von Amors Liebespfeil getroffen. Ja, es scheint solchen Paaren für ihr leichteres irdisches Kennenlernen und Zueinanderfinden eine Vergessensprogrammierung eingegeben worden zu sein, die all ihre anderen noch aufzulösenden Programmierungen aus früheren Leben erst einmal überdeckt, bis dieses eingeimpfte Liebesserum allmählich abgebaut wird und die alten Programme wieder hochkommen. Bei Renata und ihrem Mann sollte dieses Serum bis zur Zeugung ihrer Tochter weiterwirken. Und je mehr seine Wirkung nachließ, desto deutlicher kamen die alten Programme wieder an die Oberfläche. Nun beginnt unbewusst ein neuer Versuch der karmischen Aufarbeitung alter unaufgelöster Muster und Verhaltensweisen. Wird man darin wieder ein Stück vorankommen oder verschärfen sich die Muster noch? Manchmal hält dieses Liebesgift nur bis zur Hochzeit. Und wie viele Partner werden sich beim Ringwechsel auf dem Standesamt oder in der Kirche auf einmal bewusst, dass dies keine harmonische Ehe werden wird, und haben daher plötzlich Befürchtungen, den falschen Schritt zu tun. Doch andererseits gibt es viele Partner, die in solchen Situationen zwar wissen, dass sie mit dem nun Angetrauten keine gute Ehe führen werden, die aber zugleich unbewusst fühlen, dass es so sein muss aus irgendeinem ihnen noch unbekannten Grund. Diese Gründe können durch eine Rückführung aufgedeckt und auch, wie wir noch sehen werden, geheilt werden.

28. Unser ganzes engeres Miteinander ist karmisch bestimmt
(Schwierigkeiten mit der Partnerin)

Mario ist Mitte dreißig. Er lebt seit fünf Jahren mit seiner Partnerin Lisa zusammen, ohne verheiratet zu sein, was in Italien bisher nicht so einfach war. Zusammen haben sie einen dreijährigen Sohn und ein weiteres Kind ist unterwegs. Irgendetwas hält sie davon ab, den Ehebund zu schließen, obwohl beide wissen, dass sie zusammengehören und auch zusammenbleiben werden. Dass Mario um diese Rückführung bat, hat seinen Grund darin, dass er sich, obwohl er als sehr gutaussehender Mann viele Frauenabenteuer haben könnte, trotzdem an Lisa gebunden fühlt, obgleich beide dauernd Stress miteinander haben. Sie nörgelt beständig an ihm herum, nichts kann er ihr recht machen, denn alles wäre irgendwie besser zu bewerkstelligen und wenn es sich nur um Kleinigkeiten wie das Aufhängen eines Bildes handelt. Sie ist immer sehr kritisch, vernünftig und nimmt die Dinge des Lebens schwer, während er im Gegenteil alles leicht und einfach sieht. Da er nun viel reist und Seminare gibt, glaubt sie auch Grund für ihre Vermutung zu haben, dass er ihr nicht treu ist, und beklagt sich ständig, dass er nicht da sei und keine Zeit für sie und die Familie habe. Dabei hatte zwischen den beiden alles so harmonisch angefangen. Sie konnten miteinander über alles reden, und ihr gemeinsames Hauptgesprächsthema war Esoterik.

Mario nimmt sich in dem ihm vom Höheren Selbst offenbarten Leben, in welchem die Hauptursache für ihr jetziges gemeinsames Leben zu finden ist, als eine siebenundzwanzigjährige Frau namens Alina in der Schweiz um 1400 wahr. Sie denkt an ihren Vater Markus, der ihr sehr leid tut. Er lebt allein in einer Hütte im Wald. Er ist Holzfäller. Und nun berichtet sie Folgendes: Hinter dem Rücken der Mutter begann er, als sie dreizehn Jahre alt war, mit ihr ein sexuelles Verhältnis, das fortgesetzt wurde, sobald die Mutter auch nur für mehrere Stunden das Haus verließ. Als Alina mit siebzehn wieder mit ihrem Vater schläft, kommt die Mutter unvermutet zurück und entdeckt die beiden in flagranti im Bett. Sie stürzt schreiend aus dem Haus und läuft ins Feld hinein. Zwei Tage später erhängt sie sich. Daraufhin entschließt sich die Tochter, sich dem Vater hinfort zu verweigern. Der Vater, voller Schuldgefühle wegen des Todes seiner Frau, ist am Boden zerstört. Alina hat Angst, dass auch er sich noch das Leben nehmen könnte. Der Vater weint. Sie müsse jetzt erst recht die Mutter ersetzen. Sie dürfe sich ihm nicht weiterhin sexuell verweigern. Doch Alina bleibt bei ihrer Entscheidung. Schließlich dringt er mit Nachdruck in sie, dass sie seine Tochter sei, dass er sie gezeugt habe und sie ihm allein gehöre, ja, dass es sein Recht sei, mit ihr zu machen, was er wolle. Und da seine Tochter nicht die Kraft oder den Mut aufbringt, ihn zu verlassen – sie wüsste auch nicht, wohin sie gehen sollte, lauern doch auf ein junges, allein stehendes Mädchen überall Gefahren –, entschließt sie sich also, dennoch bei ihm zu bleiben und kann auf die Dauer seinem erneuten Werben nicht widerstehen. Sie gibt nach, womit das Verhängnis weiterhin seinen Lauf nimmt. Mit fünfundzwanzig ist sie vom Vater schwanger. Das, was sie am meisten vermeiden wollten, ist nun eingetreten. Sie will das Kind unbedingt austragen, egal, um welchen Preis. Er ist jedoch strikt dagegen, da er sich der Konsequenzen bewusst ist – ist Inzest doch eine Todsünde, für die er mit dem Tod oder mit langer Kerkerhaft bestraft werden könnte. Er besorgt ihr ein Abtreibungsmittel, das auch den von ihm gewünschten Erfolg hat. Als sie wieder zu Kräften gelangt ist, nimmt sie all ihren Mut zusammen und verlässt den Vater. Doch immer wieder muss sie an ihn denken.

Als sie fünfunddreißig Jahre alt ist, sucht sie ihn wieder im Wald auf, um zu sehen, ob er noch lebt und wie es ihm ergeht. Er ist zutiefst depressiv, freut sich aber, seine Geliebte und Tochter so unverhofft wiederzusehen. Er tut ihr über alle Maßen leid. Der Vater bittet sie flehentlich, wieder bei ihm zu bleiben. Doch sie hat sich entschlossen, wieder zu gehen. Er pocht auf sein Recht als Vater, müsse doch eine allein stehende Tochter ihrem Vater in allem gehorchen. In seiner Verzweiflung, bei Alina nichts ausrichten zu können, zieht er plötzlich ein Messer und bedroht sie. Sie wehrt sich, er fällt hin und rammt sich dabei das Messer selbst in den Bauch. Er bleibt stöhnend und tödlich getroffen liegen. Alina, nicht wissend, was sie tun soll, läuft davon. Sie hat ein Gefühl von Angst und zugleich ein Gefühl der Befreiung. Späterhin heiratet sie noch, bekommt aber kein Kind. Mit sechsundsiebzig Jahren ist sie als Witwe in Aar verstorben. Ihr Nie-wieder-Satz lautet: „Ich will nie wieder ein Kind verlieren."

Nach ihrem Tod schwebt sie über ihrem Körper, an welchen jetzt Nachbarn herangetreten sind. In der Zwischenwelt trifft sie ihre Mutter und den Vater wieder. Alina macht ihm keine Vorwürfe. Und dann begegnet sie einem kleinen Kind und weiß auf einmal, dass dies ihr eigenes abgetriebenes Kind ist. *(Hierzu bedarf es einer Erklärung. Im Jenseits gibt es in unserem Sinne keine Zeit. Man kann, so man als Kind gestorben ist, viele ‚Jahre' in diesem Zustand bleiben, oder man kann auch älter werden oder die Gestalt eines Erwachsenen annehmen. Oder man kann aus bestimmten Gründen (z. B. zum Verfolgen eines besonderen Zwecks), wenn man dort schon wieder die Gestalt eines Erwachsenen angenommen hat, sich wieder in die eines Kindes begeben. Hier hatte sich die Seele des abgetriebenen Kindes ihr auf einmal als kleines Kind vorgestellt, da sie sich doch ein Leben lang ein solches gewünscht hatte.)* Vater und Mutter sehen verjüngt aus und viel schöner, als sie es je waren. Alle vier gehören zu einer Gruppe aus insgesamt jetzt zwölf anwesenden Seelen *(einige momentan fehlende Mitglieder dieser Gruppe werden inkarniert sein und von dieser Gruppe unsichtbar betreut werden).* In diesem Zwischenleben begegnet sie ihrem Geistführer, der sich Gabriel nennt. *(Es handelt sich nicht um den Erzengel, obwohl viele Geistführer gerne den Namen eines Erzengels oder Heiligen annehmen.)* Von zwei diese Gruppe betreuenden Helfern, einer Frau und einem Mann, erfährt Alina nun, warum sie all diese schrecklichen Erfahrungen mit ihrem Vater auf Erden zu erleben hatte. Sie hatte als Mann ihren Vater, der damals die Tochter war, ebenfalls missbraucht. Nun musste sie als Tochter selbst erfahren, wie es ist, wenn man als Vater sein eigenes Kind zum Beischlaf nötigt. Sie brauchte diese Erfahrung, um dadurch in der Liebe wachsen zu können. Das abgetriebene Kind war in einem noch früheren Leben mit ihrem Vater verheiratet gewesen, als Alina ein junger Mann auf Wanderschaft gewesen war, und dieser dessen Frau in Abwesenheit des Ehemannes vergewaltigt hatte.

Wieder vor dem Wolkentor angekommen, erfährt Mario von seinem Höheren Selbst, dass sein jetziger Sohn die Mutter Alinas war, das abgetriebene Kind aber jenes ist, das nun in Lisas Bauch lebt, und der damalige Vater seine heutige Partnerin Lisa ist. Beiden sei in diesem Leben die Chance gegeben, ihre beiden Kinder großzuziehen und ihnen jene Liebe zu geben, an der es früher gemangelt hatte. Darüber hinaus gebe es nur noch ein früheres Leben, in welchem er mit Lisa eng zusammengekommen war.

Ihr ganzes jetziges Zusammenleben ist von karmischen Faktoren bestimmt. Ihr jetziges Verhalten dem schon geborenen und dem noch zu gebärenden Kind gegenüber ist von größter Sorgfalt geprägt. Denn unbewusst will man ja alles an diesen Kindern wiedergutmachen. Vor allem werden sie dem zweiten Kind, das ja vormals abgetrieben worden war, besondere Fürsorge zukommen lassen. Der erstgeborene Sohn wird die Muster der Mutter in sich tragen, die sich vormals erhängt hat, er wird sicher noch oft bockig sein und den Eltern später einmal Vorwürfe machen. Eventuell wird er unerklärlicherweise eifersüchtig auf die heutige Mutter sein, obwohl er auch mit dem heutigen Vater Schwierigkeiten haben wird, hatte dieser (als früherer Ehemann) ihn (als dessen Frau) doch mit der eigenen Tochter betrogen. Er wird seinem Vater öfter Vorhaltungen machen und den Beleidigten spielen. Wie wir sehen, ist unser ganzes Mit- und Zueinander von karmischen Gefühlen, Verhaltens- und Erlebnisweisen aus früheren Leben bestimmt. Denn die ehemals geprägten Muster nehmen wir von einem ins andere Leben mit, bis wir sie durch harmonischere Gefühle und Erlebnisse allmählich verändert haben. Man könnte auch von einem sehr interessanten zwischenmenschlichen Spiel sprechen, das sich über viele Leben hin erstreckt. Im Jenseits machen wir erst einmal eine Spielpause. Hier sind der Ernst und die auf Erden gezeigte Spielleidenschaft erst einmal verflogen. Denn wie wir gesehen haben, leben im Jenseits Alinas Vater und Mutter und auch das abgetriebene Kind in Eintracht miteinander. Natürlich gibt es solche, die bei vorläufigem (vor allem plötzlichem) Spielabbruch, sprich Tod, noch derart in das Spielgeschehen versunken sind, dass sie nach diesem Abbruch in ihrer Vorstellung noch immer weiterspielen. Sie bleiben eventuell noch erdgebunden oder kreieren sich Ersatzwelten wie zum Beispiel die schon erwähnten dunklen Sphären, um dort ihre begonnenen Denk-, Gefühl- und Handlungmuster auszuagieren beziehungsweise fortzusetzen.

Doch irgendwann begeben wir uns zurück auf das irdische Spielfeld und setzen hier unser Spiel fort. Wer schließlich nach vielen Erdenleben ganz Liebe geworden ist, ist der Gewinner. Aber letztendlich wird jeder einmal Gewinner sein, denn es ist aus höherem Bedacht so vorgesehen, dass wir alle schon jetzt potentielle Gewinner sind. Und in Wirklichkeit sind wir in unserer Eigentlichkeit bereits jetzt Gewinner und haben sicherlich schon viele Spiele auf anderen Spielplätzen des Daseins gewonnen, doch uns für ein neues Spiel auf dem Planeten Erde entschlossen, in dem wir uns jetzt befinden.

Dass Mario und Lisa zusammenleben, ohne sich bisher verehelichen zu wollen, rührt daher, dass sie im früheren Leben als Tochter und Vater ja wie ein Paar zusammenlebten und wussten: „Wir dürfen und können ja gar kein Paar sein." Diese Programmierung wirkt sich unbewusst auf ihr Partnerschaftsverhalten aus. Dieses Verhalten ist auch mit Schuldgefühlen belastet. Lisa, also der frühere Vater, will an Alina, der ehemaligen missbrauchten Tochter, unbedingt etwas wiedergutmachen. Trotzdem ist sie als ehemaliger Vater der Mann im Haus, und Mario übernimmt eher die weibliche Rolle. Dieses Verhalten ist aus der karmischen Perpektive heraus völlig logisch. Und Alina, die eigentlich immer den Vater verlassen wollte, lebt heute diese Rolle aus, indem sie sich als Mario immer wieder von Lisa entfernt und doch regelmäßig zu ihr, dem früheren Vater, zurückkehrt. Wir übernehmen unsere Verhaltensrollen aus früheren Leben, auch wenn die Personenverteilung sozusagen neu ausgewürfelt worden sein sollte. Markus, der frühere Vater, ist jetzt Lisa, also eine Frau, und Alina ist im heutigen Leben Mario. Aus einem interfamiliären Verhältnis kann ein Rückführungsexperte schon schließen, wie die frühere Rollenverteilung wohl ausgesehen haben mag. Denn meist waren heutige Familienmitglieder auch schon in früheren Leben durch familiäre Bande miteinander verbunden. Es sind spannende Spiele, und sie sollen auch spannend sein. Denn je spannender sie sind, umso mehr involvieren wir uns durch Gefühle, Gedanken und Taten, sodass diese nicht erlahmen, sondern angespornt bleiben, lernen wir doch durch ein intensiviertes Mitspielen am meisten aus diesem Spiel. Und auch aus den von uns begangenen Fehlern lernen wir. Wir können diese im nächsten Durchgang immer wieder korrigieren. Was für ein großartiges Spiel! Denn am Ende gewinnt ein jeder! Jeder wird einmal das Ziel erreichen und ein Gewinner in der bedingungslosen Liebe sein. Wer hat sich wohl dieses Spiel ausgedacht? Sicherlich ein grandioser Meister, den viele gerne als Gott bezeichnen würden. Und wer dieses Spiel samt seinen Spielregeln durchschaut hat und jetzt schon bedingungslos liebt, der ist bereits jetzt ein Gewinner. Und ich habe das Gefühl, dass Mario schon in diesem Leben ein Gewinner sein wird, denn er erlernt soeben die Rückführungstherapie und gewinnt dadurch einen tiefen Einblick in die Spielgeheimnisse des Lebens.

29. Wenn das Karma gegenseitig negativ ausgerichtet ist
(Schwierige Beziehung zwischen Mutter und Tochter)

Anna ist eine engagierte Ärztin fortgeschrittenerer Alters. Sie hat seit frühester Zeit mit ihrer Mutter größte Probleme. Sie lehnen einander vollkommen ab, ja, Anna hat sogar Angst vor der Mutter. Auch zum Vater steht sie in einem unguten Verhältnis, denn sie fühlt sich von ihm gedemütigt, gezwungen und unterdrückt. Von der Mutter wusste sie immer, dass diese sie nicht wollte. Und jeder Psychologe würde jetzt gleich hellwach werden und sagen: „Sie hat bestimmt nur deswegen Medizin studiert, um ihren Eltern zu zeigen: 'Seht, ihr habt mich alle verkannt. Ich bin doch was ganz Besonderes geworden. Ihr müsstet jetzt eigentlich stolz auf mich sein und euch schämen, dass ihr mir früher keine oder zuwenig Liebe gegeben habt. Eigentlich müsstet ihr jetzt einsehen, dass ich euer Lieblingskind sein müsste.'“ Denn Anna hat noch zwei Schwestern und einen jüngeren Bruder. Ihre Mutter ist nun achtzig Jahre alt.

Nachdem ich Anna in den Alphazustand versetzt hatte, baten wir ihr Höheres Selbst, uns aufzuzeigen, wo in diesem Leben, beginnend als Fötus im Mutterleib, Ursachen vorhanden sein könnten für die gegenseitige Ablehnung von Mutter und Tochter. Ja, ich fragte sie, ob sie bei ihrer eigenen Zeugung zugegen war, weiß ich doch aus vielen Rückführungen, dass einige Seelen auch ihrem eigenen Zeugungsakt beiwohnen wollen, um also praktisch die Grundsteinlegung ihres später zu bewohnenden neuen Körpers mitzuerleben. Sie beobachtet das als ihre Eltern ausgesuchte, noch kinderlose Paar. Diese befinden sich gerade beim Skilaufen in den Bergen. Sie haben vor drei Wochen geheiratet, doch in ihrem Ferienzimmer stehen zwei Betten. Schließlich schlüpft der Ehemann in das Bett seiner Ehehälfte. Sie wehrt sich gegen den Beischlaf und sagt zu ihm: „Aber nicht jetzt schon.“ Ihrer Mutter, wie Anna als unsichtbare Besucherin wahrnimmt, wird es bald darauf öfter schlecht. Sie geht zu ihrer Ärztin *(Anna wusste auf einmal deren Namen, eine Frau Dr. Zimmermann),* die ihr nach einer Untersuchung verkündet, dass sie schwanger sei. Und die Mutter, die so schnell keine Schwangerschaft wollte, entgegnet: „Ja, dann halt." Der zwei Jahre ältere Vater jubelt über diese frohe Botschaft, doch die Mutter bleibt zwiespältig. Trotzdem ist nun Anna in den Fötus hineingegangen, um von nun an bis zur Geburt dort zu bleiben. Im dritten Monat – jetzt ist der Fötus beseelt, und die Mutter fühlt wahrscheinlich die Schwingungen dieser neuen Seele, die sie nicht mag – bekommt die Mutter Bauchschmerzen. Sie will das Kind plötzlich nicht und hofft auf einen Abort. Anna fühlt nun ganz deutlich im Bauch der Mutter, dass diese sie partout nicht haben möchte. Dieser Umstand allein ist schon genügend Grund dafür, dass später einmal seitens des Kindes ein disharmonisches Verhältnis zur Mutter entstehen wird, welches sich in Hass oder Angst vor ihr oder allgemein in Minderwertigkeitsgefühlen ausdrücken kann. Während ihrer Geburt wäre Anna, wie sie nun weiterhin in Trance berichtet, beinahe erstickt.

Nun gehen wir altersmäßig von einem wichtigen Erlebnis mit der Mutter an das andere heran. Beim Stillen wurde ihr Köpfchen so nahe an die Brust gedrückt, dass sie beinahe keine Luft mehr bekam. Ihre Mutter war überhaupt nicht liebevoll mit ihr. Doch wenn Anna traurig war, bemerkte sie ein Licht an ihrem Bettchen, und sie hörte eine Stimme, die sagte: „Du siehst, du bist nicht allein." Beim Windelwechseln brüllt die Mutter ihr Töchterchen an, warum sie nicht vorhin in den Topf gemacht hätte. Wenn sie die Kleine anschreit oder ausschimpft, dann versucht sich Anna zu verstecken, denn sie hat Angst vor der Mutter. Einmal, als sie im Gitterbettchen ihr Bein eingeklemmt hat und deswegen schreit, kommt die Mutter wütend herbei, legt sie unsanft auf den Rücken, fasst sie beim Hals und schüttelt sie, indem sie sagt: „Du dumme Anna." *(Ich glaube, wenn manch eine Mutter oder andere Person wüsste, dass alles, was man einem anderen antut oder sagt, in dessen Unterbewusstsein gespeichert wird und zum Beispiel in einer Rückführung wieder bewusst gemacht werden kann, sie sich in manchem doch zurückhaltender verhalten würde. Für die Jenseitigen jedoch liegt alles offen. Nichts von dem auf Erden Gedachten, Gesagten und Getanen wird dort verborgen bleiben, es sei denn aus Diskretion.)* Mit drei Jahren entdeckt die Mutter, wie Anna mit ihrer Klitoris zu spielen scheint. Sie kommt herbei, schaut sie verächtlich an und sagt: „Das darfst du nicht. Das ist grausig." *(Wir sehen, wie verklemmt bestimmte Gesellschaften doch noch sind. Oder hat es gar mit einem selbst zu tun?)* Sie verpasst ihrer ‚unartigen' Tochter noch einen Klaps, und während des Anziehens schimpft sie die Kleine aus und sagt einmal mehr ihren Lieblingsspruch: „Du dumme Anna!" Die Mutter umarmt sie nie. Wenn der Vater seinem Töchterchen einen Kuss auf die Stirne setzt, dreht seine Frau sich ostentativ um.

Als Anna drei Jahre alt ist, sagt ihr die Mutter ins Gesicht: „Ich will dich nicht." Anna ist mit acht Jahren stolz auf ihre Zöpfe, doch der Mutter sind sie verhasst. Wenn sie diese flicht, macht sie es mit Unwillen, sodass Anna manchmal vor Schmerz aufschreit. Und eines Tages erklärt sie: „Ich habe es satt, deine Zöpfe zu flechten." Sie packt ihre Tochter beim Arm und zerrt die sich Sträubende zum Frisör, der ihr die Zöpfe abschneidet. Anna muss lange weinen. Ihr kommt das Zopfabschneiden vor, als wenn ihr eigener Kopf abgeschnitten worden wäre. Und als sie mit zehn Jahren ihre Mutter den kleinen Bruder liebkosend auf dem Arm tragen sieht, fragt Anna, wen von beiden sie lieber hätte. Und die Mutter schaut sie beinahe hasserfüllt an und sagt: „Tu doch nicht so blöd! Du bist eine dumme Kuh!"

Der Leser wird sich fragen, warum ich so ausführlich auf ihre heutige Kindheit in Verbindung mit ihrer Mutter zu sprechen komme. Doch werden wir sehen, dass ihr gegenseitiges Verhältnis auf karmische Prägungen zurückgeführt werden kann.

Und wieder vor dem Wolkentor angekommen, baten wir das Höhere Selbst, Anna nun in ein früheres Leben zu führen, in welchem sie der Seele ihrer heutigen Mutter begegnet war und welches wichtig ist, um ihre Beziehungsproblematik mit dieser aufzudecken. Auf einmal sieht sie sich als ein neunzehnjähriger Jungrittersmann namens Heinrich von Zurlinden, dem sein Herr, ein mächtiger Ritter namens von Muralt, einen Brief übergeben hat, den er dessen Geliebter, der Tochter des mit ihm verfeindeten Burggrafen Hans Konrad, heimlich und unter vier Augen zu übergeben hätte. Doch dürfe er sich dabei nicht erwischen lassen. Der junge Rittersmann weiß um die Gefährlichkeit dieses Auftrags. Heinrich wird auf der Burg nach seinem Woher und Wohin befragt und schließlich durchsucht. Der Brief wird gefunden und dem Burggrafen überbracht. Dieser lässt den jungen Ritter in den Kerker werfen, wobei die Kerkermeister unsanft zur Sache gehen, sodass sich der Festgenommene beim Herabgeführtwerden sehr verletzt. Im Kerker befindet sich noch ein alter Mann. Er hat Mehl gestohlen, wie er Heinrich anvertraut, und er fügt, zu diesem gewendet, hinzu: „Hier kommst du nicht mehr heraus." Dennoch wird er am nächsten Tag wieder hochgeholt. Neben dem Burgherren steht der Henker mit dem Schwert. Heinrich kniet nieder. „Bitte, macht mir nichts. Ich habe doch nur den Brief gebracht." Nun wird er auf das Gerüst gezerrt. Andere Burgbewohner haben sich um dieses aufgestellt und johlen. Und Hans Konrad gibt dem Henker das Zeichen. Heinrich wird in die Knie gezwungen. Er schreit noch „Nein!", doch kurz darauf ist er tot. *(Wenn es Autoren an historischen Stoffen für ihre Romane mangeln sollte, empfehle ich ihnen, sich diese als ausgebildete Rückführungsleiter in mannigfachster Weise anzueignen.)*

Auf einmal sieht er sich in einer wunderschönen Gegend. Ein Engel, wie er sich ausdrückt *(denn die jenseitigen Wesenheiten werden oft von noch Unkundigen für Engel gehalten)*, heißt ihn willkommen. Andere Wesen kommen hinzu. Er wird gebadet, und sein Hals wird behandelt und geheilt. Schließlich wird er vor einen Rat von Richtern geführt, die blaue Garderoben anhaben. Er soll nun sagen, was er selbst von seinem Leben und seinem Tun auf Erden hält. Die Richter lachen manchmal gutmütig und meinen, dass er sehr naiv gewesen sei. Dann besucht er als Geist seine Eltern auf der Erde, um sie über den Verlust ihres Sohnes zu trösten und weil er ihnen sagen möchte, dass sie nicht traurig sein mögen, denn ihm gehe es sehr gut. *(Sehr viele Verstorbene kehren zu ihren trauernden Hinterbliebenen zurück und versuchen sie zu trösten. Manchmal gelingt es ihnen auch, sich in irgendeiner Form bemerkbar zu machen.)*

Vom Höheren Selbst erfährt Anna dann, dass jener Burgherr Hans Konrad ihre heutige Mutter ist.

Im nächsten aufgedeckten Leben nimmt sich Anna als eine Art Ureinwohner wahr und heißt Oala. Er hat einen Speer in der Hand und rennt einem Mann hinterher, dem er den Speer in den Rücken schleudert. Er trifft diesen Mann tödlich und ist anfangs sehr stolz darauf. Er sagt: „Ich wollte aus Spaß sehen, ob ich ihn treffe." Dieser Mann gehört zu einem anderen Stamm, aber es herrscht kein Krieg zwischen ihnen. Doch der Stammeshäuptling lässt Oala zu sich kommen und macht ihm Vorhaltungen wegen seines ‚dummen' Tuns. Erstens war es unehrenhaft, jemanden von hinten zu töten, und zweitens würden sie jetzt Krieg mit dem anderen Stamm bekommen. Der Häuptling schließt ihn wegen Feigheit und Dummheit (!) aus dem Stamm aus. Unter Zurücklassung seines gesamten Besitzes muss er nun allein in der Wildnis leben. Er versinkt in Trauer und bereut seine dumme Tat. Vierzehn Jahre später stirbt er einsam.

Nach seinem Tod erscheint eine lichte Gestalt. Diese führt ihn unter einen grünen Wasserfall. Dann überreicht sie ihm einen rosa Umhang und sagt: „Das hilft dir, deine Traurigkeit zu überwinden." Aber er wird noch an andere ungute Taten erinnert, denn er hat zum Beispiel auch einen anderen Mann erwürgt. Man weist ihm einen Platz unter einer Blätterdecke zu. Hier muss er so lange bleiben, bis er darüber ebenfalls Reue empfindet. Schließlich wird er vor ein Gericht von drei Männern in blauen Roben gebracht. Mit ihm stehen dort drei andere Männer, die im Erdenleben ebenfalls Mörder waren. Und einer der Richter sagt zu ihm: „Du wusstest genau, dass du nicht töten darfst. Du darfst nicht über das Leben der anderen richten." Und ihm wird weiterhin gesagt, dass er für jeden begangenen Mord auf Erden erneut reinkarnieren müsse, um ein gleiches Schicksal zu erfahren. Ich frage Oala, was er von diesem Urteilsspruch hält. Und er sagt, dass er diesen für gerecht ansieht. *Wir werden auch als Täter im Jenseits durch andere Jenseitige, seien es ehemalige Verwandte, Freunde, Familienmitglieder, oder seien es Geistführer, Lehrer, Engel, nachdem wir Reue verspürt haben, zu jenem Wissen geführt, das wir an sich schon immer in uns hatten, das aber unser Ego überdeckte, nämlich das Wissen, dass wir alles, was wir anderen aus Lieblosigkeit zufügen, einmal an uns selbst vollzogen sehen müssen. Sobald wir dies eingesehen haben, stimmen wir diesem Gesetz auch zu und sind bereit, ein gleiches Los über uns zu verhängen beziehungsweise verhängen zu lassen.*

Vor dem Wolkentor erfährt Anna, dass der damals von hinten getötete Mann ihr jetziger Bruder ist. Jener Häuptling, der ihn wegen seiner Dummheit (!) des Stammes verwies, ist ihre gegenwärtige Mutter. Deshalb wohl auch ihr heutiger Standardausspruch für ihre Tochter: „Du bist eine dumme Anna!"

Dieses Leben als Oala ging jenem Leben als Heinrich von Zurlinden voraus. Somit war dieses Leben, in welchem er geköpft worden war, ein karmisches Folgeleben auf das Täterleben als Oala. Doch in einem weiteren Leben um 1386 war er in der Schweiz ein mit Lanze bewaffneter Bauer, der gegen die Österreicher kämpfte. Sein Anführer, der ihn nicht mochte, befahl ihm, sich in die vorderste Reihe zu stellen. Das bedeutete quasi das Todesurteil. Dort wurde er von einer Lanze tödlich am Hals verletzt. Und wieder steht er nach seinem Tod vor diesen Richtern im blauen Gewand, und diese sagen: „Das hast du richtig gemacht." Sie wollen ihm zu verstehen geben, dass er nun eine seiner Taten als Oala ausgeglichen hat. Aber es stünden noch andere Taten der Lieblosigkeit aus anderen Leben an. Und die Seele der späteren Anna ist bereit, diese im nächsten Leben auszugleichen.

Sie nimmt sich auf einmal als siebzehnjähriger junger Mann namens Igall bei Indianern wahr. Igall ist schön und stark und tapfer. Er wird als besondere Ehre dazu ausersehen, den Göttern geopfert zu werden. Diese Auszeichnung nimmt er mit Freude, wenn auch mit heimlicher Beklemmung an, hat man das Volk doch dazu erzogen, es als das Höchste, was einem im Leben passieren kann, zu betrachten – nämlich den Göttern geopfert zu werden, damit diese das Volk weiterhin mit Wohlwollen bedenken. Ihm wird dann der Kopf vom Rumpf getrennt. Im Jenseits begegnet diese Seele wieder diesen drei Richtern im blauen Gewand, die ihn loben, dass er es gut gemacht und nicht rebelliert habe. Aber er erfährt auch, dass diese Götter, denen er geopfert wurde, keine richtigen Götter seien, dass es sie in Wirklichkeit gar nicht gebe. „Du willst immer wieder eine neue Prüfung haben. Du denkst, du seist ein Held. Aber noch ist zuviel Stolz in dir. Du musst noch Bescheidenheit lernen." Und die Richter sagen dieser Seele, dass sie als Frau wiedergeboren werden wird, die ihr Kind und auch ihren Ehemann im Krieg verlieren wird und dann bis zu ihrem Lebensende als Bettlerin herumziehen muss, eben um Bescheidenheit zu lernen. Sie dürfe sich aber jetzt selbst die Eltern in dem dafür geplanten Land aussuchen und viele schöne Dinge, die sie in jenem Leben erleben wolle, denn darin hätte sie jetzt freie Wahl. Und diese Seele sucht sich für die ersten vierundzwanzig Jahre ein sehr schönes Leben aus und nimmt sich vor, ein fröhliches Mädchen zu sein. Denn sie weiß, dass ihr anschließendes Erdenleben Jahre der Prüfung sein werden.

Nach dem Philosophen Pythagoras[36] gibt es drei Arten von Qualitäten der Seelen, wenn sie ins Jenseits kommen. Die ersten sind jene, die auf Erden sehr rücksichtslos und lieblos waren. Diesen werden ihre nächsten Ausgleichsleben auf Erden (also die Opferleben) zugeteilt. Als zweite Gruppe gelten jene Seelen, die im vorausgegangenen Erdenleben sowohl Übles als auch Gutes getan haben. Jenen wird ihr nächstes Ausgleichsleben teilweise vorgegeben, aber sie dürfen in vielen Dingen auch mit aussuchen, was sie im nächsten Leben erleben beziehungsweise lernen wollen. Zur dritten Gruppe von Seelen gehören die, die im vorausgegangenen Leben viel Gutes getan haben, aber immer noch einiges zu lernen oder auszugleichen haben. Diesen ist es aus eigenem höherem Einsehen und Wissen heraus erlaubt, das nächste Leben selbst zu gestalten. Die Seele von Anna ist also zu jenem Zeitpunkt ihrer Entwicklung der mittleren Gruppe zuzurechnen. Das Karmagesetz wird zwar von allen Seelen, ganz egal, aus welcher Gruppe sie stammen, eingesehen und für richtig befunden, doch die Auswahl und Gestaltung des nächsten Lebens wird nur bedingt selbst mitbestimmt, es sei denn, man ist schon eine fortgeschrittene Seele. *(Wie man solch großartiges Wissen eines Weisen wie Pythagoras, das sich erst jetzt dank der Rückführungstherapie als richtig erweist, in der Menschheitsphilosophie gänzlich übergehen konnte!)*

Vor dem Wolkentor erfährt Anna, dass jener Priester, der ihr den Kopf abschnitt, ihre heutige Mutter ist. Anna, so offenbart das Höhere Selbst weiterhin, habe sich für das heutige Leben diese Mutter ausgesucht, um zu lernen, sie zu lieben.

Diese Aussage ist ein Hammer! Jemand, der mir im früheren Leben den Kopf abgeschnitten hat, der mich als junger Ritter köpfen ließ, der mich als Oala in die Wildnis und damit in die Einsamkeit schickte und der mich als Schweizer Soldat absichtlich an die vorderste Front stellte, den soll ich im heutigen Leben trotzdem lieben lernen? Diese heutige Mutter, die mir im Leben so viel Schmerz und Widrigkeiten zugefügt hat und die ich von ganzer Seele hassen gelernt habe, die soll ich nun lieben lernen? Die Mutter ist schon achtzig Jahre alt. Nicht mehr viel Zeit scheint vorhanden zu sein, um Versäumtes nachzuholen. Denn was in dem einen Leben nicht erfüllt ist, daran wird im nächsten oder einem der nächsten Leben weitergearbeitet werden. Darum lautet auch ihre Auflösungsformel nach der Kelchüberreichung: „Ich befreie mich von Naivität, von Hitzigkeit, Stolz und von meiner Ablehnung und meiner Angst meiner Mutter gegenüber." Es ist nie zu spät, noch etwas mit einer Person karmisch auszugleichen, und liege sie im Koma oder sei sie schon gestorben, denn auch im letzteren Fall wird diese Person die Bitte um Vergebung auf einer psychischen Ebene wahrnehmen. Doch wenn man die Chance hat, eine sterbende Person noch bei vollem Bewusstsein zu erreichen, dann ist es besser und wirkungsvoller, diese noch wahrzunehmen und nicht erst auf den Tod zu warten, um um Vergebung zu bitten oder Vergebung zu gewähren – oder beides, wie es in diesem Fall wohl angebracht ist.

Was solche Auflösungen bewirken können, davon wird der übernächste Bericht handeln.

30. Nach elf Leben den karmischen Ausgleich geschafft
(In Disharmonie mit Mutter und Ehefrau)

Michael ist Ende vierzig. Er lebt in dritter Ehe mit Britta zusammen. Aus erster Ehc hat er ein Kind, aus zweiter Ehe stammen zwei Kinder, während die dritte Ehe wohl kinderlos bleibt. Er hatte Britta vor knapp drei Jahren kennen gelernt, und nach einem dreiviertel Jahr waren sie ein Paar. Doch gleich nach der Heirat versiegte ihr Interesse an der Sexualität, Geschlechtsverkehr wurde immer seltener, bis Britta sich letztendlich gänzlich weigerte, noch irgendwelchen Sex zu haben. Ja selbst andere Intimitäten und sogar Kuscheln sind ihr nun unangenehm.

Michael wuchs als einziges Kind bei seiner Mutter auf. In seinem vierten Lebensjahr verließ der Vater die beiden. Die Mutter ist sehr autoritär mit dem Sohn und hat ihn, wie er sagte, viele Male ‚verbal geschlagen'. Mit zwanzig hat er sich endlich von ihr lösen können und ist weggezogen. Selbst heute ist ihr Verhältnis ohne Herzlichkeit. Den Vater hat er viel später – und nur selten – gesehen, bis auch dieser Kontakt ganz zum Erliegen kam. Michael leidet unter einer ganzen Reihe von Symptomen, die sich von verschiedenen Allergien bis zu verschleimten Bronchien erstrecken. Er schielte als Kind, was durch eine Operation behoben wurde. Er bringt vor einer Menschenansammlung keinen Laut heraus. Sein Gehör schaltet sich fast ab, sobald er viele Menschenstimmen hört. Seine Mutter hat ihn als Kind einmal weggegeben, worauf er seine Verlustängte zurückführt. In einer früheren Rückführung, bei der es um die Schmerzen in seinen Füßen ging, hatte er wiedererlebt, wie er jemanden mit der Lanze in die Füße stach, weshalb er sich in einem ausgleichenden Opferleben in der Türkei als ertappter Dieb erlebte, dem für einen Diebstahl die Füße gebrochen wurden. Michael hat im heutigen Leben schon einige

Berufe ausgeübt, interessiert sich jetzt jedoch vor allem für Geistheilung, worin er sich auch ausbilden ließ.

In dieser rückführungstherapeutischen Sitzung wollte Michael nun herausfinden, warum er mit seiner Mutter und auch mit Britta, seiner dritten Ehefrau, so viele Schwierigkeiten hat und beide Frauen sich auch gegenseitig nicht mögen.

Das erste frühere Leben, in das ihn sein Höheres Selbst nun hineinführte, war ein Leben in Ägypten im Jahre 1610 nach Christi Geburt *(eventuell war er koptischer Christ*). Er übt als ein junger Mann namens Jonas eine Heiltätigkeit aus. Er kann sogar in die Körper hineinsehen und energetisch krankes Gewebe auflösen. Kranke werden zu ihm getragen, und danach können sie wieder laufen. Er verbindet sich, wie er sagt, mit Gott und Seiner Liebe und lässt diese Kraft durch die eigenen Hände fließen. Deshalb kommen viele Leute zu ihm, und er ist bald ein begehrter Heiler. Er ist mit Martia in arrangierter Ehe verheiratet. Ihr kann er anscheinend nichts recht machen, und ihr herausforderndes Benehmen lässt ihn oft sehr aggressiv reagieren. Beide wohnen noch bei Jonas' Mutter, und Martia und sie befinden sich in ewigem Streit, weshalb Jonas seiner Frau Vorwürfe macht. Sie wollte von ihm ein Kind, was wegen ihrer Unfruchtbarkeit nicht gelang. Nun fordert sie ihn auf, sich mit seiner ganzen Heilkraft ausschließlich ihr zu widmen und unterbindet, dass andere Heilungssuchende noch Heilung von ihm empfangen. In einem Tobsuchtsanfall ersticht er sie. Daraufhin wird er gehängt.

Nach seinem Tod fühlt er augenblicklich Erleichterung. Schließlich gelangt er zu einem weißhaarigen Geistlehrer oder Geistführer, der sich Moses nennt und in ein türkisfarbenes Gewand gekleidet ist. Moses unterhält sich mit Jonas über die spirituellen Gesetze. Und er sagt wörtlich zu ihm: „Alles kommt auf dich zurück, was du Gutes oder Schlechtes getan hast. Wie du getötet hast, kam der Tod auf dich." Jonas kennt dieses Karmagesetz, denn er hatte sich schon mit geheimem Wissen beschäftigt. Deshalb sieht er seinen frühen Tod auch als gerecht an. Jonas wird darauf hingewiesen, dass er viel Gutes getan hat, dass er aber noch seinen

Jähzorn besiegen lernen muss. Er hätte Martia trotzdem immer mit Liebe begegnen sollen – die er anderen zu schenken stets bereit war.

Vor dem Wolkentor erfährt Michael von seinem Höheren Selbst, dass seine damalige geliebte Mutter seine heutige Frau, seine damalige Frau Martia jedoch seine heutige Mutter ist. Beide mögen sich auch in diesem Leben noch nicht. Seine Mutter trage ihm im heutigen Leben immer noch unbewusst Dinge nach, weshalb sie ihn schon als Kind so sträflich behandelt hätte. Im heutigen Leben erhält er von Britta auch nicht die körperliche Liebe, da er diese der Martia auch nicht gegeben habe. Und auf seine Frage, ob er jene früheren Heilfähigkeiten wiedererlangen könne, antwortet das Höhere Selbst, dass er sich deswegen wieder mit Gott in Verbindung setzen müsse. Und da wir nun schon einiges über Michaels Mutter erfahren hatten, baten wir das Höhere Selbst, uns jetzt noch weitere Gründe aufzuzeigen, warum Michael von seiner Frau im Bett abgewiesen werde.

Michael nimmt sich alsbald als der Sohn eines Herrschers in Rumänien wahr. Er heißt Ramosch und ist mit seinen vierundzwanzig Jahren schon Anführer bei kriegerischen Auseinandersetzungen. Er ist mutig, stark und hat sich in den Kämpfen schon als eine Art Draufgänger bewiesen. Doch nun hat er sich in eine zwanzigjährige Adlige namens Sentia verliebt. Er verschafft sich Zugang zu ihrer Kammer, doch sie weist ihn ab und bittet ihn, wieder zu gehen. Er versichert sie seiner Liebe. Sie bleibt bei ihrem Entschluss. Er weigert sich zu gehen. Schließlich packt er sie, reißt ihr die Kleider vom Leib, wirft sie aufs Bett. Und als sie um Hilfe ruft, hält er ihr den Mund zu und vergewaltigt sie. Sie verlässt darauf den Hof. Ramosch wirft sich alsbald wieder in die Kämpfe, haut mit seiner Axt vielen Kriegern den Kopf ab und vergewaltigt hin und wieder nach Belieben. Vor seinen Kriegern brüstet er sich, dass er jede Frau haben könne. Doch wieder begegnet er einer Frau, Erra, die er liebt und von der ihm scheint, dass sie ihn ebenfalls liebt. Doch als diese sich seinen stürmischen Gelüsten nicht gleich fügen will, peitscht er sie mit dem Ledergürtel aus und vergewaltigt sie. Und sie verlässt ihn. Doch seine Liebe zu dieser Frau kann er nicht vergessen. Er weiß, dass er durch seine wilde Art das, was zwischen ihnen an Liebe keimte, zerstört hat. Ihm wird bewusst, was für Schandtaten er begangen hat. Er hat Leute umgebracht oder umbringen lassen, er hat gefoltert oder foltern lassen, und er hat sich an einer ganzen Reihe von Frauen rücksichtslos vergriffen. Und nun beginnt ihn sein Gewissen immer mehr zu beunruhigen. Er fürchtet sich vor Gottes Strafgericht. Mit neunundvierzig geht er in ein Kloster, nachdem er einem Beichtvater auf dessen Aufforderung all seine vielen Sünden gebeichtet hat. Dieser vergibt ihm, doch müsse er noch Buße tun. Einem seiner Söhne hatte er vorher die Regentschaft übertragen. Mit vierundsechzig Jahren stirbt Ramosch.

Nach seinem Tod sieht er seinen Körper auf dem Bett in der Zelle liegen. Er fühlt sich auf einmal wie befreit. Mönche kommen, stellen sich um seine sterbliche Hülle auf und beten für seine Seele. Dann wird er in einen Sarg gelegt. Seine eigene Beerdigung nimmt er in allen Einzelheiten wahr, denn er schwebt über dem Grab und kann, worüber er sich selbst wundert, die Gedanken der Mönche verstehen. Ich frage ihn, was er, auf sein Leben rückblickend, nie wieder tun möchte, und er antwortet spontan: „Ich will nie wieder töten, nie wieder Frauen vergewaltigen und nie wieder Macht missbrauchen."

Im Zwischenleben befindet er sich schließlich in einer Gruppe von zehn bis zwölf Seelen, die er als 'bekannte Gesichter' aus früheren Leben oder Zwischenleben wiedererkennt. Sie werden betreut von einem Lehrer namens Johannes. Dieser trägt eine hellblaue Toga, während die anderen Gruppenmitglieder Gewänder unterschiedlicher Farbe – Gelb, Grau und Braun – tragen. Sein eigenes Gewand ist von gelber Farbe. Alle beschäftigen sich im Augenblick mit seinem früheren Leben als Ramosch. Er erlebt dieses in seinen Gedanken, und die anderen können es im selben Moment ebenfalls miterleben. Er sieht, wie er getötet und vergewaltigt hat. Die anderen verurteilen ihn nicht für seine Untaten. Man erkennt seine Fehler und spricht darüber. Ramosch überkommen Schmerz und Traurigkeit über das Begangene. Er tadelt sich selbst. Er erklärt sich bereit und ist willens, seine Untaten dadurch auszugleichen, dass er das Leid, das er anderen zufügte, an sich selbst erfährt. Keine seiner Schandtaten bleibt den anderen dieser Gruppe verborgen. Er hat im Ganzen zweiundzwanzig Frauen vergewaltigt. Mit diesen Personen wird er so lange immer wieder zusammenkommen, bis all das, was zwischen ihnen steht, wieder ausgeglichen worden ist durch Liebe. An diesen allen hat er also etwas wiedergutzumachen. Das Karmagesetz wird hier in aller Deutlichkeit durchgegangen. Jeder sieht es als gerecht an. Ramosch bereitet sich allmählich auf sein nächstes Erdenleben vor, in welchem er einen Teil von dem, was er anderen zugefügt hat, nun an sich selbst erleben will, um die Höherentwicklung seiner Seele (in ihrem Karma ausgleichenden Erleben) durch entsprechende ausgleichende Eigenerfahrung zu fördern. *(Im Kloster hatte er schon bitterlich seine Sünden bereut, was sein Purgatorium im Jenseits verkürzt haben dürfte, das sicherlich schon vor dem Zusammentreffen mit der Gruppe stattgefunden haben wird.)*

Ohne erst wieder zum Wolkentor und zum Höheren Selbst zurückzukehren, führte ich Michael sogleich in jenes Leben, auf das sich Ramosch nun vorbereitet hatte, und zwar zu einem sehr wichtigen Erlebnis. Er sieht sich nun als Frau von niederstem Adel auf einem Ball in einem Schloss in Frankreich. Sie vernimmt die Musik *(manchmal lasse ich mir die gehörten Klänge auch vorsummen)* in dem mit Kerzenlicht prächtig erleuchteten Spiegelsaal. Sie heißt Marie-Therese und möchte endlich den Mann fürs Leben kennen lernen, wenn möglich jemanden vom höheren Adel. Von einem solchen Mann wird sie auch dauernd hofiert. Er heißt Marbert und ist zwar aus bestem Hause und reich, sie findet ihn jedoch nicht sehr anziehend. Ihm gelingt es trotzdem, sie mit dem Hinweis, etwas mit ihr unter vier Augen trinken und besprechen zu wollen, in ein Chambre séparée zu führen. Doch dort entpuppt er sich auf einmal als hundsgemeiner Draufgänger. Er zwingt sie auf den Divan. Sie wehrt sich, doch kann gegen seine Kräfte nicht ankommen. Sie schreit um Hilfe, doch die Musik lässt niemanden ihre Rufe hören. Als er in sie eindringt, fühlt sie Schmerzen. Schließlich verlässt er den Raum und lässt sie dort liegen. Sie fühlt sich erniedrigt, empfindet sich als Ware, deren sich der höhere Adel auf dem Ball wie selbstverständlich zum Vergnügen bedient. Sie begeht den Fehler, ihren Freundinnen von dem Vorfall zu erzählen, die ihr keinen Glauben schenken wollen. Doch eine davon tratscht es weiter. Das kommt nun auch den Herren vom Hofe zu Ohren, und Marie-Therese wird als Lügnerin vom Hofe gejagt. Sie empfindet Wut über diese Ungerechtigkeit und gleichzeitig Trauer, denn es hatte ihr am Hofe so gut gefallen, war sie sich doch sicher gewesen, irgendwann dort nóch den richtigen Ehemann zu finden. Sie wird Marketenderin, schläft je nach Lust mit Männern und lässt sich auch gelegentlich dafür bezahlen, wird auch verschiedentlich noch vergewaltigt. Mit vierunddreißig heiratet sie einen Schmied, dem sie drei Kinder zur Welt bringt. Mit vierundfünfzig Jahren ist sie verstorben. Als ich Michael wieder vor das Wolkentor zurückgeführt hatte, fragte ich ihn, welche Überschrift er diesem Leben geben würde, und er antwortete: „Der Ausgleich", meinend, dass dieses Leben für ihn ein Teil des Ausgleichs für das gewesen war, was er als Ramosch anderen zugefügt hatte. *(Dies war aber nur der Ausgleich (oder ein Teil davon) für das, was er als Ramosch der Sentia zugefügt hatte. Denn sicher muss er auch noch mit Erra in einem oder mehreren späteren Leben zusammenkommen, um auch hier etwas auszugleichen, und natürlich auch noch mit den anderen Frauen, die er vergewaltigt hat. So kann man verstehen, wenn ein Täterleben aus karmischen Gründen viele Ausgleichsleben nach sich zieht.)*

Vom Höheren Selbst erfährt Michael nun, dass jene Sentia aus dem Leben als Ramosch seine heutige Britta ist, Marbert, der Marie-Therese ins Unglück stürzte, aber sein ältester Sohn, der schon als Teenager zum Dialysepatienten wurde. Das Täterleben als Ramosch fand um etwa neunhundert nach Christus statt und aus ihm ergaben sich bis heute zweiunddreißig Leben *(in einigen war er sicherlich als Kind gestorben)*, in denen er etwas von jenen Schandtaten wieder auszugleichen hatte. In dem Leben als Marie-Therese wurde er siebzehnmal vergewaltigt, während die übrigen fünf auszugleichenden Vergewaltigungen auf andere Leben als Frau verteilt gewesen seien. Britta verweigert sich ihm im Bett, da sie zum einen als Sentia von ihm vergewaltigt wurde, aber auch in anderen Leben mit Männern ähnliche Erfahrungen gemacht hat. Er solle ihr Verständnis entgegenbringen und Geduld haben. Und er möge sie für das damals Geschehene um Vergebung bitten *(was dann bei der Kelchüberreichung auch geschah)*. Beide hätten sich im Zwischenleben getroffen und sich vorgenommen, in diesem Leben alles auszugleichen, was karmisch zwischen ihnen noch ungelöst war. Sie gehört ebenfalls zu jener Gruppe im Jenseits, und die Gruppenmitglieder hatten den beiden vorgeschlagen, in diesem Leben wieder zusammenzukommen, um endlich alles aufzulösen. Sie hätten seit dem Leben als Sentia und Ramosch, das Sentias erstes mit der Seele von Michael war, im Ganzen schon elf Leben miteinander geführt, um von- und miteinander zu lernen. Doch im heutigen Leben sollte Michael erst noch mit zwei anderen Frauen liiert werden, um mit diesen etwas auszugleichen beziehungsweise zu lernen, doch sind diese Lernprozesse noch nicht ganz beendet. Ein bisschen fehle noch. Michael habe bisher 449 Erdenleben gelebt, wovon etwa zweihundert männlichen Geschlechts waren. Auf meine Frage an sein Höheres Selbst, warum Brittas Abneigung ihrem Michael gegenüber nicht schon vor der Ehe durchbrach, antwortete es, dass beide sich im Jenseits in der Gruppe sehr gemocht hatten und diese gegenseitige Sympathie bei der Wiederbegegnung auf der Erde so lange anhielt, bis die Ehe geschlossen war. *Dies ist eine andere, sehr interessante Aussage, also eine Variante zu jenem Pfeil Amors, von dem ich im Falle 27 sprach. Bedeutsam ist, dass durch diesen Hinweis klargestellt ist, dass die Gefühle für jene Personen, die wir im Diesseits nach anfänglicher Sympathie nicht mehr mögen, doch die wir im Jenseits möglicherweise schon schätzen und vielleicht auch lieben gelernt haben, auf Erden anfangs noch einige Zeit in ihrer jenseitigen Form bestehenbleiben, bis schließlich wieder die alten Muster der gegenseitigen Abneigung aus früheren Leben durchschlagen. Denn es geht ja darum, an diese wieder anzuknüpfen, um sie durch erneutes Aufeinanderzugehen immer mehr in ein harmonisches Miteinander überzuführen, bis diese Harmonie auf Erden endlich hergestellt worden ist. Und ein solcher Prozess kann sich natürlich über viele Erdenleben hinziehen. Und wie sich hieraus abermals ersehen lässt, bedeutet Karma den Weg, über viele Hindernisse irgendwann doch am Ziel anzukommen, das da heißt: Liebe.*

Schließlich bringt Michael allen wichtigen Personen den Kelch der Liebe und Vergebung, der Leid- und Schuldauflösung und reicht ihn ebenfalls sich selbst. Und dann spricht er seine Befreiungsformel, die folgendermaßen lautet: „Ich befreie mich von Lieblosigkeit, Hass,

Unaufrichtigkeit, Vorwürfen, Selbstzweifel, allen Ängsten, Unsicherheiten, Schuldgefühlen, Wankelmut, allen Zwängen, und ich befreie mich von aller Disharmonie zu Britta und zu meiner Mutter."

Wenn man in einer Rückführung vom Höheren Selbst, von einem Jenseitigen oder auf dem Berg der Erkenntnis durch eigene Einsicht erfahren hat, warum man sich einen bestimmten Partner aussuchte, dass man also entweder etwas wiedergutzumachen, auszugleichen, etwas Gemeinsames durchzuführen oder noch etwas oder viel mit- und voneinander zu lernen vorhat, dann weiß man von dem Sinn der betreffenden Partnerschaft. Man kann leichter vergeben, man denkt nicht so schnell an Aufgeben oder Trennung, man versteht, warum der andere in seinem Verhalten einem selbst gegenüber so und so reagiert oder gar reagieren muss. Alles oder doch vieles wird auf einmal klar. Wo vorher Unklarheit, ja vielleicht Chaos im inneren oder äußeren Miteinander herrschte, entsteht auf einmal Sinn und Einsicht, ja sogar Verstehen und Verzeihen als eventuelle Vorboten erneuter Zuneigung und Liebe. Denn alles hat einen Sinn. Wir haben uns vorher jeden Partner ausgesucht aus einem ganz bestimmten Grund. Nur wenn der Grund erfüllt ist, kann man sich von jenem trennen. Doch dazu muss der Grund erst einmal eingesehen worden sein. Diese Einsichtnahmemöglichkeit vermittelt ebenfalls die Rückführungstherapie. Ich glaube, dass wir in diesem neuen Jahrtausend lernen, unsere sämtlichen karmischen Beziehungen zu durchleuchten, um sie effektiver zu leben. Denn dann wird es uns gelingen, diese von ihrer karmischen Fracht endgültig zu erlösen, sodass wir bestimmte Personen bzw. unsere 'Mitspieler' für ein neues Erdenleben nicht mehr aus karmischer Notwendigkeit erwählen müssen, sondern sie einfach aus Freude an einem harmonischen Miteinander auf Erden aussuchen können.

Ich rief Michael ein dreiviertel Jahr später an, um mich nach dem Erfolg dieser Rückführung zu erkundigen. Sowohl zu seiner Mutter als auch zu seiner Frau habe sich, wie er mir berichtete, das Verhältnis wesentlich gebessert.

31. Wenn das Karma plötzlich beendet ist
(Völlige Ablehnung seitens der Mutter)

Manuela ist Beautician, also Kosmetikerin, die sich zum Ziel gesetzt hat, nicht nur das Äußere eines Menschen zu verschönern, sondern diesen auch in seinem Inneren zum Leuchten zu bringen, weshalb sie ihrer Beautyfarm eine Buchhandlung angegliedert hat, in der es allerdings nicht nur bewusstseinserweiternde und die Lebensqualität erhöhende Literatur gibt, sondern auch viel Dekoratives von Edelsteinen bis zu glitzernden Mobiles, von Aurasomafläschchen und Bachblütenessenzen bis hin zu besonderen Düften für inneres und äußeres Wohlbefinden. Sie ist geschieden und hat eine Tochter. Als sie Mitte vierzig war, nahm sie an einem meiner Ausbildungsseminare teil.

Manuela wollte gerne wissen, warum sie von ihrer Mutter derart abgelehnt wird.[37] Diese hatte schon in der Schwangerschaft größte Probleme mit der heranwachsenden Leibesfrucht, da ihr diese körperliches Unbehagen bereitete. Die Geburt war ebenfalls sehr schwierig. Und nachdem das Kind endlich ans Tageslicht gehoben war und ihr gereinigt an die Brust gelegt werden sollte, erklärte sie, dass sie das Kind nicht berühren wolle. Auch in der Folge, wie Manuela später erfuhr, hat ihre Mutter ihr niemals die Brust gereicht. Die ganze Kindheit wurde diesem Mädchen zur schlimmsten Tortur, da ihre Mutter sie noch nicht einmal in ein und demselben Raum dulden konnte, sie entweder sofort hinausschickte oder ignorierte. Somit hatte Manuela schon früh die Gewohnheit angenommen, ihrer Mutter – wo immer möglich – aus dem Wege zu gehen. Noch nie ist sie von der Mutter angefasst oder gar gestreichelt worden, nie hat ihr diese irgendein nettes Wort gesagt. Ihre anderen Kinder konnte sie anfassen oder streicheln und ihnen sogar Koseworte sagen, doch bei Manuela war alles anders. Mit siebzehn konnte sie endlich das Elternhaus verlassen. Nie rief die Mutter sie an. Doch als Manuela eine eigene Tochter hatte, fühlte sie sich verpflichtet, diese gelegentlich den Großeltern zuzuführen. Solche Gelegenheit ergab sich zum Beispiel zum Weihnachtsfest. Sie brachte ihre kleine Tochter, ausgestattet mit einem Geschenk für die Großeltern, in deren Haus. Manuela musste, während ihre Tochter in das Bescherungszimmer hineingehen durfte, im Flur warten. Vom Flur her hörte sie, wie die Familie Weihnachtslieder sang, doch sie selbst wollte ihre Mutter nicht dabeihaben.

Dies alles berichtete uns Manuela vor der gesamten Gruppe von Auszubildenden. Ich führte sie nun, nachdem sie sich in der Mitte auf eine Matratze gelegt hatte, vor allen zurück.

Sie nahm sich im Alphazustand alsbald als eine junge und sehr schöne Frau im bürgerlichen Wien um 1770 wahr. Ich nenne sie einmal Konstanze. Sie hatte ein sehr intensives heimliches Verhältnis mit einem einflussreichen Mann. Die beiden hatten sich ineinander verliebt und hätten bestimmt auch den Bund der Ehe geschlossen, wenn nicht, ja, wenn er nicht schon verheiratet gewesen wäre. Damals galt die Ehe noch als ein gottgewolltes Sakrament. Jeder Ehebruch war eine Beleidigung für Ihn und konnte mit Höllen- oder sonstigen Strafen geahndet werden. An eine Scheidung war demnach nicht zu denken. Auch ein öffentlicher Skandal hätte seine einflussreiche Position und weitere Karriere beeinträchtigt. In solchen Fällen gab es damals nur ein probates, jedoch ruchloses Mittel. Man musste den Hinderungsgrund für eine erneute Ehe aus dem Weg schaffen. Konstanze übernahm es, die Ehefrau ihres Geliebten zu vergiften. Als das gelungen war, war der Weg zu seiner zweiten statthaften Vermählung frei.

Vor dem Wolkentor erfährt Manuela nun, dass die damals von ihr vergiftete Frau ihre heutige Mutter ist. Jetzt wird ihr auf einmal ganz klar, warum ihre Mutter sie von klein auf ablehnte, warum sie schon das Kind im Bauch nicht haben wollte. Denn wie alle im Seminar schon erfahren hatten, hat jede Seele eine ganz bestimmte persönliche Ausstrahlung, die vom Emotionalkörper der anderen jeweils wiedererkannt wird. Der Emotionalkörper jener vergifteten Frau hatte damals die

Vibrationen von Konstanze als diejenigen gespeichert, die ihr den Tod brachten. Dieser Emotionalkörper, den wir von Inkarnation zu Inkarnation immer wieder übernehmen, bis alle negativen Programme darin endlich gelöscht sind, hatte jene Schwingungen mit in das Leben der Mutter hinübergenommen. Er wird, als Manuelas Seele in den Fötus hineinging, schon abwehrende Reaktionen gezeigt haben, sodass die Mutter von Anbeginn der Beseelung diesen Fötus zurückweisen wollte. Aus diesem Grunde war die Schwangerschaft für die Mutter ein Alptraum. Jetzt versteht Manuela auf einmal, warum ihre Mutter sie noch nicht einmal in ihrer Nähe dulden konnte – deren Emotionalkörper reagiert psychisch allergisch auf ihre Nähe. Das ganze Verhalten ihrer Mutter ihr gegenüber wird ihr aus der karmischen Perpektive nun voll erklärlich. Nun fällt es ihr auch sehr leicht, ihr den Kelch der Liebe und der Vergebung zu bringen. Sie geht zunächst mit diesem Kelch in das Leben als Konstanze, reicht ihn der Ehefrau ihres Liebhabers und bittet sie innigst, ihr den Mord zu vergeben. Und dann geht sie in ihrer Vorstellung zu ihrer heutigen Mutter, steht vor ihr, reicht ihr diesen Kelch und bittet sie ebenfalls um Vergebung für das, was sie ihr damals angetan hat, wie sie sich diesen schließlich auch selbst reicht, um sich nun von aller früheren Schuld zu lösen.

Eine Woche später berichtete sie mir Folgendes: „Du wirst es nicht glauben. Als ich nach diesem Seminar zu Hause ankam und noch den Türgriff in der Hand hielt, läutete das Telefon. Mir gelang es noch rechtzeitig, den Hörer abzunehmen. Und rate einmal, wer am anderen Ende war! Meine Mutter! Es war der erste Anruf, den ich je in meinem Leben von ihr erhalten habe. Und sie sagte: 'Meine Liebe ...' – so bin ich noch nie von ihr genannt worden – 'ich weiß, dass du im nächsten Sommer nach Amerika reisen möchtest. Ich habe zufällig (!) morgen nachmittag einen Amerikaner zu Besuch bei mir. Komme doch bitte morgen um vier Uhr zum Tee zu mir, damit ich dir diesen Herrn, der dir bestimmt viele Auskünfte erteilen kann, vorstelle.'" Manuela war zuerst sprachlos. Doch dann sagte sie zu. Sie konnte das alles nicht verstehen. Was hatte sich plötzlich mit ihrer Mutter zugetragen? „Sollte etwa die Rückführung ...?" Am nächsten Tag drückte Manuela um vier Uhr die Klingel ihres

Elternhauses. Ihre Mutter öffnete die Tür, umarmte sie mit Herzlichkeit, nahm sie bei der Hand und führte sie dem schon anwesenden Gast zu. Ihr abweisendes Verhalten ihrer Tochter gegenüber hatte sich um hundertachtzig Grad gedreht. Drei Jahre später, nachdem Manuela schon eine sehr erfolgreiche Rückführungsleiterin geworden war, traf ich sie auf einer Messe. Ich fragte sie, wie es um ihre Beziehung mit ihrer Mutter stehe, und sie antwortete: „Wir sind jetzt Freundinnen."

Was war passiert? Die Seele der vergifteten Frau, die sich heute im Körper von Manuelas Mutter befindet, hatte fast zweihundertfünfzig Jahre darauf gewartet, dass sich die Seele ihrer Mörderin bei ihr entschuldigt. Und nachdem dies geschehen war, war ihre Ablehnung der Tochter gegenüber aufgehoben. Mit anderen Worten, das negativ geladene karmische Band zwischen der Mutter und Manuela hatte sich auf einmal aufgelöst, es bestand nicht mehr. Und weiterhin ist bemerkenswert, dass Manuela diesen Vergebungsprozess ja im Seminarraum, also weit weg vom Haus der Mutter, durchführte. Und trotzdem ist die vollzogene Vergebung von ihr empfangen und ihr unbewusst wohl auch gewährt worden. Denn die Mutter hatte damals nichts von diesem Vergebungsakt erfahren. Wir Menschen sind noch so unwissend, was die vielen Geheimnisse betrifft, die uns Menschen verbinden oder gegenseitig abstoßen. Wir kennen zwar die Gesetzmäßigkeiten der Übermittlung physikalischer Wellen. Aber über die Vermittlung beziehungsweise Transferenz von psychischen Wellen wissen wir noch fast gar nichts. Wir haben noch unendlich viel zu lernen und vielleicht auch – mit Bescheidenheit und Mut – uns neuen, bisher belächelten Daseinsbereichen zuzuwenden.

Interessant ist auch, an diesem Beispiel das Eingreifen einer unsichtbaren Hand erahnen zu können. Denn sicher war dieser karmische Auflösungsprozess von höherer Hand vorbereitet, ja ganz bestimmt von der Seele Manuelas und der ihrer Mutter schon auf der jenseitigen Ebene besprochen worden. Und diese unsichtbaren Einwirker haben es so arrangiert, dass die Mutter gerade dann, als Manuela ihr Karma mit ihr auflöste, einen Amerikaner zum Tee geladen hatte, der nun den willkommenen Anlass bot, die Tochter herbeizubitten. Und noch eigenartiger ist der Umstand, dass die Mutter die Tochter an der Haustür wie selbstverständlich umarmte, und zwar so, als ob zwischen beiden nie etwas gewesen wäre. Dieser Auflösungsprozess in der Rückführungstherapie hatte ihr karmisch bedingtes Zurückweisungsverhältnis vollkommen aufgelöst, ja geradezu vergessen lassen. Nun können wir uns ein Bild davon machen, was die Rückführungstherapie alles zu leisten vermag, denn um nichts Geringeres handelt es sich hierbei, als karmische Verhältnisse disharmonischer Art aufzulösen und sogar zur Harmonie zu führen. Sicherlich wird dies nicht in jeder Rückführungstherapie sogleich in ebenso erfolgreicher Weise durchzuführen sein, aber man kann nie wissen, und auf einen Versuch sollte man sich immerhin einmal einlassen. Und wenn die Rückführungstherapie nur die Hälfte von dem erreicht, was zwischen Manuela und ihrer Mutter erreicht worden ist, dann ist sie schon ein Segen für die Menschheit. Ehepaare können einer Beziehung, die sich ins Disharmonische gewendet hat, auf den Grund gehen und sie eventuell wieder heilen. Das Karma ist also nicht mehr eine unausweichliche Konstante, der wir unterworfen sind, sondern wir können von nun an den karmischen Verflechtungen auf den Grund gehen und auflösend eingreifen. Diese Möglichkeit der Auflösung von partnerschaftlichen oder interpersonalen Disharmonien wird eine der größten Errungenschaften sein, mit denen wir das neue Jahrtausend beginnen.

4. TEIL

DER KARMAGEDANKE AUS NEUERER SICHT

In der All-Einheit wird der freie Entschluss zum Karma gefasst

Wählt' ich nicht alle meine Schicksale seit Ewigkeit selbst? Novalis

Um nach dem eigentlichen Sinn von Wiedergeburt und Karma zu forschen, müssen wir ein wenig weiter ausholen, um deren Bedeutung innerhalb eines höheren Planes herausheben zu können. Wenn man viele Menschen in den Alphazustand versetzt und sie durch Rückführung zu dem Ursprung ihres Seins, also dorthin, wo alles angefangen hat, führt, dann lässt sich ein gemeinsamer Nenner ermitteln bezüglich der Fragen, woher wir kommen, wie die Welt dort beschaffen ist und warum wir uns auf eine Seelenreise durch viele Leben begeben haben. Sollte also dem menschlichen Unterbewusstsein, das sich im Alphazustand beziehungsweise in der Hypnose offenbart, ein Anspruch auf Authentizität zuzubilligen sein – und die Erfolge und Offenbarungen der Rückführungstherapie deuten stark darauf hin –, dann kann man die Entstehungsgeschichte der Menschheit um ein Kapitel erweitern, das nicht wie die bisherigen auf Spekulation und offenbartem Glauben beruht, sondern empirisch nachweisbar ist, eben durch Rückführungen zum Ursprung allen Seins.

Dieser Urquell allen Seins, wie Rückgeführte ihn zu beschreiben versuchen, entzieht sich eigentlich jeder verbalen Beschreibung. Trotzdem drängt es mich, ihn zumindest mit einigen Worten zu skizzieren, um dem Leser wenigstens eine ungefähre Vorstellung zu vermitteln. Alles ist Geist. Alles ist Einheit. Alles ist Glückseligkeit. Alles ist Liebe. Man benötigt kein Denken, keine Gefühle, keine Gestalt. Und man ist zugleich Potenzial für alles. Diesen Zustand kann man auch mit Gottsein bezeichnen. Es gibt keine Unterschiede in dieser All-Einheit. Alles ist eins. Diesen Zustand hat meines Wissens im Abendland nur Plotin richtig erahnt und in immer wieder neuen Ansätzen zu beschreiben versucht, nachdem er in vier Erleuchtungserlebnissen diese Einheit erschauen durfte. Doch auch andere Erleuchtete haben, vor allem in Indien, im Verlauf eines Erleuchtungserlebnisses oft für den Bruchteil einer Sekunde einen Blick von dieser Einheit erfahren dürfen und diesen kaum in Worte zu kleidenden Zustand als Einssein mit Gott beschrieben.

Wenn man aber nun die Zurückgeführten fragt, warum sie sich aus dieser All-Einheit entfernt haben, so kann man folgende Erklärung erhalten: In dieser Einheit ist alles Harmonie. Es gibt weder Zeit noch Raum. Es gibt ein unerschöpfliches Potenzial an Vorstellungskraft, das man, so man will, aktivieren kann. Wenn man will, kann man sich als einen Teil oder viele Teile dieser Einheit vorstellen. Man kann sich sogar als einen winzigen Teil dieser All-Einheit vorstellen oder als einen Teil, der sich in unzählig viele Teile aufteilt. Dennoch bleibt man immer in der Einheit. Man kann sozusagen mit der Vorstellungskraft Spiele spielen, kann eigene Raum- und Zeitvorstellungen schaffen und sich dort in einer Gestalt vorstellen, die einen Körper, Gefühle und ein Denkvermögen hat. In dieser Einheit beziehungsweise All-Einheit sind wir Gott, der sich jedoch auch als ein Gott unter vielen vorstellen kann. Diese Vorstellungskraft ist unerschöpflich. Wir können in dieser absoluten Realität als Gott, als Einheit lebend, neue relative Realitäten kreieren und uns dort hineinbegeben und uns vorstellen, ganz vergessen zu haben, dass wir eigentlich Gott sind und in der Einheit leben. Ein spannendes Spiel! Eine göttliche Unterhaltung! Wir können uns in die von uns allen, also auch von uns selbst, schon geschaffenen Vorstellungen begeben, oder wir können ganz neue schaffen, wie wir wollen. Wir haben alle Möglichkeiten. Wir können auch beseelte Bewusstseinseinheiten schaffen, die sich dann in den verschiedensten Verkörperungen wahrnehmen. Wir vermögen alles das zu kreieren, was immer wir uns vorstellen können.

In dieser Einheit lebend, in der wir totales Glück, totalen Frieden, totale Liebe, totale Harmonie erleben, können wir uns dieser Qualitäten nur erfreuen, wenn wir auch das Gegenteil davon kennen, also das Leid, den Unfrieden, die Lieblosigkeit, die Disharmonie nebst allen Variationen, die sich aus diesen Konstellationen ergeben. Und somit, um diese Totalität der All-Harmonie und All-Liebe auch immerdar schätzen zu können, kreieren wir in unserer Spielerlaune Schöpfungen, in denen wir uns als voneinander getrennte Einheiten wahrnehmen und uns als solche als das Gegenteil dieser Gotteinheit erfahren.[38]

Dies also ist der eigentliche Grund für alles Erleben als Mensch auf Erden. Wir haben uns in unserer Göttlichkeit als Menschen selbst erschaffen und uns Vergesslichkeit des eigentlichen Ursprungs hinzukreiert, damit wir die Verlorenheit der Seele, das Alleinsein in all dem Durchleiden des Gegenteils dieser Einheit fühlen. Aber dennoch bewahren wir auch in dieser Abgeschiedenheit immer eine Ahnung davon, dass es etwas Höheres gibt, mit dem wir verbunden sind, sodass die Sehnsucht, mit diesem Höheren wieder eins zu sein, in unserem Inneren stets latent vorhanden ist. Dieses Durchleben des Gegenteils der göttlichen All-Harmonie und All-Liebe können wir in den verschiedensten Dimensionen erleben gemäß den durch die Vorstellungskraft kreierten Räumen und Zeitstrukturen. Und wir können uns mittels der Vorstellungskraft sogar in mehreren Dimensionen gleichzeitig und dort wiederum in mehreren Gestalten wahrnehmen, sofern unser Vorstellungsvermögen nur weit genug aktiviert wird. Wir können auch eine geistige Verbindungsstation als „wir selbst" (= das Höhere Selbst) erschaffen, die wiederum die vielen beseelten Körper betreut. Viele Dimensionen sind schon von uns, von der Einheit also, vorgestellt beziehungsweise imaginiert worden, sodass wir diese schon geschaffenen Räume und Zeiten übernehmen können, um darin wieder neu kreativ schaffend zu werden. Und wir sind schon viele beziehungsweise unendliche Male in vorgestellte Welten hineingegangen, denn im Einssein ist jeder jeder und alle sind eins. So ist eine jede Vorstellung auch meine Vorstellung. Durch das Einssein bin ich in meiner Göttlichkeit alles, und all meine Vorstellungen sind unsere Vorstellungen, und all die anderen Vorstellungen sind zugleich meine Vorstellungen. Es gibt kein Getrenntsein, es sei denn, es ist vorgestellt.

Um die Erfahrungen in den verschiedensten vorgestellten Dimensionen zu erleben, benötigen wir eine Gestalt oder einen Körper. Um aber die Erfahrungen in Körpern zu erleben und das in den vielen Körpererleben Erlebte zu speichern und zu akkumulieren, benötigen wir eine Seele. Im Gegensatz zum ewig Seienden als dem geistigen Prinzip ist die Seele das stets wachsende Prinzip, während die Materie und also auch der Erdenkörper das stets wechselnde Prinzip ist.

Festlegung der Regeln für das Karmaspiel

Der für das Erleben des Gegenteils von uns kreierte und vorgesehene Plan sieht in gedrängter Übersicht folgendermaßen aus:

1. **Leben in der Alleinheit.** Entscheidung, das Gegenteil von göttlicher All-Harmonie und All-Liebe zu erfahren. Freie Entscheidung für das Karmagesetz. Das **Ur-Karma**.

2. **Leben als Stein, Pflanze, Tier**. Schlummerndes Bewusstsein. **Karmaloses Sein**. Keine Entscheidungsfreiheit. Doch Erleben des Gegenteils von göttlicher All-Harmonie und All-Liebe. Als Tier geleitet von Instinkten. Doch als Säugetier schon Anfänge der Willensschulung.

3. **Leben als Mensch**. Dem Gesetz von Ursache und Wirkung untertan. **Lebens-Karma**. Karmaverursachung aus freier Willensentscheidung durch Verstoß gegen das Gesetz der Liebe und dementsprechend selbstverursachte Karmaausgleichung. Durch Erfahrungen zum richtigen Verhalten hin konditioniert. Durch Karmaausgleich Erfahren des Gegenteils von göttlicher All-Harmonie und All-Liebe.

4. **Leben im Jenseits**. Erholung, Revision, Vorbereitung für eine neue Inkarnation. Freie oder bedingt freie Entscheidung über Art und Verteilung karmischen Geschehens im nächsten Leben. **Karma-Planung**.

Im Zustand des Einsseins, in dem all-geistigen Sein, haben wir den gesamten Plan für das, was wir beim Erleben jenes Gegenteils erleben wollen, festgelegt samt dem uns als Mensch bevorstehenden karmischen Geschehen. Deshalb wird hier schon das **Ur-Karma** festgelegt. Dieser Plan ist also von uns selbst in der geistigen Dimension konzipiert worden

(Plotin würde diese Konzipierung lieber ins *Nous* als einer geistigen Vorstellungsbasis verlegt sehen). Damit sind die Spielregeln festgesetzt. In diesem uns bevorstehenden Spiel halten wir uns an diese Regeln. Ein Aussteigen, sobald wir uns einmal zum Durchziehen des Spiels bis Spielende entschlossen haben, gibt es dann nicht mehr, ebensowenig wie man aus einem fliegenden Flugzeug aussteigen kann. Am Ende dieses Spiels wird ein jeder ein Sieger sein, ganz egal, wie lange wir gespielt haben. Der eine Mitspieler mag schon viel früher als wir fertig sein, auch wenn er zur gleichen Zeit begonnen haben sollte. Andere Mitspieler sind eventuell schon lange mit diesem Spiel beschäftigt. Und es mag sein, dass wir vor diesen zum Ziel gelangen werden. Doch jeder kann zu einem beliebigen Zeitpunkt mit diesem Spiel beginnen. Wenn wir am Ende dieses Spiels anlangen werden, sind wir wieder bewusst aufgewacht im All-Eins-Sein. Alles vorgestellte Getrenntsein samt der Sehnsucht nach der Einheit ist vorbei. Das Zurückgekehrtsein ist das Aufwachen in der göttlichen All-Einheit. Wir haben durch dieses Karmaspiel spielerisch das Gegenteil der All-Harmonie und All-Liebe erfahren und können uns fortan an dem Gott-Innesein als All-Gott wieder voll erfreuen.

Das Erleben des Gegenteils der göttlichen All-Harmonie vor der ersten Menschwerdung

Wenn wir uns in eine Dimension begeben wie jene, in der sich zum Beispiel die Erde oder ein dimensionsgleicher Planet befindet, können wir wählen, einen langen oder einen kurzen Weg zu gehen, je nachdem, wieviel und wie schnell wir vom Gegenteil der göttlichen All-Harmonie erfahren wollen. Und bei jedem Inerscheinungtreten in einer Gestalt erleben wir ein Beginnen sowie ein Ende, ein Sterben. Auch dies gehört zum Gegenteil der göttlichen Einheit, in welcher es keine Zeit, kein Beginnen, kein Vergehen und also auch kein Sterben gibt. Wir können, da wir zum Wohle der gesamten Einheit das Gegenteil der All-Harmonie und All-Liebe erleben wollen, beispielweise auf dem Planeten Erde (falls wir uns für diesen entschieden haben) ganz von vorne anfangen und uns zunächst einmal mit unserer Vorstellung in Erdverhaftetes begeben, also uns zum Beispiel mit unserem Geist mit Teilen der Materie – wie dem Wasser oder der Erde – verbinden oder uns in ein Gestein begeben. Denn darin fühlen wir die Gebundenheit, die Schwere, bedingt durch die Anziehungskraft der Erde. Und wir spüren hier auch das Gebundensein, das Sich-nicht-bewegen-Können. Da Zeit für uns keine Rolle spielt, wären ein paar Millionen Jahre ohne Bedeutung. Trotzdem wird hier Geduld erlernt werden müssen.

Dann, gesetzt den Fall, wir haben es so geplant, können wir uns in Pflanzen hineinbegeben, deren Formen schon von uns vorgegeben wurden, als wir uns noch in der All-Einheit befanden. Wir können, so wir wollen, in den verschiedensten Pflanzen neu inkarnieren. Denn hier erleben wir ebenfalls das Gegenteil der göttlichen All-Harmonie – wir sind dem Unwetter und dem Entstehen, Werden und Vergehen ausgesetzt. Wir können uns zwar entfalten, aber wir sind immer noch gebunden an einen Ort.

Danach, sofern wir es geplant haben, begeben wir uns in vorgeprägte Tierformen hinein, um hier ebenfalls viel vom Gegenteil des Einsseins zu erleben – wie zum Beispiel die Angst, von einem anderen Tier oder Menschen getötet zu werden, die Angst, nicht genug Nahrung zu bekommen, überhaupt die Angst, nicht überleben zu können, und natürlich die größte Angst: die Angst vor dem Tod. Ich glaube, dass wir den größten Teil vom Gegenteil der All-Harmonie und All-Liebe schon als Tier in den äußerlichen Ängsten durchleiden.

Als Gestein, Pflanze und Tier haben wir noch kein individuelles Bewusstsein und also auch keine Entscheidungsfreiheit, können demzufolge auch noch keine karmischen Auswirkungen verursachen, erleben jedoch schon die meisten Aspekte des Gegenteils der All-Harmonie und der All-Liebe. Das soll nicht heißen, dass diese Seelenerlebnisse nur vom Gegenteil der All-Harmonie und All-Liebe geprägt sind. Denn auch in diesen beseelten Formen und Körpern erleben wir viel Schönes und viel Liebe, man denke nur an das Glück und die Freude der Pflanzen beim Sonnenaufgang oder an das Mutterglück oder die Freude der ganz jungen Tiere. Doch kann dieses Glück auch plötzlich weggenommen werden. Die Gefahr einer veränderten Situation, die unter Umständen Leid verursacht, droht immer.

In dieser knappen Übersicht können wir die Zusammenhänge nur summarisch zur Darstellung bringen, denn ein genaues Eingehen auf die vielen Unterschiedlichkeiten würde ein dickleibiges Werk füllen, das den Rahmen des vorliegenden Buches sprengen würde und auch nicht dessen Sinn ist. Doch vielleicht zum Thema Pflanzen und Tiere noch Folgendes: Beide beseelten Schöpfungsarten dienen einmal in ihrer Gesamtheit dem Erleben des Gegenteils der All-Harmonie und All-Liebe, obwohl sie von beiden selbst noch genug vermittelt bekommen. Sie haben eine Gesamtseele, eine Artenseele und können eine Individualseele haben, sofern sie zusätzlich von einer sie durchlaufenden Seele, die sich zum Menschen hin entwickeln will, beseelt werden. Nicht jede beseelte Pflanze und jedes beseelte Tier entwickelt sich also irgendwann zu einer Menschenseele. Doch sind Haustiere meistens sich schon auf das Menschsein vorbereitende Seelen.

Aber nicht jeder Mensch muss vor der ersten Menschwerdung Stein, Pflanze oder Tier gewesen sein. Man kann aus freier Entscheidung (die dann vorher getroffen wurde) auch gleich und ohne gründliche Vorbereitung in das Karmaspiel als Mensch einsteigen, wird sich dann aber mit den Gegebenheiten des Lebens zu Beginn recht schwer tun.

Wir haben schon im ersten Teil dieses Buches dargelegt, wie sehr sich das indische Denken mit der Wiedergeburt als Tier und sogar als Pflanze beschäftigt. Dieser Erlebnisdurchgang vom Gestein über Pflanze und Tier zum Menschsein ist nicht nur in den alten Veden niedergelegt, sondern wird auch von dem Begründer des Sufismus, Dschaladin Rumi, bis hin zu Sai Baba gelehrt. Und die Rückführungstherapie gibt diesen Glaubens- und Denkinhalten Recht, denn viele der von mir (auch in Gruppenseminaren) Zurückgeführten haben sich sowohl als Stein, Pflanze oder Tier oder nacheinander als alle drei – sogar in vielen vormenschlichen Inkarnationen – erlebt. Doch darf ich hier schon den Glauben zurückweisen, dass wir, so wir einmal Mensch waren, aufgrund schlechten Verhaltens auf eine Pflanzen- oder Tierbasis zurückgestuft werden könnten. Diese Ansichten bestätigen sich nicht in der Rückführungspraxis und dürfen daher auf dem Friedhof der Unrichtigkeiten begraben werden.

Und irgendwann werden wir, sofern es unserem vorgesehenen Plan entspricht (denn wir könnten ja auch geplant haben, jenes Gegenteil nur als Pflanze und/oder Tier zu erleben), als Mensch inkarniert, wo zu den äußeren Ängsten noch die inneren hinzukommen. Als Menschen werden wir nun eine Vielzahl von Gegenteilen der göttlichen All-Harmonie und All-Liebe erleben wie zum Beispiel neben den körperlichen Schmerzen die seelischen Schmerzen wie Eifersucht, Habgier, Hass, Neid, Verzweiflung, Liebeskummer, Angst vor Bestrafung, Angst, von anderen nicht anerkannt oder geliebt zu werden, das Gefühl, allein zu sein, das Gefühl der Sinnlosigkeit des Lebens (das ja eine geistige Verirrung darstellt), und vieles, vieles mehr von all dem, was es an Leid, Ängsten und Seelenregungen gibt. Auch die Schmerzen einer Frau bei der Geburt ihres Kindes zählen zu den Schmerzen, die zur Erfahrung jenes Gegenteils gehören. Aber es werden in eines jeden Leben auch schöne Erlebnisse und Gefühle erfahren, um nicht nur das Gegenteil der göttlichen All-Harmonie und All-Liebe durchleben zu müssen. Denn diese positiven Erfahrungen geben uns wieder den Mut, durchzuhalten in all dem zu erleidenden Auf und Ab des Lebens. Doch selbst die schönsten Gefühle und Erlebnisse vermitteln nur ein schwaches Abbild dessen, was die göttliche All-Harmonie und All-Liebe zu bieten hat. Unbewusst wissen wir darum, und eine ungestillte Sehnsucht und eine sich mit der Zahl der Erdenleben immer weiter steigernde Vorahnung hält unser Verlangen nach dieser die ganzen Leben hindurch wach.

Und das Individuum begibt sich schließlich in die menschliche, von uns in der All-Einheit vorgeprägte Form hinein, um das erste Leben von eventuell vielen in dieser Spezies zu durchleben. Jeder Tag darf von einer Ruhezeit während der Nacht unterbrochen werden, in welcher wir uns im Schlaf für die nächste Herausforderung des kommenden Tages ausruhen, wo wir wieder etwas vom Gegenteil der göttlichen All-Harmonie und All-Liebe in uns erfahren werden. Und wie die Tage von der Nacht unterbrochen werden, in der wir uns ausruhen können, werden auch die verschiedenen Erdenleben von einer Ruhepause in einem von uns allen vorgeschaffenen Zwischenleben, dem so genannten Jenseits, abgelöst, in welchem wir uns erholen dürfen, bevor wir für einen erneuten Durchgang inkarnieren, um wieder Facetten des Gegenteils der göttlichen Einheit zu durchleben. Doch dieses Erleben des Gegenteils wäre ein mechanisches und stumpfsinniges Spiel, wenn es dabei keine Aufwärtsentwicklung gäbe, kein Ende, kein Ziel.

Wir haben uns für diesen Durchgang als Mensch allesamt ganz bestimmten Spielregeln unterworfen. Wir wollen dieses Gegenteil der göttlichen All-Harmonie und All-Liebe nicht in einem einzigen Durchgang als Mensch erleben. Das könnten wir nicht verkraften und es wäre auch gar nicht möglich. Wir teilen diese Erlebnisse auf mehrere Erdenleben als Mensch auf und erholen uns in den Zwischenleben. An unser Erleben des Gegenteils der göttlichen Harmonie ist die Bedingung geknüpft, dass wir in all unseren Handlungen immer den freien Willen behalten – sofern dieser nicht von anderen oder anderem beeinträchtigt wird. Und obwohl wir immer noch mehr vom Gegenteil der göttlichen All-Harmonie und All-Liebe in Erfahrung bringen wollen, möchten wir doch selbst entscheiden, in welchen Schritten wir uns diese Erfahrungen aneignen. Unser in der Einheit vorgeplanter[39] genialer Gedanke war, dass wir im Laufe unserer vielen Menschenleben immer mehr von der in der Einheit erfahrenen göttlichen Liebe in uns wieder verspüren werden. Denn je mehr wir uns von der Ego-Verhaftung befreien, desto mehr kommt die ahnungsvolle Rückerinnerung an die All-Liebe in der All-Einheit zurück. Und immer wenn wir gegen die Liebe, die sich uns meist als innere Stimme oder Ahnung mitteilt, verstoßen, werden wir später genau das, was wir in Nichtbeachtung dieser Liebe anderen zugefügt haben, selbst erleben. Denn dadurch erfahren wir von der anderen, der „lieblos behandelten" Seite her, was es heißt, lieblos behandelt zu werden. Und hiermit tritt das Gesetz des Karma auf den Plan. Denn was du anderen aus Lieblosigkeit antust, sollst du selbst auf gleiche oder ähnliche Weise erfahren. Und mit diesem Gesetz wird zugleich das Erlebenwollen des Gegenteils der göttlichen All-Harmonie und All-Liebe mit abgedeckt. Dies ist eine geniale Symbiose unseres übergeordneten Willens einerseits, aus eigener, vorher getroffener höherer Entscheidung dem Ganzen durch die gesammelten Erfahrungen des Gegenteils dieser Göttlichen Liebe zu dienen, und meines freien Willens als Mensch andererseits, mich für all das in meiner täglichen Wahl entscheiden zu lernen, was die innere Liebe eigentlich von mir fordert und was mit dem göttlichen, also meinem eigenen höheren Willen, übereinstimmt.

Damit auch viel vom Gegenteil gelernt werden kann, haben wir uns mit einem kräftigen Ego ausgestattet, das ich-betont irdische Bedürfnisse und selbstbezogenes Verlangen – auch gegen die Bedürfnisse anderer – durchsetzen möchte. Dieses Ego wird schon als Tier von uns erlernt. Es verstößt immer wieder gegen die Liebe. Und wir haben uns für ein solches Ego entschieden, denn durch die damit verursachten Lieblosigkeiten führen wir in dem oder den ausgleichenden Leben jene

Erfahrungen herbei, die wir eigentlich aus eigener höherer, freier Entscheidung machen wollen. Somit beruht auch das, was wir als Übeltäter vollbringen, auf eigener höherer Gesamtentscheidung. Uns trifft auch keine Schuld als solche, befinden wir uns doch in Übereinstimmung mit unserer ursprünglichen Entscheidung, uns in das karmische Gesetz zu verstricken, um die nötigen schmerzlichen Erfahrungen in unserer Seele einspeichern zu können. Und wie wir aus dem 2. Fall gehört haben, müssen wir als Mensch im Zyklus unserer wiederholten Erdenleben alle Aspekte durchlebt haben, um aus uns einen geschliffenen Diamanten an Erfahrungen herzustellen. Diese Erfahrungen der Seele sind es, die wir zurück zur Einheit bringen, um dem göttlichen Einssein das Wissen vom Gegenteil der göttlichen All-Harmonie und All-Liebe zu überbringen.

Beginnend in Unwissenheit, setzen wir auf dem abenteuerlichen Weg, der uns durch viele Inkarnationen führen wird, unsere ersten Schritte in der ersten Inkarnation. Unsere Absicht ist es, durch den Gebrauch des freien Willens aus Erfahrung allmählich zu lernen, den göttlichen Weg der Liebe zu gehen, da alles andere uns nur wieder dem Erleidenmüssen aussetzt (womit wir freilich wiederum das Gegenteil der göttlichen Einheit erfahren). Somit konditioniert uns das Karmagesetz allmählich zum Guten, indem wir die freie Entscheidungskraft anwenden dürfen und dabei erfahren, dass uns alles, was gegen die Liebe verstößt, zum Nachteil gereicht, während uns alles, was wir auf Erden aus Liebe und in Übereinstimmung mit den göttlichen Gesetzen durchführen, Vorteile bringt. Und daher beruht auch alles auf freier Entscheidung, sowohl das, was wir an Schmerz und Leid erfahren, als auch das, was wir an Freudigem erleben. Doch wir Menschen sind, wenn wir schon viele Erdenleben hinter uns haben, alle diesen leidvollen Konditionierungsweg gegangen und haben nach vielen Inkarnationen gelernt, mehr und mehr auf diese innere Stimme zu hören. Wir suchen nach dem Weg, uns aus dem Rad der Wiedergeburt zu befreien (und hätten wir uns noch nicht auf diesen Weg begeben, würden wir auch wohl kaum ein Buch wie das vorliegende in die Hände nehmen).

Und der Weg aus diesem Rad der Wiedergeburt heißt ganz einfach: LIEBE. Das ist das befreiende Zauberwort. Zu dieser Einsicht wird jeder kommen, der die Hintergründe dieses Spiels, das da heißt: vom Ego zum Wir, von der Lieblosigkeit zur Liebe, voll erkannt hat. Und Rückführungen ermöglichen solche Erkenntnisse aus höherer Sicht, da wir auf dem Berg der Erkenntnis auf einmal wieder Teil dieses höheren Bewusstseins werden können.

Ich möchte einmal den karmischen Prozess an einem Beispiel verdeutlichen, dem man die Überschrift geben könnte:

Der karmische Tanz auf dem Seil der Liebe

Über einen tiefen Abgrund ist ein Seil gespannt, über das der Karmatänzer hinüberzubalancieren hat. Die Seite, von der aus er das Seil mit einer Balancierstange betritt, ist die Seite der Unwissenheit, der Egoverhaftung, des Liebesmangels. Die Balancierstange ist sein Gewissen. Weiß er sich diese zunutze zu machen, wird er keine Fehlschritte tun. Auf der anderen Seite mündet das Seil in Erkenntnis, Wir-Bewusstsein, All-Liebe, Einssein. Und nun beginnt er seinen Balanceakt über dieses karmische Liebesseil. Würde er immer in der Liebe bleiben, könnte er mit schnellen Schritten über das Seil zum anderen Ende gelangen. Doch sobald er sich in irgendeiner Form im Denken oder Sprechen gegen die Liebe vergeht, entsteht ein leichtes oder stärkeres Wackeln, das er eventuell noch mit der Balancierstange auszugleichen vermag. Doch sobald er gegen die Liebe handelt, fällt er links oder rechts vom Seil herunter. Je heftiger er gegen die Liebe verstoßen hat, desto tiefer fällt er. Doch die karmische Vorsehung stellt ihn mit der gleichen Kraft, mit der er hinuntergefallen ist, wieder auf das Seil zurück. Dies ist der karmische Ausgleich. Mit jedem Wiederhinaufgestelltwerden auf das Seil beginnt ein erneutes Weitergehen. Unbewusst weiß er, was ihn zu Fall gebracht hat. Er wird sich nun hüten, nochmals den gleichen Fehler zu begehen. Jeder Schritt, den er in liebevollen Gedanken und Taten geht, bringt ihn ganz langsam auf dem Seil vorwärts. Und jede große Liebestat bringt ihn gleich ein ganzes Stück weiter. Doch irgendwann vergisst er ein weiteres Mal alle Vorsicht und fällt von neuem hinunter. Er wird immer wieder die Gegenkraft als sein Karma verspüren müssen, das ihn wieder auf dieses Seil zurückstellt. Denn keiner fällt wirklich für immer in den Abgrund hinein, denn davor bewahrt ihn die göttliche Liebe. Und so balanciert er immer ein Stück weiter nach vorn. Er weiß, dass er unbedingt auf die andere Seite gelangen muss, denn ein Zurück gibt es nicht. Und so fällt er viele, viele Male auf der linken oder rechten Seite herunter, wird aber immer wieder durch das ausgleichende Karmagesetz auf das Seil gehoben und darf weiterhin Schritt für Schritt nach vorne balancieren.

Ist er in der Mitte des Seiles angekommen, kann er schon mehrere Schritte hintereinander gehen, ohne hinunterzufallen, obwohl er noch hin und wieder sehr ins Schwanken gerät. Doch immer seltener wird das Hinunterfallen, und er gerät auch immer seltener ins Schwanken, denn mit seiner sich stetig vermehrenden Liebe wird er stets sicherer auf dem Seil – er verstößt ja immer weniger gegen die Liebe. Er vertraut zunehmend auf den Balancierstab, mit dem er jegliche Unsicherheiten unverzüglich ausgleicht. Er wird schließlich ein Meister auf dem Balancierseil, dem es eine Freude ist, darauf zu tanzen. Und schließlich ist die Liebesfülle in ihm so groß, dass er die Balancierstange gar nicht mehr benötigt. Er wirft sie weg. Denn er hält das Gleichgewicht nun mit den eigenen ausgebreiteten Armen. Und die letzten Schritte bis zum Ziel legt er sogar schnellen und sicheren Schrittes tänzerisch zurück, denn die Sehnsucht, endlich anzukommen, übertrifft sogar noch seine Freude beim Seiltanzen, ja, steigert sich, wird er doch zusätzlich bei den letzten Schritten von einer höheren Liebe wie ein Magnet angezogen. Und Arme der Liebe strecken sich ihm entgegen, empfangen ihn mit Freude, umarmen ihn, beglückwünschen ihn. Denn er hat das Ziel erreicht. All-Liebe erfasst und umfasst ihn. Er ist nach Hause gekommen, zurück zu Gott.

Die Bedeutung der Liebe beim Karmagesetz

Wie wir gerade in dieser kleinen Parabel gezeigt haben (Inder würden statt vom Liebesseil lieber vom Seil des Dharma [Rechtschaffenheit] sprechen), dient uns das Karmagesetz dazu, zu lernen, nicht vom Pfad der Liebe abzuweichen, sondern darauf zu bleiben. Es will uns helfen, nicht noch einmal die gleichen Fehler zu begehen.

Das Karma ist also nur Mittel zum Zweck. Einmal – um es nochmals deutlich hervorzuheben –, um uns zu den aus vorausgegangener freier Entscheidung gewünschten Erlebnissen des Gegenteils der göttlichen Einheit zu führen, und zum anderen, um uns mittels der in vielen Leben in freier irdischer Entscheidung getätigten Handlungen schließlich zu den richtigen – weil mit den göttlichen Gesetzen der Harmonie und Liebe übereinstimmenden – Entscheidungen bzw. Handlungen zu führen. Karma ist somit kein Bestrafungsmechanismus, sondern ein Erziehungssystem, oder besser gesagt, ein Hinwendungs- beziehungsweise Rückkehrsystem zur wahren Liebewerdung. So heißt es auch schon in der Bhagavad-Gita[40]:

> Doch jenseits dieses Lebens gibt's ein andres, ewig, unsichtbar,
> Das, ob auch alle Wesen hier vergehen, selber nicht vergeht.
> Unsichtbar, unvergänglich heißt's, man nennt es auch die höchste Bahn;
> Erreicht man's, kehrt man nicht zurück! Sieh, das ist meine höchste Statt!
> Der höchste Urgeist wird erlangt durch Liebe, die nichts andres sucht.
> Er, in dem alle Wesen sind, durch den die ganze Welt gemacht.

Wir müssen, wie wir schon skizziert haben, drei Arten der freien Entscheidung für das Karma auseinanderhalten, einmal jene, die wir in der Einheit getroffen haben und die sich auf das Erlebenwollen der

Disharmonie und des Liebemangels bezieht, woraus sich unser Ur-Karma erschließt, und dann jene, die sich auf der irdischen Ebene vollzieht, wo unser Bewusstsein unserer eigentlichen Herkunft und dem Sinn unseres Hierseins verschlossen ist, wo wir uns jedoch immer entscheiden können hinsichtlich des richtigen – weil liebevollen – beziehungsweise des egozentrierten und der Liebe ermangelnden Verhaltens. Hierzu – wie wir noch im Einzelnen sehen werden – kommt noch die im Jenseits getroffene Entscheidung, die Inhalte des in der jeweils bevorstehenden Inkarnation zu Erlebenden betreffend. Das Spiel des Lebens basiert also auf der freien Entscheidung, die auf drei Ebenen getroffen wird. Alles hat einen Sinn. Es gibt nichts Sinnloses in der Schöpfung Gottes. Denn selbst wenn wir Menschen so genannten Un-Sinn veranstalten, bringt er uns doch anschließend (spätestens in der Zwischenwelt) zu der Erkenntnis, dass wir un-sinnig gehandelt haben. Wir lernen aus Fehlern, weshalb wir diese nie verteufeln, sondern für die daraus gewonnene nachträgliche Einsicht dankbar sein sollten, dank der wir das Geschehene als Fehler erkennen und uns entsprechend vornehmen, den gleichen Fehler hinfort zu vermeiden. Ebenso verhält es sich mit dem Fehlverhalten, das zu karmischen Konsequenzen führt. Denn das Gesetz: „Was du anderen antust, hast du dir selbst angetan", bleibt weiterhin gültig. Dies gilt im Guten wie im Schlechten.

Das Karmagesetz ist nicht im Ur-Zustand des Einsseins von uns geschaffen worden, um uns zu bestrafen, sondern dient dazu, unsere Aufmerksamkeit, unsere Sinne und unsere Wachheit für unser Tun zu schärfen. Entfernen wir uns von der Liebe, werden wir von ihr entfernt. Öffnen wir uns der Liebe, beschenkt sie uns mit mehr Liebe. Karma ist nichts anderes als noch nicht durch Liebe ausgeglichene Taten, die aus einem Mangel an Liebe begangen wurden.

Durch Lieblosigkeit erfahren wir erst den Wert der Liebe.

Dies wird Ulli (Fall 11) in der Rückführungstherapie klar, als er erfährt, dass seine Seele damals als Fopar die böse Seite, die Lieblosigkeit in sich erfahren musste, um dann im Opferleben als die zu Tode gesteinigte Prostituierte zu erleben, wie sich eine Seele fühlt, der keine Liebe entgegengebracht wird. Dadurch aber wird in dieser Seele wiederum die Sehnsucht nach Liebe gesteigert.

Leben als Karmaschule

Man könnte jedes Leben einer Seele mit einem Tag in einer Schule vergleichen, welche die Karmaschule genannt wird. Das Hauptfach, das wir an jedem Schultag durchpauken, heißt Liebe. Natürlich gibt es auch noch Nebenfächer, die da heißen Geduld, Mäßigung, Kreativität, Toleranz und anderes. In dieser Schule lernen wir mit immer wieder neuen Interaktionen und Rollenspielen, unser Ego zunehmend unter Kontrolle zu bringen und uns mehr und mehr der Liebe zu öffnen. Die vielen schriftlichen Zwischenprüfungen, die wir dem Lehrer abgeben, korrigiert er und streicht die Fehler an – und Fehler sind die Handlungen gegen die Liebe. Anschließend erhalten wir die Chance, diese Aufgaben so lange immer wieder zu lösen, bis wir die Tests fehlerfrei bestehen und niederschreiben können. Es wird nicht geschimpft, weil wir vielleicht viele und gravierende Fehler gemacht haben. Vielmehr werden wir seitens der Lehrer mit Güte und Liebe auf unsere Fehler hingewiesen. Aber es führt kein Weg daran vorbei, zu lernen, keine Fehler mehr zu machen. Und wenn ein Aufgabenkomplex gelernt ist, kommt der nächste dran. Sind wir faul, können wir möglicherweise sogar sitzenbleiben. Und vielleicht müssen wir einige Schulklassen einige Male wiederholen. Doch niemand wird zurückversetzt. Denn was wir einmal gelernt haben, verlernen wir nicht mehr. Es hängt dabei allein von unserem freien Willen ab, wie schnell wir lernen. Doch alle werden irgendwann ihren Schulabschluss feiern können. Nicht jeder wird ein Abschlusszeugnis mit den besten Noten haben, doch alle haben das zu Lernende geschafft. In weiterführenden Schulen oder Universitäten (des Jenseits) werden wir uns noch weiterhin vervollkommnen. Und irgendwann werden wir Meister in dem, was wir erlernt haben, nämlich Meister der Liebe.[41]

Von der Wirkungsweise des Karmas im täglichen Leben

Der große Grieche Pythagoras, der in Ägypten in die Geheimnisse eingeweiht worden war und dort infolgedessen wohl auch gelernt hatte, sich an frühere Leben zurückzuerinnern, hat uns nicht nur mit dem allgemein bekannten Harmoniegesetz des Klanges und der mathematischen Formel $a^2+b^2=c^2$ vertraut gemacht, sondern ist auch derjenige, der schon vor 500 vor Christus das Karmagesetz richtig erkannte – und zwar bevor es in Indien überhaupt als solches nachzuweisen ist (!). Er sagt: „Das Ergebnis aller guten Taten eines Menschen zum Quadrat, addiert zum Ergebnis aller schlechten Taten zum Quadrat, ergibt das Gesamtergebnis des dem rechten Winkel gegenüberliegenden Quadrats in einem Folgeleben."[42] Welch treffliche Aussage! Hier wird noch nicht von einem Straf- beziehungsweise Vergeltungsmechanismus gesprochen, der später dem indischen Karmadenken anhaftet. Es handelt sich einfach und explizit um die Aussage, dass sich die guten und schlechten Verursachungen summieren und als solche in einem Folgeleben auswirken gemäß den im vorausgegangenen Leben eingebrachten guten und schlechten Handlungen.

Behält diese Aussage des Pythagoras auch noch angesichts der durch die Rückführungstherapie erbrachten Beweise ihre Gültigkeit? Die Antwort lautet: ja und nein. Alles, was wir Menschen im Guten oder Schlechten verursachen aufgrund unserer freien Entscheidung, wirkt sich aus. Helfe ich zum Beispiel einer blinden Frau beim Überqueren einer gefährlichen Straße, wird mir irgendwann in diesem oder einem Folgeleben eine ähnliche Freundlichkeit erwiesen. Stehle ich irgendjemandem etwas, wird auch mir irgendwann etwas gestohlen werden müssen. Unsere guten und schlechten Taten werden in einem unsichtbaren Karmakontobuch[43] der Seele niedergeschrieben. Auf der einen Seite steht unser Habenkonto und auf der anderen unser Sollkonto, analog dem Pythagoras wäre das Habenkonto a^2 und das Sollkonto b^2. Und wie wir bei der jenseitigen Vorbereitung für ein anzutretendes erneutes Erdenleben noch feststellen werden, wird für das folgende Erdenleben sowohl aus dem Haben- als auch aus dem Sollkonto etwas genommen, damit eine Mischung erzielt wird, die für das geplante Erleben genau passend ist. Doch das gesamte Sollkonto muss irgendwann in ein Habenkonto umgewandelt werden. Das gehört mit zu den schon in der All-Einheit festgesetzten Spielregeln. Was immer an negativem Karma aus dem Soll-Konto ausgeglichen worden ist, wird gestrichen. Es wird der Seele nicht mehr angelastet. Doch das Konto auf der Habenseite wird kumuliert und bleibt als Haben bestehen – und trägt Zinsen. Demnach ist für ein Folgeleben nicht $a^2 + b^2 = c^2$, sondern c^2 ist eine Variable und richtet sich nach dem Neuzuerlernenden (das jeweils individuell gewählt bzw. geplant wird), bedient sich aber dabei unter anderem auch dessen, was a^2 und b^2 auch schon in vorausgegangenen Leben eingebracht haben. Ergänzend hierzu möchte ich Sai Baba anführen: „Hast du aber nichts aufgebaut, hast du nichts auf dein 'Karmakonto' eingezahlt, kannst du in Notfällen nichts abheben. Beginne heute noch, auf dieses Konto einzuzahlen. Sprich die Wahrheit. Sei rechtschaffen."[44]

Das Karmagesetz ist das spirituelle Gesetz von Ursache und Wirkung und hat genauso seine Wirkung wie das von Isaac Newton formulierte physikalische Gesetz von Ursache und Wirkung. Von je höher ein Stein herunterfällt, desto härter ist sein Aufprall. Und je gröber du gegen die Liebe verstößt, desto schlimmer wird gegen dich lieblos verstoßen werden. So einfach ist das. Dieses Karmagesetz ist nicht als Strafe zu verstehen, genau wie das Fallgesetz keine Strafe ist. Denn es ist einfach Gesetz, ergo wertneutral. Man kann natürlich von einem unerbittlichen Karmagesetz sprechen, wie es der zypriotische Eingeweihte Daskalos mit folgender Aussage tut: „Alle Inkarnationen, mit denen ich mich beschäftigt habe, zeigen, dass das Gesetz erbarmungslos am Wirken ist."[45] Aber wer würde in Bezug auf das Fallgesetz von einem 'erbarmungslosen' Gesetz sprechen wollen? Ganz bestimmt niemand. Es ist eben einfach ein Gesetz. Und so sollten wir auch das Karmagesetz akzeptieren. Wir wissen ja inzwischen, woher es stammt und weshalb es in Kraft gesetzt worden ist.

In unserem Unterbewusstsein ist das ganze ursprüngliche Wissen um unseren Ursprung und unsere Bestimmung verankert. Doch aus weisen Gründen sollte es über viele Leben hinweg vom Ego überdeckt sein. Je weiter wir das Ego verkleinern, desto mehr kommt von dem ursprünglichen Wissen wieder zum Vorschein. Eine karmische Kontobelastung ist immer eine Verfehlung gegen die Liebe. Gleichen wir diese noch beizeiten mit Liebe wieder aus, besteht unter Umständen die Möglichkeit, die Wirkung des karmischen Gesetzes zu mildern oder gar aufzuheben. Auch andere Möglichkeiten einer karmischen Korrektur sind vorhanden, allerdings bedarf es dazu eines höheren Bewusstseins. Keiner kann beispielsweise unter normalen Bedingungen das Karma eines anderen übernehmen. Dies gelingt – unter ganz bestimmten Voraussetzungen – nur den großen Eingeweihten. So hat einmal Daskalos die karmische Krankheit seines Enkels übernommen. Und von Kirpal Singh heißt es, dass er das Sanchit-Karma, also das, was man unbewusst mit sich herumträgt und das in diesem Leben nicht zum Tragen kommt, seinen Schülern abgenommen hat, damit sie schneller den Weg nach Hause finden. Aber sowohl Daskalos als auch Kirpal Singh haben deren Leiden auszutragen gehabt, was bei Ersterem zu kürzerer Krankheit, bei Letzterem zu langem Siechtum führte.[46]

Niemand kann unter normalen Bedingungen den Konsequenzen einer Handlung entgehen, denn der Ausgleich ereilt ihn irgendwann. Das Karmagesetz ist gerechter als irdische Rechtsprechung. Wir sind der Sämann. Wie gut wir das Feld bestellen und welche Saaten wir auswerfen oder welche Samen wir setzen, das ernten wir. „Jeder muss die Früchte seines Feldes essen.“[47] Und eine jede Saat geht auf. Wenn ich Brennnesseln gesät habe, kann ich nicht Stiefmütterchen als Ernte erwarten. Selbst wenn ich einen Apfelbaum gepflanzt habe, werde ich an den Zweigen keine Mangos pflücken können. Darum sollte ich bei jeder Aussaat oder Pflanzung darauf achten, was ich einmal ernten möchte, denn die Ernte gehört mir allein, und ich kann sie nicht, so sie mir nicht mundet, an irgendjemanden veräußern oder gar verschenken. Ich selbst habe diese ganze Ernte aufzuessen.

Das Karmagesetz ist ebenso neutral wie die Elektrizität. Es hängt allein von mir ab, wie ich diese nutzen will. Ich kann sie nutzen, um meine Dunkelheit durch Licht zu erhellen oder gar um für ein Fest, das ich anderen in großzügigster Weise aus Liebe bereitet habe, eine Festbeleuchtung zu kreieren. Ich kann sie nutzen, um Geräte damit zu bedienen, die mir nützlich erscheinen. Ich kann aber auch meine Finger in eine geöffnete Steckdose halten – und sei es aus Unwissenheit – und werde dann die Wirkung meiner Verursachung spüren. Oder ich kann mit Hilfe des Stromes bei anderen Elektroschocks auslösen, um sie zu quälen. Ich habe den freien Willen, mit dem Strom umzugehen, wie ich will. Doch was ich anderen antue, wird mir angetan werden, und sei es, dass ich einige Leben zu warten habe, bis ein Gleiches oder Ähnliches mir passiert. Durch die Erfahrungen, die wir mit dem Strom machen, lernen wir, damit umzugehen. Genauso verhält es sich mit dem Karmagesetz. Doch nutzt es nicht viel, wenn andere mir sagen, was ich damit zu tun oder zu lassen habe. Denn was andere sagen, kann richtig oder falsch sein. Ich lerne nur durch eigene Erfahrung.

Auch ist der Effekt, den ein Stromschlag bei dem einen oder anderen auslöst, sehr unterschiedlich. Der eine erhält dadurch den Schock seines Lebens, der andere steckt ihn lässig weg. Ebenso verhält es sich mit dem Karmagesetz. So kann der Militärdienst für den einen größte Freude bedeuten, für den anderen aber die Hölle, oder ein Straflager für den einen zu einem bereichernden Erlebnis werden, während der andere daran zerbricht. Die Dinge sind oft an sich neutral, doch wie wir darauf reagieren, ist sehr unterschiedlich. Und wir werden aus karmischen Gründen auf Situationen immer so reagieren, wie es der karmische Ausgleich erfordert. Habe ich selbst als Gefangenenaufseher in einem früheren Leben andere gequält und gefoltert, so wird mir als Gefangener ein Straflager genauso furchtbar erscheinen müssen wie jenen, denen ich im früheren Leben mit meinem Handeln Schrecken eingejagt habe.

Weil das Karmagesetz uns genau das zukommen lässt, was wir verursacht haben, wird uns das vergolten, was wir bewirkt haben. Aus diesem Grunde wird dieses Gesetz auch gerne als Vergeltungskarma bezeichnet – ein Ausdruck, dessen sich wie die Inder auch Helena P. Blavatsky bedient.[48] Das Wort Vergeltung hat einen einschüchternden Beigeschmack. Ich bevorzuge den Ausdruck *Ausgleichskarma*, wie ihn auch Dick Sutphen mit der englischen Bezeichnung *balancing karma* gebraucht. Denn es geht ja nicht um die Bestrafung von lieblosen Fehlschritten, sondern um ein Ausgleichen fehlerhafter Handlungen, seien sie nun unabsichtlich oder absichtlich begangen. Natürlich ist ein absichtliches fehlerhaftes Handeln in seiner Auswirkung als *Bumerang-Karma* (wie Edgar Cayce sich ausdrückt), bei dem ein Gleiches, was ich aussende, zu mir zurückkehrt, schwerwiegender als ein unbewusstes. Aber für den Lernprozess ist es wichtig, dass ich auch mit meinen unbewusst begangenen Fehlern konfrontiert werde, um dann zu lernen, wie ich mit den betreffenden Situationen eigentlich umzugehen hätte. Doch bewusstes Handeln gegen meine innere Stimme verschärft die Auswirkung meines Tuns.

Das Karmagesetz ist „das Gesetz, nach dem wir das Erbe unserer eigenen Vergangenheit anzutreten haben“[49]. Wir beerben uns von Leben zu Leben selbst. Wer also einmal ein gutes Erbe antreten möchte, der richte sein Leben so ein, dass sein Testament ein beglückendes ist. Das Karmagesetz ist, wie wir es auch bei dem Gang über das Seil festgestellt haben, ein Gesetz, welches das Gleichgewicht wiederherstellt. Jede Unausgewogenheit im Kosmos muss wieder in Harmonie gebracht werden. Und ebenso muss jede Untat eines Menschen wieder ins Gleichgewicht gebracht werden. Die Harmonie, die in einem Täterleben verletzt worden ist, wird durch den Ausgleich in einem Opferleben wiederhergestellt. Erst wenn ich ganz den göttlichen Gesetzen der Harmonie und der Liebe entsprechend handele, gerate ich nicht mehr aus dem Gleichgewicht, benötige also auch keinen Ausgleich mehr, denn ich bin ausgeglichen, da ich in gleicher Weise handle, wie es die göttlichen Gesetze in mir zum Ausdruck bringen wollen.

Ebenso wie das Karmagesetz neutral ist, so ist es auch gleich-gültig gegen jedermann. Denn es ist unbestechlich, es ist die Gerechtigkeit selbst. Jeder bekommt genau das, was er verdient aufgrund seiner eigenen vorher getroffenen, freien Entscheidung. Und keinem geschieht etwas im Leben, das er nicht verdient hat. Selbst wenn jemand von einem Gericht zu Unrecht verurteilt würde, ist seine Strafe aus karmischer Sicht vollkommen gerecht. Man könnte diese Gerechtigkeit auch als *kosmische Gerechtigkeit* bezeichnen, denn diese ist aus einer höheren Einsicht über die Menschen gesetzt worden. Und wir haben uns ja schon darüber informiert, wie dieses Gesetz zustandegekommen ist, haben wir es doch selbst in unserer Urheimat für uns kreiert oder ihm doch zugestimmt, da wir das Gegenteil der All-Harmonie und All-Liebe erfahren wollten. Jetzt verstehen wir auch, wenn Angelika (Fall 2) aus höherer Erkenntnis sagt, dass es eigentlich nicht um die Gerechtigkeit an sich geht, sondern um das Sein überhaupt. Denn in unseren Täterleben erfahren wir durch unsere Untaten den Macht- und Liebesmissbrauch. Wir wurden geradezu dazu benutzt, uns karmisch (negativ) aufzuladen. Wir brauchten diese Erfahrung, um im Ausgleichsleben, dem Opferleben, an uns die umgekehrte Seite unseres Täterlebens vollzogen zu sehen um der Erfahrung des Gegenteils der göttlichen Harmonie und Liebe willen. Und zusätzlich benötigen wir den entsprechenden Ausgleich im Opferleben, um nach Erfahrung des tätigen Liebesmangels am eigenen Leibe immer mehr aus eigenem Antrieb der Liebe zuzustreben. Denn was wir entbehren müssen, danach sehnen wir uns am meisten.

Die Vorteile des Karmagesetzes

Das Karmagesetz ist eine geniale Erfindung. „Karma ist ein Wunder an Präzision, dessen Sinn und Zweck darin besteht, dass du umdenkst."[50] Es ist ein Anschauungsunterricht in Lehrbeispielen. Mit Nachdruck weist es uns auf unsere Mängel hin. Der Mangel heißt: zu wenig Liebe. Es gibt keine Bestrafung, nur Korrektur. Das Karmagesetz bietet uns die Chance der Erkenntnis- und Liebeserweiterung. Es beschleunigt unsere Entwicklung. Denn ohne dieses Gesetz würden wir uns nicht entwickeln können. Wir würden ewig weiter mit unserem Ego unsere mutwilligen Spielchen treiben, und nur die irdischen Gesetze würden diesem Treiben Einhalt zu gebieten suchen.

Das Karmagesetz weist niemandem eine Schuld zu. Die Schuld besteht eigentlich nur darin, noch kein guter Schüler zu sein, sondern noch viele Fehler zu machen, die mit der Zeit behoben werden. Ich kann aber auch keinem anderen, handele es sich dabei um Menschen, Gott, Schicksal oder Situationen, die Schuld geben. Denn alles habe ich selbst verursacht, und zwar schuldlos, da ich noch unwissend, nicht reif genug oder zu schwach war, meinem Ego und seinen Mutwilligkeiten Einhalt zu gebieten. Täter sind in ihrer spirituellen Entwicklung oft noch als unmündige Kinder zu betrachten. Täter entwickeln entweder noch vor oder spätestens irgendwann nach ihrem Tod Schuldgefühle bezüglich ihrer Tat. Dieses Schuldgefühl ist wichtig, um auf diese Weise motiviert zu sein, selbst einen Ausgleich durch gleiches Erleben zu wünschen.

Im oben geschilderten zweiten Fall der Angelika verspürt diese Seele nach ihrem Ableben als rücksichtsloser, egomaner russischer Kaufmann das große Schuldgefühl in sich. Und gleichzeitig fühlt er die Liebe um sich, die auf einmal auch ihn berührt. Und er weiß, dass vor der Liebe alle Schuldgefühle weichen, denn, wie er erkennend sagt: „Die Liebe heilt alles."

Das Karma ist das horizontale Prinzip, denn es bleibt auf der Erde haften. Das Dharma ist jedoch der Weg der Rechtschaffenheit, die moralische Instanz, die den Weg nach oben zum Göttlichen, zur höheren Liebe weist. Annie Besant, die Leiterin der Theosophischen Welt-Organisation, sagte einmal treffend, dass das Karma uns von der Vergangenheit her schiebt, während uns das Dharma von der Zukunft her anzieht.[51]

Das Karmagesetz will uns zur Selbstverantwortung erziehen. Wir müssen täglich selbst entscheiden, was richtig und was falsch ist. Wir müssen lernen, auf unser inneres Wissen, auf jene innere Stimme zu hören, die uns als Gewissen sagt, was wir eigentlich tun sollten. Oft ist diese innere Stimme gar nicht mit unserem Ich-Bewusstsein im Einklang oder gar lästig, und manche lenken sich absichtlich von ihr ab oder greifen auch zum Alkohol in dem Versuch, sie ab- oder ruhigzustellen. Viele von uns sind es gewohnt, auf solche von außen kommenden Aussagen zu hören und ihnen zu folgen, die unserem Ego entgegenkommen. Wenn es im Mittelalter seitens der Kirche hieß: „Verbrennt die Hexen, die Juden, die Heretiker", dann schenkten wir diesen Aufrufen gerne Gehör, weil wir selbst auf irgendjemanden oder etwas eine Wut hatten, und uns dieser Aufruf nun ermunterte und ermöglichte, unsere Aggressionen durch dieses willkommene Ventil herauszulassen. Und die innere Stimme, die uns mahnte, sich nicht an solchen Ausschreitungen zu beteiligen, verdrängten wir mit der Ausrede, dass ja die Kirche als Gottes Stellvertreter so etwas angeordnet hatte. Und wer sind heute diejenigen, auf die wir uns als Entschuldigung berufen, wenn wir von unserem Ego zu etwas getrieben werden, das gegen die Liebe verstößt? Die Kirche? Die Politiker? Die Presse? Die Eltern oder Erzieher oder gar die alten heiligen Schriften? Wir können uns auf keine anderen Instanzen oder Personen als Ausrede berufen als auf unser eigenes Gewissen. Das Karmagesetz erzieht uns dazu, aus Erfahrung ein 'reiner', den anderen in Liebe zugetaner Mensch zu werden, der in Selbstverantwortung für all seine Gedanken, Worte und Taten einsteht.

Ich bin für meinen eigenen Fortschritt durch die vielen Erdenleben verantwortlich. Ich darf darüber bestimmen, wie schnell ich ans Ziel gelangen möchte. Niemand ist für mich verantwortlich. Ich trage für alles die volle Verantwortung. Ich darf der Meister meines eigenen Glückes sein. Und das Karmagesetz hilft mir, die Dinge, auf die es wirklich ankommt, schneller begreifen zu lernen. Und nun können wir auch verstehen, wenn Sai Baba sagt: „Bedenke stets, dass alles, was dir geschieht, dir zufällt, dir widerfährt, das Beste für dich ist, und dass deine Aufgabe ist, herauszufinden, inwiefern."[52]

Doch wollen wir uns vorerst einmal ansehen, welche Karmaarten eigentlich existieren.

Die 23 Arten des Karma

Es gibt, wie wir nun im Folgenden ausführen, dreiundzwanzig verschiedene Arten karmischen Geschehens. Das heißt, dass zu jedem karmischen Geschehen vorher eine Ursache gesetzt sein muss, die sich dann als karmische Wirkung manifestiert.

1. Als **Ur-Karma** können wir jenes Karma bezeichnen, das, wie oben schon ausführlich beschrieben, vor unserer Menschwerdung, ja, vor unserem Austreten aus der Einheit, von uns selbst beschlossen worden ist. Wir wollen das Gegenteil dessen erkunden und als Erfahrung einholen, was uns die Einheit an All-Harmonie und All-Liebe offenbart. Denn diese Erfahrungen des Gegenteils dieser göttlichen Harmonie und Liebe sind wichtig, damit wir uns weiterhin an dieser erfreuen können. Wir wollen aber dieses Gegenteil nicht in einem Durchgang durchleben. Und wir wollen das Erlebnis des Gegenteils der All-Harmonie und All-Liebe mit dem freien Willen verbinden. Sai Baba bringt es treffend auf den Punkt, indem er sagt: „Der freie Wille des Menschen bedingt, ... dass er nicht durch Lehren, sondern nur durch Erlebtes und Durchlebtes lernen kann und will ... Damit ein jeder aber die Möglichkeit hat, aus seinen Fehlern zu lernen, gibt es die Wiedergeburt und das Karma.“[53] All das, was im Leben geschieht, dient einem höheren und einem irdischen Aspekt. Wir haben uns als Seelen in das Spiel der Inkarnationen, dessen Regeln vom Karmagesetz bestimmt werden, hineinbegeben mit der Absicht, sowohl die harten als auch die angenehmen Seiten dieses Spiels zu erfahren. Das Karmagesetz sieht vor, uns von der Lieblosigkeit zur Liebe zu führen, wobei wir den Weg dahin selbst zu finden und zu gehen haben. Dies alles ist für die Seele des Menschen aufgrund seines eigenen freien Willens von ihm selbst so vorgesehen worden, ist er doch Teil der Göttlichkeit, da alles eins ist.

Befindet man sich in einem ausgleichenden Opferleben, so kann dieses aus den verschiedensten Täterleben bestehen: a.) Es kann in einem einzigen Leben der volle Ausgleich für ein Täterleben geschehen. b.) Es können in einem Opferleben mehrere verübte Lieblosigkeiten aus verschiedenen Täterleben ganz abgegolten werden. c.) Es kann auch nur ein Teil des auszugleichenden Täterlebens in Erscheinung treten. d.) Es können in einem Opferleben mehrere unterschiedliche Teile aus verschiedenen Täterleben ausgeglichen werden. e.) Es kann eine Mischung aus allem wirksam werden. f.) Es können sich sowohl verschiedene Ausgleichsgeschehen aus Täterleben als auch Nachwirkungen aus Opferleben in einem Opferleben manifestieren. (Wir erinnern an die Fälle 3, 13 und 26.)

2. Das **Ausgleichskarma** *(balancing karma)* ist das Karma, das landläufig unter Karma verstanden wird, nämlich: Was du einem anderen antust, hast du dir selbst angetan. Oder: Wie du mir, so ich dir. Was du säst, sollst du ernten. Deshalb spricht man auch von Bumerang-Karma (von Edgar Cayce geprägt), von Vergeltungskarma (Blavatsky), und die Inder bezeichnen es gerne als Praraghda-Karma. Im Positiven wie auch im Negativen kommt das auf einen zurück, was man verursacht hat. Das Ausgleichskarma folgt dem Gesetz von Ursache und Wirkung. Die oben beschriebenen einunddreißig Fallbeispiele beziehen sich zum überwiegenden Teil auf das Ausgleichskarma. Allerdings wird dieses dort nur – oder meistens doch nur – von der negativen Seite her beleuchtet, da ja die Klienten mit Nachwirkungen dieses karmischen Ausgleichsgeschehens in Opferleben (die wiederum Folge von Täterleben waren) zur Therapie kamen. In der Regel hat man sich in einem vorausgegangenen Leben als Täter erlebt, der vergewaltigte, mutwillig tötete, brandschatzte, belog, betrog und viele andere Übeltaten mehr beging. In ähnlicher Form ereilte den Betreffenden das ausgleichende karmische Geschick. Täter und Opfer bedingen sich. Der Täter braucht Opfer, um gegen die Liebe zu verstoßen, und das Opfer braucht den Täter, um seine karmische Bürde abzuladen. Aber es erweist sich nur in den seltensten Fällen als richtig, dass, wie Kabir meint, der Täter dem Opfer schadet und dieses Opfer in

einem Folgeleben als reinkarnierter Täter dem früheren Täter seine karmische Tat durch ein Gleiches vergilt. Wie auch viele der oben dargestellten Fallbeispiele zeigen, ist man als Täter oft ein Vergewaltiger und wird im nächsten oder in einem der nächsten Leben als Frau wiedergeboren, um dann ebenfalls vergewaltigt zu werden. Hier könnte man die Frage stellen: Wer von beiden ist mehr zu bedauern? Jene Frau, die gerade vergewaltigt wurde und darunter auch sicher noch sehr zu leiden haben wird, die aber nun ihre karmische Last endlich ablegen durfte, weshalb man ihr eigentlich gratulieren könnte – oder vielleicht der Täter, der sich jetzt mit einer karmischen Bürde beladen hat, sodass er ein oder mehrere Male als Frau wiedergeboren werden wird, um am eigenen Leib eine Vergewaltigung zu erleben? Er hat seinen karmischen Ausgleich also noch vor sich. Und einem solchen kann diese Seele sich nicht entziehen. Das karmische Gesetz kennt keine Ausnahmen. Und wie wir schon sahen, sind es ganz überwiegend Männer, die sich zuerst karmisch verschulden. Und in den meisten (auch in den oben beschriebenen) Fällen sind diese Seelen dann wieder Frauen, wenn sie den karmischen Ausgleich über sich ergehen lassen müssen.

3. Das **Nachwirkungskarma**: Da der Begriff Karma sich sowohl auf positive Auswirkungen als auch auf negative bezieht, ist unter Karma auch das zu verstehen, was sich in der Nachwirkung als angenehm erweist. Doch wollen wir in erster Linie unter diesem Begriff alle jene 'Nebenauswirkungen' verstanden wissen, die sich zusätzlich aus einem erlebten Ausgleichsgeschehen ergeben, also nur indirekt mit dem Täterleben, aber direkt mit dem Opferleben zusammenhängen. Um das Ganze an einem Beispiel zu verdeutlichen: Wenn eine Frau in einem Opferleben den karmischen Ausgleich einer Vergewaltigung erleben sollte, dann können verschiedene Begleitumstände zusätzlich negative Nachwirkungen nach sich ziehen. Sollte diese Vergewaltigung als Mädchen beim Beerensuchen im Wald durch drei Männer geschehen sein (Fall 13), so können sich bei dieser Seele als Nebenwirkungen schon im nächsten Leben Ängste herausstellen wie die Angst, allein in einen Wald zu gehen, Abneigung gegen Waldbeeren, oder die Angst bei der Begegnung mit drei

Männern, wenn sie allein ist. Und außerdem können sich sexuelle Komplexe eingestellt haben oder es ist ein Hass auf alle Männer zurückgeblieben, weshalb sie unverheiratet bleibt. Sie mag sich vielleicht auch nicht schminken, weil sie dann den Männern eher auffallen würde.

Oder ein anderes Beispiel: Ein Mann wird von Räubern in seiner Kutsche überfallen. Man zerrt ihn heraus und sticht ihn von hinten mit einem Messer ins Herz. Dieser Mann – sollte er im heutigen Leben als solcher wiedergeboren worden sein – mag als direkte Folge dieses Todes heute Herzbeschwerden haben. In einem früheren Leben als Täter hatte er jemanden mit dem Schwert ins Herz gestochen. Somit wäre das Erleben im Opferleben ein Hauptausgleichsgeschehen, während die Herzbeschwerden im heutigen Leben noch als ausgleichendes Nebengeschehen des Opferlebens anzusehen sind und als solches ebenfalls noch mit zum karmischen Ausgleich gehören, und zwar als nachträgliches Teilgeschehen. Doch hat nun das Erlebnis jenes Todes auch noch Nebeneffekte in seinen Emotionalkörper eingeprägt. Nicht nur zeigt sich an jener Stelle, wo damals das Messer eindrang, ein Muttermal genau in der Größe der eingedrungenen Messerspitze, sondern er hat zusätzlich auch noch eine Messerphobie und eine Eisenallergie entwickelt. Zudem setzt er sich nie so hin, dass der Rücken nach hinten ungedeckt ist, und steht bei Veranstaltungen immer hinten an der Wand. Wo immer er sich allein im Freien befindet, dreht er sich zwanghaft alle paar Minuten um, um zu sehen, ob sich nicht von hinten jemand an ihn heranschleicht. Diese nun zusätzlich von dem karmischen Ausgleich davongetragenen Merkmale wie Verhaltensmuster, Ängste, Phobien, Allergien und Zwänge gehören dem Nachwirkungskarma an. All diese Muster und Verhaltensweisen könnten ja auch jene Seelen, die er als Täter erstach, im Nachhinein entwickelt haben. Somit wären diese ebenfalls im Täterleben begründet. Doch wie ich meine, sind die meisten karmischen Nachwirkungen individuell geprägt und haben jede für sich sicherlich eine besondere Bedeutung, die wiederum mit noch anderen früheren Leben verbunden sein könnte.

Wählen wir zur Veranschaulichung noch ein Beispiel aus den oben beschriebenen Fällen. Angelika (Fall 2) hatte als Täter in seiner Eigenschaft als seefahrender russischer Händler Mädchen vergewaltigt. Im Opferleben als Frau ist diese Seele mehrfach vergewaltigt worden. Aus diesen Vergewaltigungen resultiert im heutigen Leben der Heuschnupfen. Dieser ist nun eine Nachwirkung des Opferlebens und hat nur noch indirekt mit dem Täterleben zu tun. Die meisten Klienten, die zu uns Rückführungstherapeuten kommen, sind mit solchen – sie oft schwer belastenden – karmischen Nachwirkungen von Opferleben behaftet.

Solche Nachwirkungen karmischen Ausgleichsgeschehens können verschiedener Art sein: a.) körperlicher Art, also Geburtsmerkmale ohne Behinderung (denn mit einer solchen würde das Ausgleichskarma in Frage kommen), b.) psychischer Art, dazu gehören Angstträume und Zwänge, c.) emotionaler Art – zu diesen könnte man die meisten Ängste und unerklärlichen emotionalen Reaktionen rechnen, d.) eigenartige Verhaltensmuster, die dazu führen können, dass jemand ein Land ablehnt, weil er – ohne sich dessen bewusst zu sein – in einem früheren Leben dort grausamst umgekommen ist.

Aber zu diesen karmischen Nachwirkungen gehören neben Abgelehntem und Abneigungen selbstverständlich auch die Wirkungen positiv erlebter früherer Verursachungen. Diese haben also meist keine karmische Negativladung. Hierzu zählen die unerklärlichen Zuneigungen und Vorlieben. Diese können vererbt sein, sind meines Erachtens jedoch selbstgesäte Samen aus vorausgegangenen Leben. Zum Beispiel könnte in einer Seele durch die Beschäftigung mit Musik oder Technik in mehreren Leben ein entsprechendes Talent herangewachsen sein. Oder eine Liebe zu Tieren stammt aus einem oder mehreren früheren Leben, in denen man mit Tieren zu tun hatte und sie lieben lernte. 'Angeborene' Fähigkeiten wie Reiten, Segeln, Schwimmen usw. gehen ebenfalls auf ehemals schon erworbene Fähigkeiten zurück.

Meist setzt sich ein Leben aus zahlreichen positiven und negativen karmischen Nachwirkungen zusammen, sodass manch einer an einem Tag himmelhoch jauchzt und am anderen Tag zu Tode betrübt ist. Unsere

Leben bestehen aus einer Vielzahl von positiven und negativen Verursachungen aus früheren Leben, die zusammen ein Kaleidoskop von bunter Vielheit mit einigen schwarzen Steinchen darinnen ergeben. Wir sind die Summe aller früheren Erfahrungen, die sich immer wieder präsentieren können. Diese karmischen Nachwirkungen können durch einen Auslöser auf einmal zur Wirkung kommen. Alles, was existiert, beruht auf Schwingungen. Sind die Schwingungen positiver oder negativer Ereignisse aus einem früheren Leben einmal im Emotionalkörper registriert und gespeichert, können diese aktiviert werden, wenn a.) eine gleiche Schwingung vorhanden ist, die zur Resonanz auffordert (z. B. kann eine plötzliche Panik aufflammen, wenn das eigene Kind auf einmal zu einem geländerlosen Abhang geht), wenn b.) ein Ähnlichkeitseffekt vorliegt (z. B. die Ablehnung einer Person, die so ähnlich aussieht oder eine ähnliche Ausstrahlung hat wie jemand, den wir in unserem Unterbewusstsein aus früherem Leben als unangenehm registriert haben) und wenn c.) eine schwingungsbedingte Assoziierung der Auslöser ist für das Hervortreten einer bisher vielleicht ruhenden karmischen Nachwirkung. Wir erinnern uns vielleicht, dass bei den Hämorrhoiden die Milch als Erinnerungsträger für das Anschwellen der Analvenen verantwortlich war (Fall 24) oder dass in der Schwitzhütte (Fall 11) Ulli auf einmal eine Panik bekam, die von den Schwingungen der Steine, aber auch von der gedrängten Enge und Dunkelheit in ihm ausgelöst wurde, weil gleichartige Schwingungen, die in seinem Emotionalkörper gespeichert waren, plötzlich in Resonanz gerieten und so diese Panik erzeugten.

Zu diesem Nachwirkungskarma wäre auch all das zu zählen, was die Inder unter *Samskaras* verstehen. Dies sind Einprägungen oder „Narben und Eigenheiten", die „geschaffen, gepflegt und geformt" worden sind, wie sich der Indologe Heinrich Zimmer ausdrücken würde. All das, was ich an Charakterzügen, an Vorlieben oder Abneigungen mitbringe, auch meine Ängste und Interessen, meine Fertigkeiten, muss irgendwann einmal verursacht worden sein. Es stammt gewöhnlich aus früheren Leben oder auch – wie wir noch sehen werden – aus dem im Jenseits Erlernten.

4. Das **Aufopferungs-Karma** ist ein nichtpersönliches Karma. Das heißt, eine Seele kann sich anderen Seelen bei einer ihrer Reinkarnationen zur Verfügung stellen, um ihnen etwas zu vermitteln oder zu ermöglichen, dass diese durch ihr Dasein etwas lernen. Konkreter gesagt: Hat ein Elternpaar in einem früheren Leben ein Kind verhungern lassen oder vernachlässigt, es ausgesetzt oder in unfürsorgliche Hände gegeben, worunter das Kind dann furchtbar zu leiden hatte, dann mag es sein, dass dieselbe Seele, die früher das verstoßene Kind war (oder auch eine andere Seele), sich zur Verfügung stellt, um erneut als Kind dieser wiederum als Ehepaar reinkarnierten Seelen geboren zu werden – jedoch als mongoloides oder stark behindertes Kind, damit die Seelen dieser Eltern es schätzen lernen, Kinder zu haben. Dann trägt dieses Kind oft kein eigenes Karma. Natürlich gibt es auch den kombinierten Fall, dass ein Kind auch noch aus eigenen karmischen Gründen mit eben solch einer Behinderung oder körperlichen oder geistigen Disharmonie zur Welt kommt. Auch kann sich eine Seele als Kind inkarnieren, das durch Krankheit oder Unfall ein frühzeitiges Lebensende findet. Und zwar muss es nicht unbedingt aus eigenen karmischen Gründen so früh zu sterben haben, sondern womöglich allein deswegen, um in den Eltern etwas zu bewirken (die ja damit einen karmischen Ausgleich erfahren) oder um durch seinen frühen Tod die leidvergrämten Eltern auf die Suche nach einer Antwort zu schicken, warum ihnen 'Gott' so früh ihr geliebtes Kind wegnahm. Ich habe es etliche Male erlebt, dass solche Eltern sich dann auf die spirituelle Suche begaben, um herauszufinden, warum dieses schlimme Ereignis gerade sie treffen musste und warum solch ein unschuldiges Kind, das noch das ganze Erdenleben vor sich gehabt hätte, so plötzlich sterben musste. Und tatsächlich haben sie dann durch diese Suche den Weg zu inneren spirituellen Wahrheiten gefunden, die ihnen Erkenntnis brachten und dadurch Trost spendeten. All diese Ereignisse waren, wie wir noch sehen werden, vorher im Zwischenleben geplant und abgesprochen worden, um ein bestimmtes Lernprogramm zu absolvieren.

5. Das **Beziehungskarma**: Wie die Bezeichnung schon besagt, bezieht sich dieses auf Beziehungen aller Art – Partnerschaften oder auch enge Freundschaften, nähere Bekanntschaften, Beziehungen zu Familienmitgliedern oder Personen, mit denen man beruflich näher zu tun hat, vielleicht dem Arbeitgeber oder Mitarbeiter, oder auch zu anderen, mit denen man lieber nichts zu tun hätte, die aber trotzdem unsere Wege kreuzen. So kommt es in eines jeden Leben zu vielen Begegnungen mit Menschen, mit denen man im Positiven oder Negativen zu tun bekommt, mit denen man an frühere Verbindungsfäden wieder anknüpft, um etwas positiv Begonnenes weiter zu weben oder auch um Unerledigtes wieder aufzunehmen oder gar zu beenden. Wir erinnern uns vielleicht noch an den Fall Mario (Fall 28), der in einem früheren Leben die Tochter eines Vaters war, der sie sexuell missbrauchte, woraufhin die Mutter sich erhängte, während die aus diesem inzestuösen Verhältnis entstandene Leibesfrucht abgetrieben wurde. Dieser damalige Vater ist im heutigen Leben Marios Partnerin, und das abgetriebene Kind ist ihr jetziger gemeinsamer Sohn. Mario und seine Partnerin sind also in ein heftiges Beziehungskarma verwickelt, und alte Verhaltensmuster steigen hoch und erschweren ihre Partnerschaft. Doch der Sohn bindet die beiden weiterhin aneinander. Denn es geht darum, dass sie in diesem Leben lernen, einander in wirklicher Liebe zu begegnen, wobei sich Mario als jene frühere Tochter unter anderem auch deshalb seiner Partnerin, dem früheren Vater, zur Verfügung stellt, damit dieser an ihr etwas wiedergutmachen kann und Mario lernt, dieser Seele zu vergeben. Aber in dieser Partnerschaft gibt es viele ineinander verwobene karmische Fäden, die noch zu entwirren sein werden.

Jede Partnerschaft ist eine Lerngemeinschaft. Da jede Inkarnation im Jenseits bestens vorbereitet wurde, um den bestmöglichen 'Ertrag‘ zu erzielen, ist jedwede Beziehung von Bedeutung, wenn auch von verschiedener Intensität.

Da der Begriff Karma vorwiegend negativ gebraucht wird – dass also etwas Unliebsames mit einem geschieht – wollen wir nochmals darauf hinweisen, dass Karma einfach das Gesetz von Ursache und Wirkung ist und dass es sich auch auf positive Auswirkungen aus früheren Leben bezieht. Jedoch liegt bei der Anwendung dieses Begriffes auch in diesem Buch der Schwerpunkt auf den negativen Auswirkungen, hat sich doch ein Rückführungstherapeut meistens mit solchen Klienten zu beschäftigen, die mit negativen karmischen Verstrickungen zu ihm kommen.

6. **Kollektives Karma**: Begriffe für ein Gemeinschaftskarma sind meines Wissens erst von Helena P. Blavatsky geprägt worden, danach besonders auch von Rudolf Steiner hervorgehoben und später ebenfalls von indischen und anderen Vertretern der Karmaphilosophie übernommen worden, obwohl der Buddhismus schon ähnliche indische Begriffe wie das Familienkarma gefunden hatte.[54] Zu diesen neugeprägten Begriffen gehören das Gruppenkarma, das Volkskarma, das Rassenkarma, das Nationalkarma. Die Namen weisen schon auf ihre Bedeutung hin. Diese Bezeichnungen wollen verdeutlichen, dass mehrere bis hin zu Millionen von Menschen sich zu einer gemeinsamen erneuten Inkarnation zusammengefunden haben, um etwas auszugleichen, was sie in einem früheren Leben gemeinschaftlich falsch ausgeführt hatten.

Um einige Beispiele zu geben: Bei einem tragischen Zugunglück treffen sich all diejenigen 'zufällig' im selben Zug wieder und finden dabei den Tod oder erleiden Verstümmelungen, die in einem früheren Leben in einem anderen Land Züge zum Entgleisen brachten, wobei viele Menschen den Tod fanden. Oder: Ein Volk muss deswegen an einer Dürrekatastrophe sterben oder durch Krieg umkommen, weil die darin inkarnierten Seelen auch im früheren Leben zum selben Volk oder zu einer zusammengehörigen Volksgemeinschaft gehörten, die ein oder mehrere andere Völker mit Krieg überzogen und ihnen alles wegnahmen, sodass die nicht durch Kriegseinfluss Umgekommenen nachträglich verhungern mussten. Ein drittes Beispiel übernehme ich von Edgar Cayce, der für die Bewusstseinsbildung hinsichtlich Reinkarnation und Karma in der westlichen Welt Enormes geleistet hat, wenn sein Wirken auch erst nach seinem irdischen Tod weithin bekannt wurde. Er selbst hatte in diesem Leben eine Schicksalsgemeinschaft wiedergetroffen, die zu Beginn des neunzehnten Jahrhunderts die Einnahme ihres Forts durch Indianer erleben musste, wobei nur wenigen die Flucht gelang. Aber die Stimmen, die durch diesen 'schlafenden Propheten' sprachen, erklärten auch, dass jene Spanier, die sich bei den Eroberungen Mexikos und Südamerikas mordend beteiligt hatten, als Wiedergeborene im Spanischen Bürgerkrieg der dreißiger Jahre des zwanzigsten Jahrhunderts den karmischen Ausgleich für ihre früheren Missetaten durch Tod zu erleiden hatten.[55]

Es gibt eine Fülle solcher Schicksalsgemeinschaften. Doch jeder Einzelne darin erlebt ganz individuell sein persönliches Karma. Keiner wird zu einem Gruppen- oder nationalen Schicksal gezwungen. Jeder muss im Jenseits vor Antritt einer erneuten Inkarnation einem solchen geplanten Vorgehen zugestimmt haben. Das nationale Schicksal bildet nur den Rahmen für ein ganz persönlich ausgerichtetes Karma. Doch können sich im Jenseits Interessengruppen bilden, die aus ganz bestimmten Gründen etwas zusammen durchleiden wollen – nämlich, um ihre karmischen Lasten (die sie womöglich aus vielen Leben vor sich herschieben) endlich dadurch abzulegen, dass sie in dieser erneuten gemeinsamen Reinkarnation ein Gleiches oder Ähnliches erleben, was sie anderen in früheren Leben angetan haben, wobei das Erleben in der Gemeinschaft eine gewisse Erleichterung bedeutet. Helena P. Blavatsky sieht eines jeden Karma im Zusammenhang mit vielen oder sogar sehr vielen Menschen, indem sie sagt: „Jedes persönliche Vergehen des Sterblichen ist ... ein zweischneidiges Schwert in der Hand des Karma: eine Schneide für den Missetäter, die andere für die Familie, die Nation, manchmal sogar für die Rasse, die ihn hervorbrachte."[56]

7. Das **Wiedergutmachungskarma** ist sehr weit verbreitet und findet sich in der Regel bei solchen Menschen, die ein unbewusstes Schuldgefühl mit sich herumtragen. Dieses rührt, ihnen unbewusst, von einem Täterleben her, in dem sie anderen etwas Schreckliches zugefügt haben. Diese Vergehen versuchen sie nun in diesem Leben durch Dienst am Nächsten wieder auszugleichen. So können Ärzte frühere Offiziere gewesen sein, die ihre Soldaten an die Front und somit in den sicheren

Tod schickten oder in irgendeiner anderen Weise anderen das Leben nahmen. All jene, bei denen sich ein so genanntes Helfersyndrom feststellen lässt – wie vor allem viele Krankenschwestern, Sozialarbeiter, Fürsorger und auch einige Politiker –, handeln sehr oft aus jenen selbstverordneten Wiedergutmachungsgründen heraus. Dies kann sich wie ein Zwang auswirken. Manche tun für jeden anderen alles Erdenkliche, vernachlässigen sich aber dabei selbst, weil sie einem Selbstbestrafungskarma aufsitzen.

Monika (Fall 16) war in einem Täterleben ein römischer Soldat, der viele Menschen auf grausamste Weise umbrachte. Und sie hatte auch noch andere Täterleben geführt. In den Ausgleichsleben musste sie schwere Kopfverletzungen und Rückenschäden erleben, wobei beides auch im heutigen Leben noch zu heftigen Kopf- und Rückenschmerzen führte. Noch bevor sie sich in der Rückführungstherapie für immer von diesen quälenden Störungen befreite, hatte sie schon den Beruf der Heilpraktikerin erlernt und sich darauf spezialisiert, Patienten mit Kopf- und Rückenschmerzen zu heilen. Sie ist ein typischer Fall eines Menschen mit einem Helfersyndrom, dem zu helfen mehr bedeutet, als Hilfe von anderen anzunehmen. Und wie wir daraus ersehen können, wenden sich jene, die dem Helfersyndrom verpflichtet sind, oft gerade solchen Betätigungen bzw. Bereichen zu, in welchen sie im Täterleben Unheil gestiftet hatten.

8. **Selbstbestrafungskarma:** Dieses ist, wie wir gerade gesehen haben, oft an ein Helfersyndrom geknüpft. Man will sich aus einem unbewussten Schuldgefühl heraus für in Täterleben Begangenes bestrafen. Hatte z. B. jemand in einem Täterleben als Henker mehrere Menschen erwürgt oder enthauptet, mag er in Opferleben selbst den Kopf abgeschlagen bekommen haben und irgendwann auch noch erwürgt worden sein, woraus im heutigen Leben ständiges Halsweh resultiert. Auch lässt er sich von niemandem am Hals berühren. Doch zusätzlich will er sich für seine damaligen Missetaten auch noch bestrafen. Vielleicht wird er sich selbst gegenüber geizig, indem er sich nichts leistet, oder er legt

Fastenzeiten ein, wird möglicherweise ein Büßender, der sich als unbewusst Schuldiger zu einem Mönchsleben hingezogen fühlt. Er mag sich keinen Urlaub, keinen neuen Anzug oder kein neues Auto gönnen. Zudem könnte er noch ein Helfersyndrom haben und allen Nachbarn bereitwilligst helfen. Er mag sich auch Situationen aussuchen, wo er ins Gefängnis kommt, um die Bestrafung als solche voll zu erleben. Er mag aber auch anderen Geld leihen, ohne es wiederzubekommen, und sich dann sagen: „Das geschieht mir ganz recht so." Er mag das Leiden eventuell anziehen wollen. Er hat sich darum für dieses Leben zusätzlich noch eine Behinderung ausgesucht, obwohl sie vielleicht aus karmischen (Ausgleichs-) Gründen gar nicht mehr notwendig gewesen wäre. Und passiert ihm ein Unglück, so mag er sagen: „Hab' ich ja gleich gewusst. Mir musste das ja passieren."

Menschen, die ein Selbstbestrafungskarma mit sich herumtragen, suchen sich auch gerne Partnerschaften aus, in denen sie zu leiden haben. Eine Frau mag aus diesen Gründen einen Mann heiraten, der Alkoholiker ist und sie im Rausch schlägt. Und obwohl sie schon vor der Heirat seine Unarten kannte, wollte sie ihn trotzdem ehelichen, da sie ja von ihm die unbewusst geforderte Bestrafung erhielt, die sie durch provozierendes Verhalten vielleicht sogar noch herausforderte. Und natürlich gehören zur Kategorie der Selbstbestrafer auch sämtliche Masochisten. Menschen, die mit diesen in Berührung kommen, schütteln nur den Kopf und können das eigenartige Verhalten dieser Individuen nicht verstehen. Doch wenn sie die Hintergründe – um deren Aufhellung ich mich bemühe – verstünden, könnten sie diesen Menschen mehr Verständnis und auch Liebe entgegenbringen, anstatt sie einfach als pervers oder abartig abzustempeln.

9. **Zurückweisungskarma:** Nun kommen wir nacheinander zu vier Karmaarten, die zwar indirekt mit dem Selbstbestrafungskarma zusammenhängen, doch von unterschiedlichen Programmierungen geprägt sind. Das Zurückweisungskarma hängt in erster Linie mit dem Opferleben zusammen, obwohl auch seine Wurzeln ins Täterleben reichen.

Beginnen wir also mit diesem: Ein Täter hat als Soldat mehrere Frauen vergewaltigt. In den Opferleben erlebt diese Seele nun den Ausgleich, und zwar derart, dass sie sich unbewusst mit dem Ausspruch programmiert: „Ich will nie wieder schön sein." Diese Programmierung, nach dem Trauma oder erst nach dem Ableben in den Emotionalkörper eingraviert, bewirkt nun, dass unserem freien Willen gemäß in einem nächsten Leben genau dies in Erfüllung geht. Sie wird eine hässliche Frau, hatte vielleicht schon als Kind ein unattraktives Aussehen wie z. B. einen schiefen Mund, bekommt als Mädchen weitere Schönheitsfehler, sodass vielleicht deshalb kein Mann um ihre Hand anhält. Aus derselben Ursache heraus kann eine Frau durch Dickleibigkeit Hässlichkeit erzeugen. Und es ist aus diesem Grunde kein Zufall, dass es mehr dickleibige Frauen als Männer gibt.

Man hält sich mit diesem Karma also andere 'vom Leibe', man will sie nicht an sich herankommen lassen in dem unbewussten Versuch, ein Wiedererleben jenes grauenhaften früheren Erlebnisses um jeden Preis zu vermeiden. Anders hingegen verhält es sich bei dem folgenden Selbstboykott-Karma.

10. **Selbstboykott-Karma:** Man boykottiert sich selbst, auf dass nicht noch einmal etwas passiert wie schon in dem oder den vorangegangenen Leben. Dies kann sowohl aus dem Opferleben als auch direkt aus dem Täterleben stammen.

Hatte eine Frau im früheren Leben bei einer äußerst schmerzhaften Geburt ihr Kind oder ihr eigenes Leben verloren, dann mag sie sich programmiert haben: „Ich will nie wieder ein Kind zur Welt bringen." Und in diesem Leben als Frau wiedergeboren, gelingt es ihr nicht, ein Kind zu bekommen. Entweder zieht sie sich von Männern zurück, oder ihre Physis blockiert die Möglichkeit der Empfängnis oder der Austragung eines Kindes. Doch ein Gleiches kann auch aufgrund eines Täterlebens geschehen. Sollte beispielsweise eine Seele ihr Kind gleich nach der Geburt erstickt haben, kann eine ähnliche Programmierung erfolgt sein, die sich im heutigen Leben in ähnlicher Weise als 'Mutterschaftsboykott' auswirkt. In meiner Veröffentlichung *Das große Handbuch der Reinkarnation – Heilung durch Rückführung* berichte ich von einem US-Soldaten, der, als er in den Kampf nach Vietnam geschickt wurde, plötzlich Diabetes bekam. Er konnte nicht mehr an die Front geschickt werden, vielmehr verschlimmerte sich seine Krankheit so sehr, dass er aus dem Militär entlassen werden musste. In einem Leben um 700 n. Chr. hatte er als Anführer eines Reiterheeres auf Befehl des Sultans ein störrisches Christenvolk, das die Wahrheit des Propheten Mohammed nicht annehmen wollte, mit Mann und Maus vertilgen müssen. Später überkam ihn die große Reue, und er programmierte sich mit den Worten: „Ich will nie wieder töten." Diese Programmierung wirkte als Boykottmechanismus, der verhinderte, dass er noch einmal in die Lage versetzt wurde, töten zu müssen. Ich habe Diabetes wie multiple Sklerose unter die *Karmischen Präventivkrankheiten* eingeordnet, da sie dazu dienen, die Betroffenen von etwas abzuhalten, das sie gemäß einer Programmierung nicht nochmals ausführen möchten.

Aber fügen wir noch zwei Beispiele aus unserem vorliegenden Buch an. Sie erinnern sich bestimmt noch an Willy (Fall 25), der unter Muskelschwund leidet. Er war ein russischer Kriegsheld des sechzehnten Jahrhunderts, auf dessen Mordkonto viele, viele Menschenleben gingen. Seine nachträgliche Programmierung war: „Ich will nie wieder töten." Diese Boykottierung wirkt sich im heutigen Leben als Muskelschwund aus, sodass er seit seiner Teenagerzeit an den Rollstuhl gefesselt war und auch heute im Alter unfähig ist, seine Arme nach Belieben zu bewegen. Um ja nicht mehr töten zu müssen, obwohl in diesem Leben keine Veranlassung zu solch einem Tun vorliegt, wirkt sich diese Programmierung dennoch als Selbstboykott aus.

Der andere Fall von Selbstboykott (Fall 15) bezieht sich auf eine Messerphobie. Die heutige Viviane war in einem Wikingerleben ein Übeltäter größeren Kalibers. Damit so etwas durch ihre Seele nie wieder geschieht, hatte sie sich eine Programmierung gegeben, die da hieß: „Ich will nie wieder angreifen." Diese Programmierung setzte sich in ihrem heutigen Leben um, indem sie ständig ihre Nägel bekaute, um sie kurz zu halten.

11. **Falsche-Furcht-Karma** *(False-Fear Karma)*: Der englische Ausdruck *(False-Fear Karma)* für diese und die nächste Karmaart stammt von Dick Sutphen[57], von dem ich mich unter anderem zum Reinkarnationstherapeuten ausbilden ließ. Und er führt auch Beispiele für dieses Karma an. Ein Mann arbeitet unermüdlich, damit es seiner Familie an nichts mangelt. Ja, er macht auch noch Überstunden. Er ist so ein richtiger *workaholic*. In einer Rückführung stellt sich heraus, dass er in einem früheren Leben seine ganze Familie durch Hunger verlor, da er keine Arbeit bekam, und schließlich selbst verhungerte. Vorher erlebte er, wie er sein letztes Kind eigenhändig begräbt. Seine Programmierung muss gewesen sein: „Ich will nie wieder meine Familie verhungern lassen.“ Diese Furcht hat sich tief in seinem Unterbewusstsein niedergelassen und wirkt sich heute in dem Zwang aus, überdurchschnittlich viel zu arbeiten.

12. **Falsche-Schuld-Karma**: *(False-Guilt Karma)* Ähnlich wie mit dem Falsche-Furcht-Karma verhält es sich mit dem Falsche-Schuld-Karma. Ein Mann, wie Dick Sutphen ausführt, hat ein durch Polio behindertes rechtes Bein, das ihn davon abhält, Auto zu fahren. Wie sich während einer Rückführung herausstellt, war er an einem Autounfall beteiligt, bei dem ein Kind den Tod fand. Obwohl er selbst eigentlich schuldlos war, nahm er doch die ganze Schuld auf sich. Seine Programmierung „Ich will nie wieder ein Kind überfahren“ wurde in diesem Leben umgesetzt durch eine einseitige Polioerkrankung seines das Gaspedal bedienenden rechten Beines. Eine solche falsche Furcht bzw. falsche Schuld lässt sich während einer Rückführungstherapie sehr schnell beheben, muss man den betreffenden Klienten doch nur zur Ursache seiner Programmierungen führen, um diese dann aufzulösen und ihn damit umgehend von diesen Komplexen aus früheren Leben zu befreien.

13. **Symbolisches Karma:** Diesen Ausdruck hat meines Wissens Edgar Cayce zuerst kreiert. War jemand in einem früheren Leben sehr eingebildet und überheblich, mag er als karmischen Ausgleich nun einen Buckel haben, um Bescheidenheit zu leben. Sein heutiger Buckel ist nun ein symbolisches Karma aus einem früheren Leben. Solch ein Karma hat diese Person natürlich im Jenseits selbst über sich verhängt. Denn alles, was wir in einem Leben erleben, haben wir in den Grundzügen aufgrund unseres freien Willens selbst erkoren. Ein anderes Beispiel: Jemand, der sich in einem früheren Leben den Bitten von Notleidenden und Bedürftigen gegenüber taub stellte, mag dafür im heutigen Leben als Gehörloser geboren werden. Wir könnten unter diesem Karma auch das symbolische Nägelkauen von Viviane (Fall 15), wie soeben beschrieben, anführen, denn es ist sowohl ein Selbstboykott als auch ein symbolisches Geschehen.

Vera (Fall 18) leidet im heutigen Leben unter Schmerzen, die vom Trigeminusnerv ausgehen. In einem früheren Leben war sie als Zuhälter sehr aggressiv gewesen, weshalb sie in einem Opferleben mit Stöcken auf die rechte Wangenseite geschlagen wurde. Dies ist die Ursache für ihr heutiges Leiden. Doch ihr Höheres Selbst sagte ihr, dass momentan noch keine vollständige Heilung herbeigeführt werden könne, müsse sie doch erst noch ihre Überheblichkeit ablegen. So gesehen ist ihr Trigeminusschmerz ein symbolisches Karma für ihre Überheblichkeit, die sie aus früheren Leben mit in das heutige gebracht hat.

14. **Organismus-Karma** *(Organismic Karma)*: Dieser Begriff wurde ebenfalls von Edgar Cayce geprägt. Das 'Organismus-Karma' drückt aus, dass körperliche Eigenarten sich in einem Folgeleben in ihr Gegenteil verwandeln können. So könnte jemand, der sich in einem früheren Leben programmiert hat, nie mehr Hunger leiden zu müssen, in einem heutigen Leben fettleibig sein. Und häufig kommen Menschen in meine Praxis, die an Adipositas leiden wie Fall 26, weil sie in einem früheren Leben verhungert sind und die Programmierung „Ich will nie wieder Hunger leiden" sich dann in einem oder mehreren Folgeleben in

Körperfülle umsetzt. Wenn nun die Ursache für diese Programmierung an ihrem Ursprung aufgedeckt worden ist, kann sie aufgehoben werden, womit die Leibesfülle allmählich weicht. Doch darüber habe ich in meinem Werk *Das Große Handbuch der Reinkarnation* ausführlich berichtet.

15. **Neues Karma** *(Agami-Karma oder Kriyaman-Karma)*: Hierbei handelt es sich um jegliche Neuaufladung von Karma, sowohl im Guten als auch im Schlechten. Will man also ins nächste Leben ein gutes Karma mit hinüberbringen, dann halte man sich an die Ratschläge, die weiter unten im Kapitel *Wann und wie kann man Karma beenden?* gegeben werden.

16. **Sofort-Karma** *(Instant-Karma)*: Diese Form von Karma bezieht sich auf jenes Karma, das ich in diesem Leben verursache und dessen Wirkung mich noch im selben Leben trifft. Stehle ich jemandem in diesem Leben etwas und wird mir noch im selben Leben etwas gestohlen, dann handelt es sich um Sofortkarma. Und vielen Menschen ist ein solches im gegenwärtigen Leben schon häufiger begegnet. Freut man sich, wenn jemand in einem Unfall zu Schaden kommt, kann man selbst im selben Leben in einen solchen verstrickt werden. Der Bumerang fliegt also prompt zurück.

Der große chinesische Meister Yuen Liao Fan hat im sechzehnten Jahrhundert ein moralisches Büchlein mit dem Titel *Vier Essays über Karma* verfasst, in welchem er aufzeigt, wie sich das Karma noch im selben Leben durch ein Ausgleichsgeschehen in die Tat umsetzt. Er geht so weit zu behaupten, dass solche Familien, die viele Kinder haben, diesen Kinderreichtum durch gute Taten erworben haben müssen. Das, was uns in diesem Leben negativ erscheint, haben wir selbst verursacht und können wir durch Selbsterkenntnis noch verändern. „Wer erkennt, dass das Leben eines jeden Einzelnen von seinem Inneren her bestimmt wird, der ist weise.“[58] Doch Yuen Liao weist die Herbeiführung des Ausgleichs von üblem Sprechen und Handeln den Geistern zu, die genau erkennen können, was einer denkt, sagt und tut, und somit den gerechten karmischen Ausgleich – möglichst noch im gegenwärtigen Leben – herbeiführen. Und deshalb warnt er auch die Leser: „Begeht nichts Übles. Denn einen Meter über eurem Kopf wachen die göttlichen Wesen." Der einzige Weg, Unglück zu vermeiden, besteht darin, dass man sein Herz und sein Denken rein hält.[59]

Doch möchte ich dazu Folgendes kommentieren: Ein Sofortkarma kann nur dann von höherer Seite inszeniert werden, wenn es nicht das übrige Konzept, das man sich vor der Inkarnation zurechtgelegt hat, beeinträchtigt. Meist passt es eben nicht mehr hinein, da das Leben schon bis oben hin mit anderen Lernaufgaben angefüllt ist. Dies ist der eine Grund, warum der karmische Ausgleich, ich würde sagen, zu fünfundneunzig Prozent für das nächste oder für eines der nächsten Leben aufgehoben wird. Der andere Grund besteht darin, dass die Seele, die sich in einem Leben karmisch etwas aufgeladen hat, ja erst ihren Fehler einzusehen hat, was gewöhnlich erst im Jenseits aus der gehörigen Distanz heraus geschehen kann. Denn sonst wäre der Lerneffekt eventuell gleich Null oder nicht nachhaltig genug. Doch der wichtigste Grund dafür, dass ein Sofortkarma meist nicht in Frage kommt, besteht darin, dass ja die Seele selbst entscheiden soll, wann, wo und wie dieser Ausgleich an ihr vollzogen werden soll. Doch sofern es von einer Seele noch vor ihrer Reinkarnation mit anderen – wie Yuen Liao sich ausdrückt – ‚göttlichen Wesen' so abgemacht worden ist, dass sogleich ein ausgleichendes Geschehen zu inszenieren sei, wenn sie die und die Untaten begehen sollte, dann kann natürlich solch ein Sofortkarma in Kraft treten. Doch beziehen sich diese vorerst verschobenen Karmas ganz überwiegend auf Kardinalvergehen, sofern sie nicht schon durch den Arm des irdischen Gesetzes ausgeglichen oder teilweise ausgeglichen werden können.

Es gibt heute viele Seminarleiter, die in ihren Büchern oder Seminaren davon sprechen, wie gegenwärtige negative Gedanken, Aussagen und Taten sich im selben Leben abträglich auf uns auswirken. Wenn wir diesen Mechanismus durchschaut haben, können wir viel für die

Aufbesserung unserer Lebensqualität tun, indem wir die Betrachtungsweise über die Dinge und Menschen und über uns selbst verändern.[60] Denn wir sind Schöpfer unserer Gedanken. Also mögen wir lernen, mit diesen so umzugehen, dass wir uns ein Leben gestalten, in welchem wir uns wohlfühlen, auch wenn sich darin noch alte karmische Verwicklungen und Muster auswirken mögen. Denn auch im Kleinen gilt der Satz von Ursache und Wirkung: Alles, was ich aussende, kommt zu mir zurück.

17. **Vorratskarma** *(Sanchit-Karma)*: Alles, was noch im Logbuch des Lebens aufgezeichnet ist und in diesem Leben nicht zum Tragen kommt, gehört zum Vorratskarma. Aber auch all das ist dazuzuzählen, was wir in diesem Leben bisher begründet haben, ganz egal, in welchem Leben wir es, so es negativ ist, ausgleichen werden. Manches schlummert seit vielen Jahrhunderten in diesem Vorrat und ist bisher noch nicht wirksam geworden, da wir es noch nicht in zu erlebende und ausgleichende Lebenskonzeptionen mit eingeplant haben. Aber, wie schon gesagt, *alles*, was darin noch auf der Minusseite verzeichnet ist, muss noch ausgeglichen werden, es sei denn .... nun, darüber werden wir später sprechen. Doch auf der Habenseite dieses Kontos mögen sich bereits treffliche Bonuspunkte angesammelt haben, die natürlich auch irgendwann in einem Erdenleben zum Tragen kommen werden. „Die Fähigkeiten und Erkenntnisse, die du dir über eine Anzahl von Leben aneignest, bleiben dir für immer. Sie mögen sehr versteckt in dir verborgen liegen. Doch sie warten auf ihre Zeit – die Zeit, zu der es angebracht sein wird, sie in deine Gegenwart zu holen.“[61] Dick Sutphen spricht in diesem Zusammenhang direkt von *Developed Ability and Awareness Karma* (Karma der Fähigkeiten- und Bewusstseinsentwicklung).

18. **Jenseits-Karma:** Hierunter verstehe ich all das, was wir nach unserem Tod aufgrund unseres Tuns auf Erden ernten. Und zwar im Guten wie im Unguten. Denn was wir im Leben gesät haben, ernten wir in einer vorläufigen Ernte im Jenseits. Wie wir noch sehen werden, werden irdische Übeltäter nach dem Hinübergelangen in das Zwischenleben

erst einmal in dunkle Räume oder Gegenden geführt, die symbolisch ihrem Inneren entsprechen, während jene, die ein Leben in Nächstenliebe geführt haben, in die Herrlichkeiten des Jenseits eingeführt werden – vor allem jene, die es nun endlich geschafft haben, ihren Lauf durch die vielen Erdenleben zu beenden. Auch hier kommt das Gesetz von Ursache und Wirkung voll zum Tragen bzw. zur Anwendung. Das Christentum und auch der Islam haben ihre Vorstellungen von Karma (auch wenn sie diesen Begriff nicht benutzen) auf die ausgleichende Gerechtigkeit des Jenseits begrenzt, wo ihre Gläubigen ihren guten oder schlechten Taten entsprechend be- oder auch abgeurteilt werden – wobei im Christentum einigen der Abgeurteilten noch eine Chance zum nachträglichen Ausgleichen im Jenseits verbleibt.

19. **Erdgebundenes Karma:** Viele Seelen binden sich während ihres Erdenlebens so sehr an ihren Besitz oder an Dinge und Personen, dass sie nach dem irdischen Tod nicht davon lassen können und weiterhin, wenn auch den irdischen Augen unsichtbar, bei diesem beziehungsweise diesen verharren. Solcherlei Seelen können sich dann unter gewissen Bedingungen den Irdischen als Spukgestalten bemerkbar machen. Auch hier gelten das Gesetz des freien Willens und das Gesetz von Ursache und Wirkung. Doch irgendwann einmal werden auch diese erdgebundenen Seelen sich von allem Irdischen – zumindest vorerst – lösen, um dann ebenfalls in das Zwischenleben geführt zu werden. Diese Seelen können gegebenenfalls in die Aura oder sogar in den Körper eines Menschen eindringen und diesen manipulieren oder dessen Willen gänzlich mit ihrem eigenen Willen überlagern. Diese Unsichtbaren sind im Wesentlichen nicht unbedingt negativ ausgerichtet und wünschen dem Gastgeber, in dem sie sich niedergelassen haben, oftmals nur Gutes. Viele derart besessene Menschen geraten jedoch in Ängste oder gar in Panik und werden dann in psychiatrische Kliniken eingewiesen. Doch ich glaube, dass kein Mensch zufällig besessen wird. Denn wie wir wissen, gibt es keine Zufälle. Auch hierin muss Gesetz und Ordnung walten. Vielleicht ist es so, dass jene, die von einem oder gleich mehreren unsichtbaren Erdgebundenen belagert oder bewohnt werden, vormals selbst

einmal solche unsichtbaren Belagerer oder Bewohner waren, die nun aus karmischen Gründen ein Gleiches oder Ähnliches erleben müssen, um zu erfahren, wieviel Angst und Not sie bei derart Um- oder Besessenen anrichteten. Wir hätten demzufolge eine neue Karmagattung festzulegen, die als zwanzigste Karmaart *Besetzungskarma* genannt werden könnte.

20. **Besetzungskarma**: Dieses wurde schon im vorhergehenden Abschnitt mit beschrieben. Menschen werden aus karmischen Gründen von erdgebundenen Wesen um- oder besessen. Sie verlieren dadurch mitunter die Kontrolle über ihr Leben und haben dann nur noch bedingt oder in Schüben freien Willen in ihrem Denken, Sprechen und Handeln (wenn überhaupt). Es kommt auch vor, dass Menschen nur vorübergehend einmal oder einige Male solch einen Mitbewohner haben, der sie jedoch dann zu Taten veranlassen kann, die nicht ihren eigenen Wünschen entsprechen. So können solche Unsichtbaren ihrem Gastgeber gerade im Alkoholrausch höchste Unannehmlichkeiten bereiten, indem dieser zu Taten angespornt wird, die er im nüchternen Zustand energisch von sich weisen würde. Doch hierzu gibt es einschlägige Literatur.[62]

21. **Korrektur-Karma**: Diese Art karmischer Maßnahme wurde von der Seele selbst schon im Jenseits so geplant und besagt Folgendes: „Wenn ich wieder die alten Fehler aus einem früheren Leben begehen oder gegen die Lebensplanung, die ich mir vorgenommen habe, verstoßen sollte, möchte ich entweder, dass eine bestimmte Maßnahme stattfindet – vielleicht ein Unfall, eine Krankheit –, die mich daran gemahnen soll, dass ich etwas falsch gemacht habe, oder dass etwas Einschneidendes wie beim Selbstboykott-Karma passiert, das mich davon abhält, meine Schritte in eine falsche Richtung zu lenken." So hatte ich einmal eine MS-Patientin als Klientin, die, wie ihr das Höhere Selbst erklärte, allein aus dem Grund Multiple Sklerose bekommen hatte, weil sie wieder genau das gleiche hochfahrende Wesen an den Tag gelegt hatte wie im vorausgegangenen Leben. Viele dieser Korrektur-Karmas schlagen sich in Präventivkrankheiten nieder.

Eine Korrektur kann auch in anderer Form eintreten. Wenn ich mich beispielsweise als Engländer eigentlich dazu entschlossen habe, mein ganzes Leben – von Ferienausflügen abgesehen – auf Heimatboden zu verbringen, doch mit einem Mal nach Australien auswandern möchte und sogar Arbeitserlaubnis und Flugticket schon bereitliegen habe, kann mich aus heiterem Himmel eine Krankheit befallen oder sich ein Unfall ereignen, der mich für immer davon abhält, meinen Auswanderungswunsch zu erfüllen. Oder ein Mann, der im Jenseits mit einer Seele verabredet hat, auf Erden ihr Ehemann zu werden, ist – einmal inkarniert – von einer anderen Frau dermaßen fasziniert, dass er diese sofort zu heiraten bereit ist. Doch diese Verlobte verliebt sich überraschend kurz vor der Hochzeit in einen anderen und kündigt den geplanten Ehebund auf. Oder eine Seele hat im Jenseits beschlossen, im nächsten Erdenleben Krankenschwester zu werden, um in Demut und Hingebung diesem Beruf nachzugehen. Doch als Inkarnierte entschließt sie sich dann, um dem Vater zu imponieren und höheres Ansehen zu genießen, Ärztin zu werden. Aber bei ihren Prüfungen fällt sie trotz allen Fleißes und Könnens immer wieder durch, sodass sie schließlich doch jenen Beruf ergreift, den sie sich schon im Jenseits ausgesucht hatte. Die im irdischen Leben beabsichtigte Abweichung von dem geplanten Beruf wurde also korrigiert, was bei ihr bei jeder nicht bestandenen Prüfung schwerstes Leid mit viel Tränen, Selbstzweifeln und Depressionen verursachte. Und viele Seelen, die sich im Jenseits entschieden hatten, ein im Wesentlichen spirituell ausgerichtetes nächstes Erdenleben zu führen, aber dann doch wieder dem Allzu-Weltlichen verfielen, haben in ihrem Leben zahlreiche Korrekturmaßnahmen im körperlichen und seelischen Bereich durchleiden müssen, bis sie dann doch auf den von ihnen selbst (wenn ihnen heute auch unbewusst) geplanten Pfad der spirituellen Ausrichtung gelangten.

Entweder haben wir im Jenseits solche Abweichungskorrekturen schon in allen Einzelheiten mit eingeplant oder wir haben unsere Karmaarrangierer gebeten, uns, falls wir von unserem Plan abweichen oder gegen diesen handeln sollten, nötigenfalls mit aller Rigorosität wieder auf den geplanten Kurs zu lenken. Diese Art von Karma hat also nicht unbedingt etwas mit früheren Leben zu tun und steht dem folgenden karmalosen Karma näher.

22. **Karmaloses Karma**: Diese Bezeichnung mag zunächst verwirrend, weil widersprüchlich erscheinen. Aber sie ist in sich ganz logisch. Karmaloses Karma ergibt sich aus der Tatsache, dass vieles in einem Leben passiert, was nicht karmischen Ursprungs ist und trotzdem eine große Wirkung auf uns hat. Und diese Wirkung ist ebenfalls verursacht, beruht jedoch nicht auf karmischen Gründen. Wie fast alles Karma ist auch diese Art von Karma im Jenseits vor dem Neuantritt einer Inkarnation entstanden. Dort könnte ich mich bei der Planung meines nächsten Lebens aus eigener Erwägung oder auf einen Hinweis hin dazu entschließen, mir einmal ein Leben auszuwählen, in dem es mir trotz Bemühen nicht gelingen soll, einen Partner zu haben. Denn ich sehe von selbst ein, dass ich meine letzten Partnerschaften als solche nie richtig zu würdigen wusste. Ich hatte sie als angenehme oder unangenehme Selbstverständlichkeiten hingenommen, ohne die Partnerschaften eigentlich richtig wertzuschätzen. Durch diesen selbstauferlegten Mangel an einer Partnerschaft möchte ich den Wert einer solchen endlich einmal kennen lernen. Denn es liegt auch keine Programmierung („Ich will nie wieder einen Partner haben.“) aus einem früheren Leben vor, der gemäß ich mir nun keinen Partner wünschen werde. Diese Entscheidung treffe ich allein aus der Erkenntnis heraus, dass solch ein Vorhaben ein weiterer richtiger Schritt wäre, um meine Liebesfähigkeit zu fördern. Denn in solch einem partnerlosen Erdenleben wird in mir die Sehnsucht nach einem Partner erweckt, weshalb ich dann in einem Folgeleben, in dem ich eine Partnerschaft haben werde, eine Wertschätzung derselben erreicht haben dürfte. Und sicher würde der mich (im Jenseits) Beratende mir beipflichten und mich vielleicht auch dafür loben, dass ich von allein zu dieser richtigen Entscheidung gelangt bin.

Somit kann ich meinen Plan mit vielen mich betreffenden Dingen füllen, für die ich mich nicht aus karmischen Erwägungen und meinem Karma-Buch entsprechend entschieden habe. So kann ich mir sogar ein schweres Erdenlos aufbürden, kann aus diesem Grund sogar blind sein wollen, weil ich noch nie diese Erfahrung gemacht habe, gab es doch nie einen karmischen Grund für ein Blindseinmüssen. Ich kann mich auch entscheiden, z. B. als das geistesgestörte Kind eines Menschen auf die Welt zu kommen, um diesem bei seiner spirituellen Entwicklung behilflich zu sein, doch nicht aus Aufopferungswillen im Verein mit karmischen Notwendigkeiten, sondern ganz freiwillig, ohne dafür irgendwie prädestiniert zu sein. So könnte sich auch Jesus zum Beispiel aus freien Stücken ein Leben zusammengestellt haben, um eine bestimmte Mission auf Erden zu erfüllen, ohne dass irgendwelche karmischen Notwendigkeiten für sich selbst damit verbunden gewesen wären. So gesehen war er, um solch eine Mission ergebnisreich durchzuführen, sogar bereit, sich dadurch einen grausamen Tod aufzubürden. Oder jemand nimmt sich vor, Schriftsteller zu werden und entschließt sich von vornherein, nie zu heiraten oder Kinder zu haben, damit er sein schriftstellerisches Werk ungestört vollbringen kann und nicht, um eine Familie zu ernähren, irgendwann einmal gezwungen ist, das zu schreiben, was ihm für deren Unterhalt das nötige Geld einbringt. Denn er möchte allein das schreiben, was ihm zufließen wird mit Hilfe derer, die er vorher im Jenseits getroffen hat und die sich mit Freuden dazu bereit fanden, von ihrer Seite aus mit ihm auf Erden ein gemeinsames schriftstellerisches Werk zu schaffen. Und zu diesem gemeinschaftlichen Unternehmen entschließt er sich, obwohl er von vornherein weiß, dass ihm sein Wirken nicht immer Wohlgefallen und finanzielle Erträge einbringen, sondern ihn sogar in karmalose Karmaprozesse verstricken wird, die aber wiederum notwendig sind, um auf seine schriftstellerische Mission aufmerksam zu machen.

All das und noch viel, viel mehr gehört mit zum karmalosen Karma. Und man müsste einmal bei dem einen oder anderen im Einzelnen im Alphazustand analysieren, was in seinem Leben alles an Ereignissen, Einstellungen und Verhaltensweisen auf negatives oder positives Karma zurückgeht und was sein Leben aufgrund karmalosen Karmas bestimmt oder ausfüllt. Es bleibt für die Karmaforschung noch unendlich viel zu entdecken. Wir stehen in der Karmaforschung nun an einem segensvollen neuen Anfang.

23. **Akarma:** Unsere Aufstellung der verschiedenen Karmaarten wäre nicht vollständig, wenn wir das Akarma (Nicht-Karma) außer Acht lassen würden. Dieses besagt, dass karmische Verschuldungen möglichst sofort, sobald sie geschehen sind, von dem Verschulder selbst wieder ausgeglichen bzw. wieder gutgemacht werden, sodass eine anstehende Auswirkung des Gesetzes von Karma sogleich wieder aufgehoben wird, es also gar nicht erst späterhin zur Anwendung kommen kann. Analog könnte man es folgendermaßen vergleichen: Wenn ich ein Wort falsch an die Tafel geschrieben habe und es gleich wieder auswische, dann ist es beinahe so, als ob es erst gar nicht falsch geschrieben worden wäre. Wenn ich also in Gedanken irgendjemandem etwas Unliebevolles zukommen lasse, mir dieses als solches sofort bewusst wird und ich ihm in Gedanken sofort wieder Liebe schicke und mich mental für meine unguten Gedanken entschuldige, dann wird dieser liebelose Gedanke wieder aufgehoben durch den liebevollen Gedanken. Gedanken sind jedoch als Ursache längst nicht so karmafördernd wie Worte. Wenn ich also zu jemandem sage: „Ich könnte dich erwürgen", „Ich wünschte, du würdest verunglücken" oder „Ich wünsche dir, dass deine Frau dir nie ein Kind gebiert", dann können sich für mich karmische Konsequenzen ergeben. Wenn ich mir also im Nachhinein meiner bösen Worte bewusst geworden bin, sollte ich zu dem Betreffenden hingehen oder ihm schreiben und sagen: „Ich möchte mich für meine Worte von damals entschuldigen. Ich war damals so erzürnt und habe mich von meinem Zorn auf dich hinreißen lassen, bitte vergib mir." Eine Reue oder Abbitte können aufgeladenes Karma wieder aufheben lassen, bevor dieses zur Anwendung gelangt. Dabei ist es nicht von Wichtigkeit, ob der andere diese Entschuldigung annimmt oder nicht.

Doch weit karmaträchtiger als Gedanken und Worte sind verübte Taten. Wenn ich aus Jähzorn jemandem ein Messer in den Arm steche, wird mir gemäß dem Kamagesetz ein Gleiches oder Ähnliches irgendwann zustoßen. So ich aber diese Tat bereue und mich bei dem anderen deswegen entschuldige, ja mich ihm gegenüber in manch liebevoller Weise hilfreich zeige, dann wird dieses Karmagesetz ungültig. Es ist aber müßig, jetzt einen ganzen Katalog von Fällen aufzuzeigen, was man nach einer liebelosen Tat zu tun habe, um diese wieder aufzuheben, entscheidet doch letztendlich wieder die Seele im Jenseits selbst, inwieweit ein karmischer Ausgleich zu erfolgen habe, damit man dergleichen nicht wieder begeht. Denn das Karmagesetz, wie wir wissen, dient doch (von der Erfahrung des Gegenteils einmal abgesehen) vor allem der seelischen Entwicklung hin zu immer größer werdender Liebe.

Akarma ist also das Rückgängigmachen einer ansonsten Karma bewirkenden Tat, bevor diese gemäß dem Karmagesetz auf einen selbst wieder als Wirkung zurückfällt. Je schneller man damit beginnt, desto vorteilhafter für einen selbst. Hat jemand aber eine sehr schwerwiegende Tat begangen, kommt aber erst nach langer Zeit zu Reue und ausgeübter oder versuchter Wiedergutmachung, so kann er eventuell einen Teil seiner Karmafracht wieder entladen.

Der tiefere Sinn von Karma in Bezug auf Krankheit und Leiden

Wohl einen jeden befällt irgendwann einmal eine Krankheit oder ein physisches Leiden. Wir werden dann plötzlich aus unserem Lebensschwung gerissen, müssen entweder das Bett hüten oder kommen gar ins Krankenhaus. Wir sind zu solchen Zeiten auf die Pflege durch andere angewiesen – die wiederum darauf angewiesen sind, dass sie helfen dürfen, weil sie aus karmischen Gründen unbedingt helfen wollen. Sie benötigen den Kranken aus Gründen des karmischen Ausgleichs. Dies wäre einer der Sinngehalte von Krankheit. Aber auch für alle anderen Menschen gilt, dass wir dem Hilfe- und Pflegebedürftigen Zuwendung und Liebe zukommen lassen. Nicht nur der Kranke ist von dem Kranksein betroffen, sondern auch der Gesunde, der ihm beizustehen hat. Seine Nächstenliebe ist gefordert. Er erhält durch den Kranken die Chance, die eigene Liebe wachsen zu lassen. Der Kranke gibt also dem Gesunden die Gelegenheit, sein Liebesvermögen zu erweitern, und erfüllt damit eine doppelte Mission, nämlich die, die den anderen betrifft, und diejenige, die ihn selbst angeht. Und hierin erkennen wir wieder ein von höherer Seite gewolltes Prinzip, dass alle Dinge wie auch persönlichen Beziehungen ineinander verwoben sind. Denn schließlich geht es auch beim Kranken um die Liebe zu sich selbst und zu den anderen. Die Krankheit gibt ihm die Chance, über sich und seine Krankheit nachzudenken, aber auch Geduld, Vertrauen, Zuversicht und vieles mehr zu üben. Er muss die Gelegenheit des Krankseins nützen, sie hinterfragen mit den Gedanken: „Warum bin ich krank? Wo fehlt es in mir und an mir in Wirklichkeit?“ Da keine Krankheit zufällig auftaucht, muss es dafür irgendeine tiefere Ursache geben, die über das hinausgeht, was die Mediziner feststellen. Krankheit ist aber auch ein Test. Hadere ich mit Gott, oder spüre ich, dass ich selbst der eigentliche Verursacher dieser Krankheit bin? Ein jeder ist selbst die Ursache für seine Krankheit, wie wir in der Rückführungstherapie zweifelsfrei festgestellt haben. Ein jeder beschließt auch vor seinem Reinkarnationsantritt, welche Krankheiten er aus karmischen Gründen benötigt, um zu sich selbst und seiner Liebe zu kommen. Denn dort hat er noch die volle Übersicht über das, was seine Seele benötigt, um zu wachsen. Auch von dieser Seite her ist jeder der Begründer seiner Krankheit und deren Verlauf.

Unsere Seele hat die Ursachen für Krankheit meistens in früheren Leben herbeigeführt. Niemand anderes ist dafür verantwortlich zu machen. Wir wählen die Krankheit, um dadurch Leid zu erfahren, und zwar Leid aus ur-karmischen und aus eigen-karmischen Gründen. Es geht also auch um die Erfahrung als solche. Und gleichzeitig ist diese mit unserem inneren Wachstum verbunden.

Keine Krankheit ist also zufällig. Selbst ein Bienenstich passiert nicht zufällig, so wie niemandem zufällig ein Ziegel auf den Kopf fällt. Alles unterliegt einer höheren Planung. Aus den vielen hier dargestellten Fällen haben wir eindeutig erkennen können, dass Krankheitssymptome auf die verschiedensten Ursachen in Opferleben (die wiederum Folge von Täterleben bilden) zurückzuführen sind. Sie sind Konsequenzen gemäß dem Karmagesetz. Eine Krankheit weist uns darauf hin, dass – in der Regel an der betreffenden Stelle – etwas aus früheren Leben aufgedeckt und erlöst sein möchte. Sie fordert uns geradezu auf, hinzuschauen und die eigentliche Ursache aufzudecken. Krankheiten sind Fingerzeige auf frühere Geschehen, die im Emotionalkörper noch nicht aufgelöst sind. Das frühere Geschehen kann natürlich auch im momentanen Leben stattgefunden haben. Doch zeigt sich nach meiner Schätzung bei Krankheitssymptomen in über neunzig Prozent der Fälle, dass Verursachungen in früheren Leben vorliegen. Und selbst falls die Ursache für ein schwerwiegendes Krankheitssymptom medizinisch eindeutig mit diesem Leben in Verbindung gebracht wird, hängt diese Ursache doch wiederum gewöhnlich mit Ursachen aus früheren Leben zusammen. So mag sich ein Kind im Kindergarten an Keuchhusten angesteckt und nun schwer darunter zu leiden haben. Jeder würde nun normalerweise sagen: „Was hat das mit früheren Leben zu tun? Eindeutig ist das Kind angesteckt worden, genau wie einige andere Kinder desselben Kindergartens." Doch hätte das betreffende Kind nicht die Disposition für eine Ansteckung, würde es sich auch nicht angesteckt haben. Und diese Disposition muss irgendwo entstanden sein, sonst wäre sie nicht vorhanden. Wenn also das Kind beispielsweise in einem früheren Leben an einer Rauchvergiftung gestorben ist, dann ist diese Disposition damit geschaffen worden. Auch hier ist wiederum das Karmagesetz am Wirken.

Manche sehen verschiedene Krankheiten als eindeutig erbliche Veranlagungen an, da ein Eltern- oder Großelternteil von der gleichen Störung betroffen war. Doch sollte jemand an Hämophilie (Bluterkrankheit) leiden und einer Familie angehören, in der diese Störung in den vergangenen Generationen wiederholt auftauchte, so heißt dies noch lange nicht, dass es sich hierbei nicht um eine karmisch bedingte Krankheit handeln könnte. Denn wenn jemand aus karmischen Gründen vor einer Neuinkarnation über sich verfügt, ebendiese Krankheit zu haben, um dadurch etwas Bestimmtes auszugleichen, dann wählt er die entsprechende Familie aus (oder lässt sich diese von Kundigen aussuchen), in der die nötigen Erbanlagen vorhanden sind. Also auch hier gilt das Gesetz, dass wir immer nur unser eigenes Erbe antreten, auch wenn es oberflächlich gesehen anders zu bewerten wäre. Man bräuchte nur einem Bluter in der Rückführung vorzuschlagen, sein Höheres Selbst um eine Erklärung zu bitten, warum er diese Krankheit hat. Und sogleich würden die karmischen Bezüge aufgedeckt einschließlich der Gründe, warum er diese Krankheit bei der betreffenden Familie erleben wollte. Die Medizin wird einst noch an den Universitäten das Lehrfach *Karmische Ätiologie (Lehre von den karmischen Ursachen)* einführen, um den wirklichen Ursachen von Krankheiten auf die Spur zu kommen. Aber es geht ja nicht allein um die Aufdeckung von Krankheitsursachen, so spannend die dabei gemachten Entdeckungen auch sein mögen, sondern in erster Linie um die Beseitigung eines Symptoms beziehungsweise die eigentliche Heilung einer Krankheit. Und hier wird man sich in vielen Fällen der Rückführungstherapie zu bedienen haben. Denn es geht um die Aufdeckung der Zusammenhänge, die Frage, wie es zu diesem Symptom kommen konnte.

Man wird somit die Ursachen in den Opferleben erkennen und auch in die Täterleben zu gehen haben, da die Erfahrung zeigen wird, dass nur dann schnelle Heilungen mit höherer Erfolgsquote zu erzielen sind, wenn auch Letztere aufgedeckt wurden, damit bei diesen Wurzeln allen Übels zuerst heilerisch angesetzt werden kann. Denn dort muss der Patient sich zuerst selbst vergeben können, bevor auch die Vergebung in den Opferleben durchgeführt wird. Heilung ist also ein Zurückgehen zu den Quellen der Ursachen und ein Erkennen ihrer Zusammenhänge. Heilung ist so gesehen ein Akt der Erkenntnis und der Vergebung mit dem Schwerpunkt, sich selbst zu vergeben. Denn haben wir die eigentlichen Zusammenhänge als Patient beziehungsweise als Klient erkannt und wird die Vergebung mit voller Inbrunst verbal ausgesprochen, dann ist die Harmonie wieder hergestellt und die Heilung darf als symbolische Harmoniebildung stattfinden. Krankheit ist ein nach Harmonie schreiender Ausdruck von karmisch verursachten Disharmonien. Und Liebe ist das Wahrzeichen von Harmonie. Edgar Cayce bezeichnet Krankheit als Ausdruck von Sünde. Und Sünde ist immer ein Verstoß gegen die Liebe. Demzufolge ist die Ursache aller Krankheit Lieblosigkeit, d. h. lieblose Handlungen (begangen in einem Täterleben), deren Ausgleich in einem Opferleben oder gar in mehreren eventuell schon erfolgte oder im momentanen Leben stattfindet, oder die Krankheit ist noch Nachwirkung aus einem Opferleben. Wie immer es sich verhalten mag, Krankheiten können durch Erkenntnis ihrer Verursachung und durch Vergebung in Liebe aufgelöst werden, wenn ... ja, wenn sie schon aufgelöst werden dürfen. Wir haben in einigen Fällen gesehen, dass das Höhere Selbst sagte, dass eine vollkommene Heilung noch nicht herbeigeführt werden könne, da das Karma sich entweder noch auszuwirken habe oder vorweg noch andere Voraussetzungen seitens des Klienten zu erfüllen seien (wie zum Beispiel im Fall 29 Anna noch Bescheidenheit lernen und im Fall 18 Vera noch ihre Überheblichkeit ablegen musste). Doch auf jeden Fall dürfe schon eine Besserung eintreten. Und diese geschieht ebenfalls aufgrund von Erkennen und Vergeben aus Liebe. Und Gerhard (im Fall 23) erkennt eindeutig, dass seine Psoriasis dazu diente, ihn zur Spiritualität zu führen. Denn diese Krankheit veranlasste ihn, nach den wahren Ursachen zu forschen, sich mit dem Thema Krankheit auseinander zu setzen, ja schließlich, weil er sich ja immer intensiver mit seiner Krankheit beschäftigte, seinen Beruf als Geologe aufzugeben und Heilpraktiker zu werden. Auf der Suche nach den Ursachen hat er schließlich den spirituellen Weg eingeschlagen und auf diese Weise den Weg zur Rückführungstherapie gefunden, in der ihm die wahren Ursachen seiner Psoriasis aufgedeckt wurden. Nun hilft er anderen als Rückführungstherapeut, die Ursachen ihrer Krankheiten aufzudecken, um sich von diesen durch Erkenntnis und Vergebung zu befreien.

Die Krankheit dient der Liebes- und Bewusstseinserweiterung und zielt auf ein Höheres Heil. Denn wer sich im tiefsten Inneren heilt, trägt mit dazu bei, das Heil dieser Welt zu mehren.

Liane (Fall 12) hat im Alphazustand tiefe Wahrheiten zum Thema *Leiden* vermittelt, die sie von einem weisen alten Mann im Jenseits mitgeteilt bekam. Das Leiden, wie er sagt, gehöre zum Universum. Alle Wesen, seien es Menschen oder Tiere, wollten leiden, denn das gehöre mit zu ihrer Freiheit. Diese Sätze lassen wohl in jedem vernünftigen Menschen Protest aufsteigen. Doch wenn wir einmal bedenken, was wir in diesem Buch über das Ur-Karma gelesen haben, nämlich dass wir aus höherer Entscheidung vor dem Eintauchen in die Materie es selbst so gewollt haben – nämlich das Gegenteil der göttlichen All-Harmonie und All-Liebe als Stein, Pflanze, Tier und Mensch zu erfahren –, dann werden wir verstehen, was der weise alte Mann Liane vermitteln wollte. Und es wird nun auch seine nächste große Aussage verständlich sein, in der er behauptet, dass das Karma die Folge davon sei, dass man leiden wolle, hätten wir es uns doch selbst ausgesucht. Wir Seelen selbst haben somit das Karma samt dem Leid, das durch das Karmagesetz gesteuert wird, über uns verhängt – und wir wollen es nochmals betonen – aus eigener höherer Entscheidung. Wir müssen uns daran gewöhnen, die irdischen Zusammenhänge auch aus höherer Perspektive wahrzunehmen, wollen wir die eigentlichen Dinge des Lebens im wahren Lichte erschauen. Wir müssen den irdischen Realitäten auf den Grund gehen, was uns nur gelingen wird, wenn wir die höheren Realitäten wahrnehmen und aus dieser Perspektive die irdischen Dinge in ihrer Relativität betrachten. Nur dann können wir auch das Karmagesetz in seiner konsequenten Richtigkeit verstehen.

Der weise alte Mann sagte weiterhin, dass das Leid die Voraussetzung für alle Entwicklung sei und dass man durch das Leiden zur Liebe gelange. Diese Aussagen könnte der Leser dieser Zeilen zum Anlass nehmen, einmal darüber zu meditieren, indem er die Augen schließt und im Zusammenhang mit dem hier von mir schon öfter Angedeuteten darüber reflektiert. Und wenn man zusätzlich im Inneren noch um weitere Erklärungen zu diesem Thema bittet, kann es geschehen, dass man telepathisch Antworten bekommt, wie es dem Autor Neale Donald Walsch ergangen ist, dem sich auf diese Weise eine Verbindung nach 'oben' öffnete, woraus sich eine Reihe von Bestsellern ergab, die er unter dem Titel *Gespräche mit Gott* veröffentlichte.

Schicksal und Bestimmung als Karma

Aus Verehrung für den großen Philosophen Plotin, dem ich auch in meinem Kaiserdrama *Valerian* gebührenden Platz eingeräumt habe, möchte ich für den Leser gleich eine Kostprobe seines Denkens folgen lassen. Ihm waren, wie ich erstaunt feststellen musste, die meisten Geheimnisse, die wir durch Rückführungen sukzessive aufdecken, im Wesentlichen schon bekannt. Seine Lehren wurden von seinem Schüler Porphyrios in seinen *Enneaden* zusammengetragen. „Ferner ist das, was wir hier ungerecht nennen, für den, der es erleiden muss, kein Übel, und trägt vielleicht bei zur Verflechtung des Gesamtplanes. Oder aber es ist gar nicht ungerecht, da es durch frühere Verfehlungen gerechtfertigt ist. Man darf nicht etwa glauben, dass das Geschehen nur zum Teil festgelegt und im Übrigen dem freien Willen anheimgestellt sei. Denn wenn es sich vollziehen soll nach Ursachen und nach natürlichen Wirkungen aufgrund eines einheitlichen Planes und einer einheitlichen Ordnung, dann muss man auch die kleineren Dinge für mit eingeordnet und mitverflochten halten. So ist denn auch das erwähnte Unrecht, das der eine dem anderen zufügt, gewiss dem Zufügenden selbst ein Unrecht, und der Täter wird nicht aus der Schuld entlassen; da es aber dem Gesamtgeschehen eingeordnet ist, ist es innerhalb des Gesamtgeschehens kein Unrecht; auch für den Erleidenden ist es kein Unrecht, sondern so war es ihm bestimmt; und ist der Leidende gut, so läuft das Unrecht am Ende auf ein Gutes hinaus. Denn man darf sich diese Gesetzlichkeit nicht als widergöttlich und ungerecht denken, sondern nur als peinlich genau in der Zuteilung des Gebührenden, und ihre Gründe bleiben im Verborgenen, sodass sie uns, die wir sie nicht kennen, Ursache zum Vorwurf bietet."[63]

Das Schicksal eines Menschen unterliegt einem Gesamtplan (der im *Nous* als einer geistigen Projektionsstation vorzustellender und zu beseelender Welten erstellt worden ist) und ist wichtig für das Konzept des

Ganzen. Selbst ein auf Erden erfahrenes Übel gehört mit in diesen Plan. Innerhalb dieses Planes hat der freie Wille des Einzelnen seinen Aktionsraum. Alles ist geordnet, sodass selbst die scheinbar kleinen Dinge ihre sinnvolle Bedeutung haben. Aus der Sicht des Gesamtplans begeht der Täter kein Unrecht, wohl aber aus der irdischen Sicht. Und wir erinnern uns noch, was wir über das Erleben des Gegenteils der göttlichen All-Harmonie und der All-Liebe gesagt haben. Denn genau auf diese Zusammenhänge bezieht sich Plotin. Auf der irdischen Ebene geschieht auch dem Erleidenden kein Unrecht, denn dieses war ihm aus karmischen Gründen so bestimmt. Und das von ihm erduldete Leiden im Opferleben ist sogar gut, denn der Betroffene befreit sich dadurch von seiner karmischen Last, vorausgesetzt, dass er gut ist und sich nicht wieder mit neuem Karma belädt. Und nun die großen Worte voller Tiefgang: „Man darf diese Gesetzlichkeit nicht widergöttlich nennen", denn alles ist genau bemessen, auch wenn wir diese Gesetzlichkeit nicht durchschauen können. Alles hat also einen höheren Sinn, auch wenn wir diesen noch nicht erkennen können. Und an anderer Stelle sagt Plotin, der das Wort *Karma* noch nicht kennt: „Das Schicksal des Einzelnen ist nicht loszulosen von seiner Vergangenheit und seiner Zukunft: Jeder hat in einem früheren Leben sein gegenwärtiges Schicksal gemacht und bereitet jetzt sein zukünftiges vor."[64] Keiner, so sagt er weiter, kann dem entgehen, „was ihm wegen ungerechter Taten zu erdulden zukommt", denn „unentrinnbar ist das göttliche Gesetz".[65]

Der Mensch ist dem unentrinnbaren Karmagesetz unterworfen und damit dem Karma, das er sich selbst als ein ihn erwartendes Schicksal zugezogen hat. Wen Krankheit, Verarmung, Verfolgung oder anderes Schicksal ereilen, hat dies durch schlechte Taten in früheren Leben selbst über sich verhängt. Nicht Gott ist dafür zuständig, sondern der Mensch selber. Jedes Schicksal ist genau ausgewogen. Keines trifft einen ungerechtfertigterweise. So sind auch die Schicksale Spiegelbilder unserer Verursachungen. Von der Art des Schicksals lässt sich sehr oft auf die Verursachungen schließen, was besonders einem Rückführungstherapeuten gut gelingen dürfte, hat er doch darin bereits viele Erfahrungen gesammelt. Das Schicksal ist zugleich unser Lehrmeister, der uns auf die Fehler aufmerksam macht, die wir in der Vergangenheit begangen haben. Denn alles, was uns von Gott beziehungsweise der Einheit entfernt, ist ungut und bedarf des karmischen Ausgleiches, um die Harmonie wiederherzustellen. Und alles, was uns Gott, der All-Harmonie und der All-Liebe näherbringt, ist gut. Wir sind die Schöpfer, die Träger und auch die Überwinder unseres Schicksals.[66] „Es ist nicht das Schicksal, das unsere Leben schwermacht, sondern unsere früher gefällten Entscheidungen, deren Konsequenzen wir als Karma spüren. Um Karma aufzuheben, muss man zu den gefällten Entscheidungen kommen und diese wissentlich ausradieren“[67], was am besten durch die Rückführungstherapie geschehen kann.

Keiner findet einen Tod, der nicht vorausbestimmt wäre. Jeden ereilt das für ihn ganz allein bestimmte Schicksal. Und oft, wie sich in der Rückführungstherapie zeigt, trifft eine Kugel den, für den sie aus karmischen Gründen bestimmt ist, genau an der Stelle, an der er in einem früheren Leben einen anderen tödlich getroffen hat. Wir erinnern uns bestimmt noch an Uwe, den Arzt mit einem Herzleiden (Fall 21). Dieser hatte als französischer Offizier in einem Duell dem schon kampfunfähigen Gegner seinen Degen ins Herz gestoßen. In dem Opferleben wurde er als französischer Soldat 1914 an der Front von einer Kugel mitten ins Herz getroffen. Aus diesem Grunde erlebt er als karmische Nachwirkung im heutigen Leben diese Herzkrämpfe. Und das stellt uns vor die Frage, wer denn von unsichtbarer Seite eingreift und eine Kugel (unter den Tausenden, die im Gefecht durch die Luft fliegen) so lenkt, dass sie niemand anderen, sondern genau die dafür vorgesehene Person trifft, und dann noch an einer ganz bestimmten festgesetzten Stelle. Wir werden also von Unsichtbaren begleitet, die die Dinge genau so lenken, wie es unserem individuell ausgerichteten Karma entspricht. Nichts geschieht zufällig. Alles ist geplant. Diese unsichtbaren Helfer gehören zu einer ganz besonderen, dafür ausgebildeten Arbeitsgruppe von Jenseitigen, welche die Geschicke aufgrund des vorgesehenen Geschehens lenken. Sie handeln ganz gemäß dem Karmagesetz, sind unbestechlich und treffen alle nötigen Vorkehrungen zur Erfüllung dessen, was wir uns selbst durch unsere Verursachungen im Guten wie im Argen gesetzt haben.

Diese Karmaausgleichsarrangierer, wie man sie nennen könnte, achten darauf, dass eine Kugel nicht etwa zufällig jemanden trifft, dem eine solche nicht bestimmt ist. Dies ist sicher eine große Kunst – besonders in einem Kugelhagel –, die Geschicke so zu lenken, dass nur die dafür Bestimmten von solchen Geschossen getroffen werden. Und sie arrangieren auch, dass bei einem Zugunglück der jeweilige karmische Ausgleich nur die karmisch dafür Vorgesehenen trifft, dass also nur solche bei diesem Unglück sterben oder verletzt werden, die dafür in Frage kommen. Und soll jemand bei einem Flugzeugunglück als Einziger überleben, dann werden sie umgekehrt sämtliche Vorkehrungen so treffen, dass dieser tatsächlich nur mit dem Schrecken davonkommt.

Es gibt das so genannte karmische Resonanzgesetz, das besagt, dass nur solche Menschen von einem Schicksal betroffen werden, die aufgrund ihrer karmischen Disposition dafür eine Resonanz in sich tragen. So überleben bei einer Explosion genau diejenigen (oder kommen unversehrt dabei weg), die nicht resonanzfähig für Tod oder Verwundung waren, während all jene, die eben resonanzfähig für den Tod waren, dort ihr Leben verlieren. Oder ein anderes Beispiel: Eine Frau, in deren Lebensplanung nicht vorgesehen ist, dass sie eine Vergewaltigung erleben wird, könnte sich ohne weiteres allein in den Wald begeben und dort Männern begegnen, die, obwohl die Gelegenheit 'günstig' wäre, ihr nichts antun werden, während eine Frau, die aufgrund eines noch ausstehenden Ausgleichsgeschehens eine Vergewaltigung zu erwarten hat und daher resonanzfähig für solch ein Geschehen ist, durchaus von jenen Männern vergewaltigt werden könnte – sollte sie sich ebenfalls allein in den Wald getrauen. So werden auch Menschen aus unerklärlichen Gründen unerwartet davon abgehalten, eine bestimmte Maschine zu besteigen, da es für sie nicht vorgesehen ist, bei dem bevorstehenden Flugzeugunglück mit umzukommen. Wir Menschen sehen darin einen bloßen Zufall, doch diesen gibt es nicht. Gläubige sprechen in solchen Fällen von göttlicher Fügung oder davon, dass man einen Schutzengel gehabt habe, der einen vor dem Schlimmsten bewahrt habe.[68]

In dem wohl umfangreichsten Roman der deutschen Literatur habe ich in vier Bänden das Schicksal des deutschen Volkes in den Jahren 1933 bis 1949 beschrieben und aus höherer Sicht die karmischen Zusammenhänge dargestellt. Da ich das Karmagesetz darin auf alle Betroffenen bezogen habe, wurde ich gerichtlich belangt, weshalb der dritte dieser vier Bände mit dem Titel *Jedem das Seine* vorerst weiterhin in Deutschland verboten bleibt.[69] Im vierten Teil *Maria* wird die Zeit der Weltkriege als der größte Karmaausgleich der Weltgeschichte dargestellt. Allein die Zeit des Zweiten Weltkriegs hat schätzungsweise hundert Millionen Menschen – oft in brutalster Weise – das Leben genommen und etwa eine Milliarde Menschen direkt oder indirekt betroffen. Millionen davon hatten unter Hunger, Not, Flucht, Verlust von Angehörigen, Verwundungen und Amputationen, Verlust von Hab und Gut und unter sonstigem Schaden zu leiden. All das im Konto des Karmabuches auf der Sollseite Verzeichnete wollten Millionen von Seelen endlich gestrichen haben, bevor ein neues Jahrtausend hereinbrechen würde, in dem man möglichst unbelastet wieder inkarnieren wollte, um seine spirituelle Höherentwicklung weiterzuverfolgen. Es geschah im Jenseits ein ungeheurer kollektiver Aufbruch, um die jeweiligen Minuskonten endlich durch karmisches Ausgleichserleben aufzulösen. Wir heutigen Menschen stehen diesem Geschehen noch zu nah, um es in seinem gigantischen Ausmaß voll überblicken zu können und zu erkennen, was damals an karmischem Geschehen wirklich alles geschah.

Wo aber bleibt nun unser freier Wille? Um diesen etwas näher zu beleuchten, führe ich ein verdeutlichendes Beispiel an, das ich als den *Schicksalszug* bezeichnen möchte.

Mit meiner Geburt hält vor mir ein Zug mit vielen Waggons. Ich steige ein. Die Platzkarte weist mir genau meinen Sitzplatz zu. Es ist also festgesetzt, in welchem Waggon, in welchem Abteil und auf welchem Platz ich zu sitzen komme. Ob dieser nun ein angenehmer Fensterplatz ist oder sich an der Seitentür befindet, wo der kalte Luftzug durch die Ritzen bläst, oder ob ich gar in der Mitte, eingepfercht zwischen meinen Nachbarn, zu sitzen komme, all das ist vorgesehen. Aber auch wer sich mit mir im Abteil befindet und wie lange, ist schon bestimmt. Doch mein freier Wille besteht darin, wie ich mich in diesem Abteil verhalte. Ob ich, ohne die anderen zu fragen, in einem Nichtraucherabteil keck meine Zigarre anzünde, oder ob ich meine Bonbons hervorhole und sie genüsslich vor Kinderaugen lutsche, ohne ihnen davon anzubieten, oder ob ich ein altes Mütterchen beobachte, wie sie ihren schweren Koffer vom Gepäcknetz herunterzieht, während ich darauf hoffe, dass er ihr zu meinem heimlichen Vergnügen auf den Kopf fällt, all das geschieht aus meinem freien Willen und zeitigt seine karmischen Wirkungen. Die Koordinaten für das Geschehen in einem Leben wie hier in diesem Schicksalszug sind gesetzt. Aber durch mein Verhalten bereite ich schon die Ausrichtungen für mein nächstes Leben vor. Ich habe also den absolut freien Willen in dem, was ich denke, spreche und tue, werden mir doch die Ergebnisse meines freien Willens erst später präsentiert. Doch was den Zug, meinen Sitzplatz, die Fahrgäste und die Zeit meines Zu- und Aussteigens betrifft, bin ich in diesem Leben unfrei. Doch da ich das, was mir in einem Leben geschieht, vorher im Jenseits aufgrund meiner höheren Einsicht geplant habe, ereignet sich tatsächlich alles in meinem Leben nach meinem eigenen freien Willen. In meinem Verhalten in einem Leben habe ich immer die volle Freiheit – wenn dieses Verhalten auch sicherlich durch Prägungen und Muster aus früheren Leben mitbestimmt wird.

Der Sinn von karmischer Beziehung und Partnerschaft

Wie wir in den beschriebenen Fällen gesehen haben, sind es im besonderen Maße jeweils schon aus früheren Leben bekannte Seelen, mit denen man wieder zusammengeführt wird. Meist handelt es sich dabei um ehemalige oder heutige Familienmitglieder, die immer wieder in den verschiedensten Konstellationen zusammenkommen. Wie wir noch sehen werden, gehören sie meist zu ein und derselben jenseitigen „Intensivgruppe", deren Mitglieder miteinander verabredet haben, ganz bestimmte Rollen zu übernehmen, um sich beim Erlernen der Aufgaben in der Schule des Lebens und bei den dort durchgeführten Rollenspielen gegenseitig behilflich zu sein. Wie uns die Rückführungstherapie zeigt, haben einige Klienten schon mehrere bis viele Leben mit dem jetzigen Partner oder mit anderen nahestehenden Personen durchlebt. Wir werden immer wieder – und dies scheint ein beabsichtigtes Gesetz zu sein – so lange mit einem Menschen zusammenkommen müssen, bis alle zwischen uns entstandenen Disharmonien aufgehoben sind. Wenn um das Jahr 1900 ein Mann nur eine Ehepartnerin – und auch nur einen Arbeitsplatz und einen Wohnort – hatte, so hat sich diese Anzahl bis zum Jahre 2000 sicherlich verdreifacht, sodass ein durchschnittlicher Mann heute in seinem Leben (nacheinander) drei verschiedene Jobs, drei Wohnorte und drei lange, intensive Partnerschaften hat (bzw. dreimal verheiratet ist). Wir dürfen heute schneller lernen als noch vor hundert Jahren. Das heißt auch, dass wir uns im heutigen Leben im Schnitt mit drei Lebenspartnern auseinander zu setzen haben und, da eine Partnerschaft immer eine Lerngemeinschaft ist, gleich drei Lernprogramme durchexerzieren dürfen. Denn sobald wir in der ersten Partnerschaft das gelernt haben, was wir vorerst lernen wollten, werden wir frei für eine neue Partnerschaft. Das soll nicht heißen, dass wir nun das Lernprogramm gänzlich abgeschlossen haben. Meistens sind wir darin ein Stück vorangekommen und werden im nächsten Erdenleben mit der Seele aus dem betreffenden Ehe- oder Partnerleben wieder zusammenkommen, um an unseren Disharmonieproblemen gemeinsam weiterzuarbeiten, bis wir ... ja, bis wir einander ganz in Liebe zugetan sein können. Sehr häufig endet die erste Partnerschaft in einem Fiasko. Auch die zweite Partnerschaft lässt oft noch viel zu wünschen übrig, während die dritte Partnerschaft endlich so etwas wie Harmonie schaffen kann. Doch manchmal heiratet man im Prinzip immer wieder einen Partner mit den gleichen Problemkonstellationen. Dies ist ein sicheres Zeichen, dass die mit den Problemen konfrontierte Person sich für dieses Leben ganz fest vorgenommen hat, genau diese Probleme zu lösen, wozu sich eventuell die betreffenden Partner aus Liebe als Helfer bereitgestellt hatten. Auch heiraten viele Frauen in ihrem Ehemann ein Double ihres Vaters mit all seinen schrecklichen Seiten. Auch dies ist ein Hinweis, dass man genau an diesen Problemen im Besonderen zu arbeiten hat. Doch Scheidungen bedeuten nie Scheidung auf immer. Im Gegenteil – eine Scheidung ist ein Garantieschein, dass man im Jenseits mit der gleichen Person nochmals verabreden wird, in einem Leben zusammenzukommen, um an der Beziehung weiterzuarbeiten und auch sie als Lernaufgabe endlich harmonisch zu lösen.

Jede enge Bindung ist im Positiven oder Negativen eine karmische Verbindung. Das Lernprogramm ist vorgeschrieben: den anderen so lieben zu lernen, als ob du der andere wärest. Oft haben solche karmischen Verbindungen einmal ganz schrecklich begonnen, sodass zum Beispiel einer der heutigen Partner den anderen in einem früheren Leben umgebracht hat, wie es Fall 28 demonstriert. Und selbst heute, nachdem inzwischen zehn weitere Leben zusammen verbracht wurden, gibt es noch viele Reibungsflächen, doch nähert man sich mit jedem weiteren Leben einander in größerer Liebe an.

Ich möchte diesen Mechanismus einer 'karmischen Zweierbeziehung' einmal an einem Beispiel verdeutlichen.

Sagen wir, die Seele X war um 1000 nach Christi Geburt mit der Seele Y verheiratet. X bringt in einem Anfall von Eifersucht Y um, da diese sich als Frau heimlich mit einem anderen eingelassen hatte. Die Seele Y hat in ihrem Emotionalkörper die Vibration der Seele X als 'hundert Prozent negativ' gespeichert. In einem übernächsten Erdenleben um 1200 kommen beide Seelen wieder zusammen. X ist der Vater und Y die Tochter. Wie wir wissen, erkennen sich Seelen an ihren Schwingungen unbewusst wieder, da jede Seele durch alle diesseitigen und jenseitigen Leben hindurch eine ganz spezifische Schwingung besitzt. X wird spätestens im Jenseits seinen Fehler von damals bereut haben. Unbewusst wird er sich anstrengen, Y ein guter Vater zu sein. Doch tauchen in ihm immer noch Wutgefühle über ihren damaligen Betrug an ihm auf. Y wiederum hat große Angst vor dem Vater, da sie unbewusst noch weiß, dass er ihr vormals das Leben genommen hat. Sie wird ihm nicht trauen können. Auch hat sie unbewusst ein Schuldgefühl dem Vater gegenüber, da sie ihn ja betrogen hatte. Sie will diesen Schritt auf jeden Fall wiedergutmachen und befolgt alle seine Anordnungen, auch deshalb, um ihm nicht nochmals Anlass zu geben, ihr etwas zuleide zu tun. Es gibt viele Spannungen zwischen beiden, aber es kommt auch zu liebevollen Begegnungen. Nach diesem Leben ist die Negativspeicherung von Y ihrem Vater gegenüber auf siebzig Prozent gesunken. Zweihundert Jahre später kommen sie um 1400 in einem erneuten Erdenleben zusammen. Diesmal ist Y der Vater und X der Sohn. Das Misstrauen gegenüber X, das die Seele Y in ihrem ersten Leben in ihrem Unterbewusstsein gespeichert hatte, ist immer noch da. Sie mag den Sohn nicht. Dieser aber bemüht sich um die Liebe seines Vaters. Ja, es gelingt ihm sogar, den Vater aus einem brennenden Haus zu retten. Deswegen ist nun Y der Seele X zu Dank verpflichtet. Seine Ablehnung des Sohnes ist nun nach seinem Tod auf vierzig Prozent gesunken. In einem weiteren Erdenleben etwa dreihundert Jahre später kommen sie von neuem zusammen. Diesmal ist die Seele Y die Ehefrau von X. Dieser hat ihr gegenüber immer noch unbewusst ein Misstrauen. Y wird wieder in eine gleiche Versuchung geführt wie in jenem Leben um das Jahr 1000. Aber aus Treue zu ihrem Mann versagt sie sich eine verlockende Nebenbeziehung. Irgendwie weiß sie, dass sie ihrem Mann treu bleiben will. X als ihr Ehemann gewinnt immer mehr Zutrauen und Liebe zu seiner Frau. Obwohl es noch hin und wieder zu Streitigkeiten zwischen ihnen kommt, nehmen sie sich oft in die Arme. Die Seele Y spürt nun die Zuneigung von X zu ihr. Sie kann ihm schon beinahe voll vertrauen. Die Seele Y hat der Seele X gegenüber jetzt nur noch kleine Vorbehalte, und ihre ablehnende Haltung ihr gegenüber beträgt nur noch fünf Prozent.

Wiederum zweihundert Jahre später, nachdem sie in der Zwischenzeit einmal Brüder und einmal Bruder und Schwester waren, kommen sie wieder als Ehepartner zusammen. Und eventuell kommen sie nun zum letzten Mal als Paar zusammen und erleben nun zum ersten Mal eine harmonische Beziehung, die sich zu einer tiefen Liebe zueinander steigert.

Wenn eine Seele schließlich alles von der anderen gelernt hat, was zu lernen ist, ist eigentlich kein zwingender Grund mehr vorhanden, noch in einem weiteren Leben unnütz Zeit miteinander zu verbringen, hat man doch sicherlich mit anderen Seelen noch viele wichtige Dinge aufzulösen. Und da jedes Leben kostbar ist, möchte man es so ergiebig wie möglich gestalten. So mag es sein, dass man sich in weiteren Leben nicht mehr in enger Beziehung trifft, sondern dem anderen vielleicht als Partner einer anderen Person flüchtig begegnet. Und sofort erkennt man sich auf der seelischen Ebene wieder und fühlt die Liebe zueinander. Doch respektiert man, dass sich jeder nun in einer anderen Beziehung befindet. Aber im Jenseits, so man einmal ein enges Liebesband geschmiedet hat, wird man sich immer wieder treffen und die innere Zuneigung und Liebe voll von Herz zu Herz auskosten.[70]

Ein jeder ist dem anderen ein Spiegel. Jeder kann im anderen die Vor- und Nachteile erkennen, die ihn in seiner Entwicklung fördern oder zurückhalten könnten. Wir kommen auch nur dann auf unserer Entwicklungsleiter höher, wenn wir in dem anderen mehr und mehr unser eigenes Ich erkennen. Alles, was ich einem anderen antue, habe ich mir selbst angetan, denn ich bin der andere. Wir sind alle eins. Die Partnerschaft wird zu einem erlebten Lernschritt auf dem Weg zu dieser Erkenntnis.

Karmische Partnerschaften wie überhaupt alle zwischenmenschlichen Beziehungen sind die bevorzugten Reibeflächen – dazu gedacht, sich als Seelen so lange aneinander zu reiben, bis man alle Unebenheiten geglättet hat und eine perfekte, glänzende Seele geworden ist. Partner insbesondere bilden die optimalen Spiegel, in denen wir uns und unsere Schwächen am besten erkennen können. Ziel ist, dass unsere Egos zum Wir finden. Dies ist das Ziel einer jeden karmischen Partnerschaft, ganz egal, ob es hundert oder tausend Jahre währt, bis dieses Einssein im Wir als eine Vorstufe zur endgültigen Vereinigung mit der All-Liebe hergestellt ist. Zumeist ist der weibliche Partner diejenige Seele, die den Mann immer mehr an die Liebe heranführt. Denn Liebeserweiterung ist ihre vornehmste spirituelle Arbeit am Partner. Deshalb ist es bei der Vorbereitung auf ein neues Erdenleben im Jenseits oft so, dass sich jene Seele, die sich als Mann reinkarnieren soll, dort eine Seele als weiblichen Partner aussucht, die ihr in der Liebe schon voraus ist. Das männliche Prinzip wird sozusagen vom weiblichen Prinzip zur Liebe erzogen. Und so etwa hatte es auch Goethe gemeint, als er sein großes Faustdrama mit den Worten beschloss: „Das ewig Weibliche zieht uns hinan."

Sterben und Tod als karmisches Geschehen

Wenn der Mensch fühlt, dass der Tod naht, begegnet er diesem mit unterschiedlichen Gefühlen. Manche haben Angst vor ihm, diesem großen Unbekannten, den man so lange aus seinem Denken verdrängt hat. Viele Menschen beschäftigen sich mit diesem Thema nur gezwungenermaßen, so zum Beispiel, wenn sie schwer erkrankt sind und damit rechnen müssen, eventuell zu sterben. Dann haben plötzlich viele ein schlechtes Gewissen, denn ihnen fällt vielleicht ein, was alles oder wie viel sie im Leben falsch gemacht haben oder mit wem sie noch 'unerledigte Geschäfte' zu bereinigen hätten, wie Elisabeth Kübler-Ross es ausdrücken würde. Die große Sterbeforscherin weist darauf hin, dass es nie zu spät ist, als Sterbender oder Angehöriger eines Sterbenden noch vor dem Tod gegenseitig Unerledigtes zu erledigen, und wenn man nur sagen sollte: „Bitte, vergib mir, was ich dir angetan habe." Kirchengläubige haben Angst vor einem jenseitigen Gericht, das sie vielleicht verurteilen oder gar für ihre Missetaten in die Hölle zur ewigen Folterung schicken könnte – die es, das wollen wir hier gleich feststellen, überhaupt nicht gibt, es sei denn, man bereitet sie sich selber. Die Hölle diente den Kirchenmännern als großartiges Geschenk, die Menschen einzuschüchtern und sie hörig zu machen, aber oft auch als wirkungsvolle Zuchtrute, die die Menschen von üblen Taten abschreckte. Summa summarum könnte man folgende Formel aufstellen: Jene, die Angst vor dem Tod haben und demzufolge nicht loslassen wollen, sind solche, die unbewusst wissen, dass sie ihr vorgenommenes Lernpensum nicht geschafft haben, und jene, die in Frieden sterben können, sind solche, die im Großen und Ganzen mit sich und ihrem Leben zufrieden sind, denn sie wissen unbewusst, dass sie, wenn auch vielleicht nicht alles, doch das meiste des Geplanten geschafft haben. Und das, was man sich für ein Erdenleben an zu Erlebendem vorgenommen hatte, war von einem selbst vor Antritt des betreffenden Lebens ausgesucht und also geplant worden. Es ist weniger peinlich, im Jenseits vor anderen als jemand dazustehen, der vielleicht wieder nichts oder nicht viel erreicht hat, als vor sich und seinem Höheren Ich beschämt bekennen zu müssen: „Ich habe wiederum wenig erreicht und habe sogar große Fehler wider die Liebe begangen." Jenseitige Lehrer, Richter, Meister bringen einer Seele trotz ihrer womöglich zahlreichen im Erdenleben begangenen Fehler sehr viel Verständnis entgegen. Doch mit sich selbst verfährt man gewöhnlich sehr ungnädig. Diese Angst vor dem Selbstgericht mischt sich oft als Erinnerung unbewusst in die fünf möglichen Sterbephasen hinein.

Der Tod ist nur eine Zäsur im langen Leben der menschlichen Seele, beginnt dieses doch mit der ersten Geburt als Mensch und endet mit ihrem letzten Erdenleben. Jedes Leben ist, wie wir schon sagten, nur ein Schultag in der Schule des irdischen Lebens, in der man sich mit dem Karmagesetz auseinander zu setzen hat und als Hauptfach immer wieder die Liebe präsentiert bekommt. Und mit dem Dichter Novalis könnte man auch einmal die Sicht der Dinge, wie wir sie gewohnt sind, umkehren und sagen: „Wenn wir geboren werden, sterben wir, und wenn wir sterben, werden wir geboren." Wenn wir das Leben nach dem Tod als das eigentliche und schöne Leben und das irdische Leben, jenen Schulalltag, als das uneigentliche und beschwerliche Leben ansehen, dann können wir dieser Aussage sicherlich beipflichten. Bei allem kommt es eben nur auf die Perspektive an, aus der man die Dinge betrachtet. Und je höher die Perspektive ist, aus der wir die Dinge überblicken, desto mehr werden wir diese in ihrer wirklichen Natur erkennen können. Es handelt sich hierbei also um Bewusstseinserweiterung, etwas, das ich selbst als Autor von schöngeistiger Literatur und Sachbüchern und auch als Seminarleiter und Rückführungstherapeut mir in meinen Lebensplan geschrieben habe – natürlich bevor ich mein jetziges Leben antrat. Doch echte Bewusstseinserweiterung kann nur mit Liebeserweiterung einhergehen, gerät man doch sonst in falsche Perspektiven hinein – und mögen diese noch so hoch ansetzen.

Wie wir aus den vielen oben angeführten Fällen ersehen konnten, frage ich als Rückführungstherapeut den in einem früheren Leben befindlichen Klienten vor oder nach seinem dort erlebten Tod, wie er nun den

Satz „Ich will nie wieder ...“ beenden würde. Hier wird dann zum Beispiel geäußert: „Ich will nie wieder so herzlos sein“ (Fall 13), „Ich will nie wieder andere betrügen“ (Fall 17), „Ich will nie wieder so viele Menschen in den Tod schicken“ (Fall 9), „Ich will nie wieder meiner Frau weh tun“ (Fall 7) oder „Ich will nie wieder falsch Zeugnis ablegen“ (Fall 8). Die hier aufgeführten Nie-Wieder-Sätze sind Aussagen von Missetätern am Ende oder nach einem Täterleben. Hier programmiert man sich schon dahingehend – meist in Verbindung mit Reue –, was man auf keinen Fall abermals falsch machen möchte. Die Ursache war die Untat. Die erste Wirkung schlägt sich in Reue samt einer Nie-wieder-Programmierung nieder. Die zweite Wirkung wird im Jenseits neben einer noch tieferen Reue den Willen zur Wiedergutmachung erzeugen, die dritte entsteht bei der Planung des oder der nächsten Leben(s), während die vierte Auswirkung dann im erneuten Erdenleben in Form eines Ausgleichens der Missetat als Opfer eindringlich zum Tragen kommt oder sich auch noch nach vielen Leben zeigen kann, indem man z. B., sollte die ursprüngliche Programmierung „Ich will nie wieder töten“ gelautet haben, dieser auch im zehnten Folgeleben noch Folge leistet und sich etwa weigert, den Wehrdienst anzutreten. Eine solche Nie-wieder-Programmierung verweist schon auf die Verhaltensweisen in den künftigen Leben.

Doch die soeben aufgezählten Beispiele stellen Folgen von Täterleben dar. Noch häufiger sind jene Programmierungen, die man sich aufgrund eines schlimmen Geschehens im Opferleben vor – jedoch meist nach – dem Tod zuzieht. Um hier einige zu nennen: „Ich will nie wieder vor einer Gruppe in der Öffentlichkeit sprechen“ (Fall 10), nachdem der Betreffende als griechischer Redner aufgrund seiner zu freien Reden von den Klippen gestürzt worden war. Aber zugleich prägen sich dem Emotionalkörper auch die Umstände eines solchen Todes mit ein, was in Angst vor Höhe resultiert. Der Tod ist also die wichtigste Prägesammelstation für späteres karmisch motiviertes Verhalten. Oder wir erinnern uns noch an Rudi (Fall 14) mit seinem Waschzwang, der sich im früheren Leben als Kardinal eine Geschlechtskrankheit zugezogen und sich daraufhin unbewusst programmiert hatte: „Ich will nie wieder Geschlechtskontakt haben.“ Diese Programmierung wirkt sich dann im heutigen Leben unter anderem dahingehend aus, dass es zu keiner partnerschaftlichen Geschlechtsberührung kommt. Denn er hatte wohl bei der Planung seines heutigen Lebens nicht daran gedacht, diese Programmierung um- beziehungsweise auszuprogrammieren, was erst jetzt durch eine Rückführungstherapie nachgeholt werden kann. Als drittes Beispiel erinnern wir an jenen Jungen, der von Kühen zu Tode getrampelt wurde (Fall16): „Ich will nie wieder etwas allein wagen. Ich will mir nie wieder zuviel zutrauen.“ Und als Resultat hat Monika nach diesem durch Kuhhufe verursachten Tod im heutigen Leben außer ihren Kopfschmerzen auch Minderwertigkeitskomplexe. Der Tod als Prägesammelstation verzeichnet alles, was mit dem Tod zusammenhängt oder zu diesem geführt hat, im Emotionalkörper.

Dieser wird nun zum Träger all jener oft scheinbar unbedeutenden Muster, die sich im oder in den späteren Leben meist wie lästige Begleiterscheinungen auswirken, sofern diese Muster nicht im Jenseits bewusst ausgesondert worden sind. Kann man seinen Tod noch bei klarem Verstand und möglichst schmerzfrei erleben, dann sollte man sich überlegen, was man bewusst programmieren möchte, denn oft setzt das nächste Leben genau mit jenen Programmierungen wieder ein, die wir als Letztes geprägt hatten.

Aber das Sterben und der Tod an sich ist schon ein karmischer Vorgang. Denn jeder stirbt zu der ihm (oder von ihm selbst) im Jenseits zuvor festgelegten Zeit. Und der Sterbevorgang ist samt dem Leidensausmaß festgesetzt. Nichts – worauf wir schon mehrfach hingewiesen haben – geschieht zufällig. Für Zufälle ist in der großartig durchdachten Schöpfung kein Platz. Viele plötzliche Todesfälle – aber nicht nur diese – sind aus karmischen Gründen herbeigeführt worden, wovon die meisten Beispiele von Opferleben in diesem Buch eindringlichst Zeugnis ablegen. Die Art des Todes oder Sterbens entspricht in etwa dem Tod, den wir andere in einem Täterleben erleiden ließen. Solch ein Tod ist also dem Ausgleichskarma zuzuordnen. Auch die Lebensdauer bis zu diesem Tod entspricht oft dem, was im früheren Leben zu einer bestimmten

Zeit an einem anderen verübt worden ist. Aber auch ein langes Siechtum könnte selbst verordnet sein, zum Beispiel um Demut oder Geduld zu lernen. Alles hat eben seinen Sinn. Und es ist ein spannendes Unterfangen, den wahren tieferen Sinn karmischer Vorgänge herauszufinden. Es ist ein gigantisches Puzzlespiel, und ich hoffe, einige der Puzzleteilchen ineinandergesteckt zu haben, doch gibt es noch unendlich viel zu tun, um dieses Spiel als Einheit überblicken zu können.

Der Tod erfolgt zur festgesetzten Stunde und keine Sekunde später. Jede Sterbezeit ist genau vorgesehen, ebenso wie die Geburtszeit, von seltenen – kurz vorher entschiedenen, absichtlichen – Abweichungen abgesehen. Im Allgemeinen ist unsere Lebenszeit dann abgelaufen, wenn unser ursprünglich geplantes Programm erfüllt ist. Das kann mit einem Jahr, mit zehn Jahren oder mit hundert Jahren der Fall sein. Wann immer der Tod eintritt, ist es richtig. Eventuell hatte eine Seele sich im Jenseits vor Antritt eines Lebens gesagt: „Ich will nur fünfundzwanzig Jahre auf der Erde zubringen, denn dann möchte ich schnellstens zurück zu meinen Freunden, um hier das weiterzulernen, was mir die größte Freude bereitet.“ Der Tod ist nur das Ende des Schultages, das Nachhausegehen, das Erholen, die Wiederbegegnung mit Familienmitgliedern und Freunden, das Aufgabenmachen und das Vorbereiten für den nächsten Schultag.

Es gibt zu all den hier angeführten Gedanken so unendlich viel zu sagen, weshalb ich den Leser, dem das hier Gesagte vielleicht ungenügend erscheint, um Vergebung bitte – dieses Buch darf leider nicht über einen gewissen Umfang anschwellen. Doch nun wollen wir uns – ebenfalls nur kurz – anschauen, was, von der karmischen Seite her betrachtet, im Jenseits geschieht.

Der vorläufige karmische Ausgleich in der Zwischenwelt

Kurz vor dem letzten Atemzug gehen wir schon allmählich mit unserem Astralkörper aus dem Erdenkörper heraus und können dann auf einmal mit den geistigen Augen sehen. Und was wir dann zu sehen bekommen, erfüllt uns meist mit größter Freude. Diese Freude lässt sich oft noch von den lächelnden Mundwinkeln und dem Gesichtsausdruck ablesen, den wir den Irdischen zurücklassen. Denn wir werden in der Regel von unseren uns liebenden schon verstorbenen Verwandten abgeholt und mitunter auch von dem Geistführer oder der Geistführerin, der oder die uns unsichtbar durchs ganze Leben begleitet hat. Und nun tritt das in Kraft, was ich als Jenseits-Karma bezeichnet habe. Denn wenn ich auf Erden ein einigermaßen gutes und liebevolles Verhalten gezeigt habe, dann wird dieser Empfang ebenfalls sehr liebevoll sein, und auch andere Seelen werden mir mit Freude entgegenkommen und mir zu meinem erfolgreichen Lebenswandel gratulieren. Und wenn jemand ein glanzvolles Leben mit großer Liebesverbreitung geführt hat, wie zum Beispiel Albert Schweitzer es vermochte, dann wird ihm ein großer, festlicher Empfang bereitet, an dem Dutzende, Hunderte oder gar Tausende teilnehmen.

Doch demjenigen, der ein liebloses Leben lebte und vielleicht zu Menschen oder Tieren grausam war, wird kein Empfang bereitet, ja, eventuell wird ihn ein Geistführer abholen, ohne ihn freudig zu umarmen oder herzlich willkommen zu heißen, und ihn dann in Sphären führen, die äußerlich genauso lieblos sind wie das Innere dieses Neuankömmlings. In dunklen oder dämmrigen Behausungen und Umgebungen wird er mit seinesgleichen zusammengeführt, damit sie einander als Spiegel dienen und so erkennen, worin sie eigentlich lieblos und niederträchtig waren. Doch erleben sie mit der Zeit – die es dort eigentlich nicht gibt und nur subjektiv gefühlt werden kann – eine allmähliche Lichterwerdung ihrer Umgebung gemäß dem Maß ihrer Reue.[71] Schließlich gelangen sie, wie Michael Newton es beschreibt[72], auf eine 'Intensivstation', auf der sie mit den Taten ihres vergangenen Erdenlebens konfrontiert werden. Und zumeist geschieht es hier, dass sie das Karmagesetz erkennen, akzeptieren und auch freudig willens sind, ihre Untaten durch die Selbsterfahrung genau desselben wieder auszugleichen, was sie anderen aus Lieblosigkeit zugefügt haben. Sie sind sehr schnell bereit, sich in eine erneute Inkarnation zu stürzen, und überlassen es gerne den 'Karmaaustüftlern', ihnen die Schicksale vorzulegen, die ihnen im nächsten Leben begegnen sollen (und denen sie dann auch nur allzu willig zustimmen). Im Fall 21 wird der Mörder seines Nebenbuhlers von diesem im Jenseits begrüßt. Dieser vergibt ihm sein früheres Verbrechen. Dort gibt es nach einer gewissen Zeit der Umstellung kein Nachtragen irdischer Versündigungen mehr. Denn dort wird die Liebe perfekt praktiziert – und das Verzeihen ist das Markenzeichen der Liebe. (Doch eben deshalb gehen wir in die Erdenleben hinein, da es hier besonders harte Bedingungen gibt, unter denen tätige Liebe eingeübt werden muss.)

Und den Reuigen erscheint das Karmagesetz wie eine Gnade, die darin besteht, dass ihnen die Chance gegeben wird, ihre Verfehlungen durch ausgleichende Korrekturen ihres früheren Verhaltens wiedergutzumachen. Ist im Christentum hinsichtlich der Gnade noch der Kernsatz richtungsweisend, der da lautet: „Deine Gnad' und Jesu Blut macht ja allen Schaden gut", so wird in der Rückführungstherapie deutlich, dass wir selbst den von uns angerichteten Schaden wiedergutzumachen haben, dass wir selbst die Verantwortung für unser Handeln tragen und uns nicht darauf verlassen sollten, dass Gott und Jesus uns schon rechtzeitig vergeben werden, weshalb „ich mich also nicht weiter um mein Seelenheil zu kümmern brauche". Das Karmagesetz ist ein Gnadengeschenk Gottes. Es belässt mir den freien Willen, mich um mein Seelenheil selbst zu kümmern.

„Dort oben", wie der alles zu wissen scheinende Plotin richtig sagt[73], „befindet sich die Seele in der Nachbarschaft derer, die ihr ähnlich sind." Und tatsächlich ist es so. Während wir auf Erden einen *melting pot* aller Seelenschwingungen haben, werden wir im Jenseits unseren Schwingungen gemäß jenen Ebenen zugewiesen, die den unseren entsprechen.

Diejenigen, die ein leidliches oder gar liebevolles Leben gelebt haben, werden von den Ihren abgeholt und in die ihnen zustehenden Bereiche gebracht. Im Fall 6 wird jener junge Mann, der auf Erden einen Sprachfehler hatte und deswegen gehänselt und schließlich zu Tode geschlagen wurde, im Jenseits von seiner Mutter mit Blumen empfangen und schließlich in seine Gruppe geführt. Und die Tochter (Fall 28), die ihr Kind abgetrieben hatte, begegnet diesem samt ihren Eltern im Jenseits wieder, die sie alle freudig empfangen. Und die Polin Marianca, die vergewaltigt wurde (Fall 2), muss feststellen, dass man sie im Jenseits überall mit freudigem Lachen begrüßt, ja, dass das Lachen dort mit zur Grundstimmung der Bewohner gehört.

Hat jemand ein schlimmes oder langwieriges Todeserleben hinter sich gebracht, darf er sich zuerst einmal in Sanatorien oder an besonders schönen Ruheplätzen erholen. Alles ist dort etwa zehnmal so schön wie auf Erden. Wir erleben das Jenseits jeweils so, als ob es das erste Mal wäre, denn uns ist anfangs die Erinnerung an frühere Leben noch benommen, da wir uns vorerst mit dem soeben durchlebten Leben beschäftigen sollen. Doch eine tiefere Absicht ist mit diesem Vergessen verbunden. Wenn wir die jenseitige Welt als etwas schon selbstverständlich Bekanntes wiederbegrüßen würden, wäre der Effekt, das Staunen über die Herrlichkeiten des 'Himmels' nicht so groß. Wenn man mit Jenseitigen in Séancen Kontakt aufnimmt, mag von einigen sogar bestritten werden, dass es überhaupt Wiedergeburten gibt. Denn Verstorbene, die sich auf Erden strikt an Glaubensdogmen hielten, belässt man vorerst in ihrem Glauben – keiner wird zu irgendeiner Anschauung gezwungen, denn die Erfahrung führt auch diese jenseitigen Seelen schließlich zu den Grundwahrheiten.[74]

Ich empfehle allen, die das Jenseits beschreibenden Bücher von Anthony Borgia und Michael Newton zu lesen. Wir erinnern uns vielleicht noch an das oben geschilderte Jenseitserlebnis von Rose (Fall 20), die, nachdem sie als verzweifelter Priester vom Kirchturm gesprungen war, sich in der jenseitigen Welt zuerst in einem Raum mit Kuppel wiederfand, aus dessen Höhe ein Wasserfall niederfloss. Dieser mündete in ein Becken, in dem er sich sitzend regenerieren durfte, bis von oben ein Lichtstrahl in ihn drang und ihn mit hohen Erkenntnissen beglückte.

Viele Neuankömmlinge werden erst Richtern in farbigen oder weißen Roben vorgeführt. Im Fall 29 sagen diese dem vor ihnen stehenden mehrfachen Mörder, dass er für jeden Mord einmal selbst getötet werden muss. Und denjenigen Mann, der seine Tochter tötete und daraufhin selbst gehängt wurde, klären die fünf Richter über sein unrichtiges Handeln auf. Und als dieser von seinem Geistführer gefragt wird, ob er bereit sei, seinen Fehler wiedergutzumachen und einen ähnlichen Ausgleich an sich selbst zu erfahren, sagt er sofort zu. Wie auch Michael Newton, der gründlichste Erforscher des Jenseits mittels Rückführungen, in seinen höchst lesenswerten Büchern beschreibt, erfahren viele durch diese Richter das erste Mal vom Gesetz des Karma. Als Karla (Fall 26) in einem früheren Leben als Ausgleichsgeschehen als Hexe verbrannt worden war und ins Jenseits gelangte, sah sie statt der Richter einen erhellten Thron vor sich. Denn das jenseitige Vorstellungsszenarium passt sich gerne den Vorstellungen der Neuankömmlinge an. Hier erfährt sie, warum sie diese Verbrennung erleben musste – da sie selbst als ehemaliger Folterknecht andere Menschen den Flammen übergeben hatte.

Im Jenseits erfährt also eine jede Seele erst einmal eine Wirkung auf ihre Ursachensetzung durch ihr Denken, Sprechen und Handeln auf der irdischen Ebene, indem der Empfang entsprechend dem irdischen Verhalten gestaltet und sie in jene Schwingungsebenen geführt wird, die ihrem eigenen Inneren entsprechen. Da die für die jeweilige Seele vorgesehenen Maßnahmen sich nach dem guten oder schlechten Verhalten des Menschen richten, liegt hier ein typisches karmisches Muster von Ursache und Wirkung vor. Doch ein jeder gelangt irgendwann wieder in die ihm zugehörige Gruppe, in der er sich vor Antritt seiner Inkarnation befand.

Die Revision unserer Erdentaten und die karmische Vorbereitung auf unsere nächste Reinkarnation

Eine solche Gruppe besteht, wie Michael Newton herausfand und was sich auch mit meinen Erfahrungen deckt, meist aus drei bis fünfundzwanzig Mitgliedern, sodass man von einer Durchschnittszahl von fünfzehn Mitgliedern sprechen kann.[75] Diese Gruppen setzen sich aus Seelen zusammen, die wir schon lange kennen, da wir ihnen schon häufig innerhalb dieser Gruppe im Jenseits oder in den verschiedenen Inkarnationen auf Erden begegnet sind. Einige stehen uns sehr nahe, waren wir doch unter Umständen schon Liebende oder enge Familienmitglieder. Wir stehen uns gegenseitig zur Verfügung, um ganz bestimmte Lektionen in der Erdenschule zu lernen, die sich alle mit dem Hauptfach Liebe und deren Nebenfächern beschäftigen. Jeder Gruppe steht mindestens ein Lehrer oder eine Lehrerin zur Verfügung, doch meistens handelt es sich um männliche Gruppenleiter. Hier wird vor der Gruppe das vergangene Leben eines jeden Einzelnen ausführlichst besprochen, indem alle Situationen, in denen wir auf Erden Liebe ausgeübt oder Liebesmangel an den Tag gelegt haben, auf eine Art Leinwand projiziert werden, damit alle aus den nun sichtbar vorgeführten Ereignissen lernen können. Nichts bleibt im Verborgenen. Und wir werden zu unseren eigenen kritischsten Beobachtern.

Um ein kleines Beispiel zu geben, wie es bei solch einer von einem Lehrer geführten Gruppenarbeit zugeht, möchte ich Folgendes ausführen: Einer aus der Gruppe, dessen Leben beziehungsweise ein Teil daraus gerade vor den anderen Gruppenmitgliedern behandelt wird, entdeckt bei einer vom Gruppenleiter initiierten Gedankenprojektion auf eine 'Leinwand', wie er sich in seinem vergangenen Leben in einem Supermarkt befindet, wo die Kassiererin ihm gerade das Geld herausgibt.

Er zählt es nach und entdeckt, dass diese ihm einen größeren Geldschein zu viel herausgegeben hat. Und nun in der Gruppe hat der Kandidat, dessen Leben besprochen wird, schon ein doppeltes Bewusstsein. Er erinnert sich genau, wie er damals gedacht hat, und gleichzeitig ist er aus dem momentanen Bewusstsein heraus beschämt, wie falsch er damals gehandelt hat. Denn statt das Geld zurückzugeben, hatte er es eingesteckt. Hier hat er sich karmisch 'negativ aufgeladen' und wird sicherlich ebenfalls einmal bestohlen werden müssen, um dieses fehlerhafte Vorgehen wiedergutzumachen. Aber die Leinwandprojektion geht weiter. Denn es wird nun gezeigt, wie die Kassiererin am Abend die Abrechnung mit dem eingenommenen Geld vorlegt. Ihr Chef fragt sie nach der fehlenden Summe. Sie wird vor Verlegenheit ganz rot im Gesicht, und er interpretiert es so, dass sie dieses Geld gestohlen hat. Erzürnt entlässt er sie. Das nächste Bild auf der Leinwand zeigt eventuell diese junge Frau zu Hause, wo eines ihrer vier Kinder an Polio erkrankt und der Mann als Arbeitsloser dem Trunk verfallen ist. Da sie nun keine Arbeit mehr hat und als einziger Verdiener der Familie diese nicht mehr zu ernähren weiß, schluckt sie in ihrer Verzweiflung eine Überdosis Schlaftabletten und stirbt. Und nun wird die Reue beim Betrachter des von ihm verursachten Unheils noch viel größer. Er mag hemmungslos weinen und tausendmal seine Dummheit verwünschen. Andere aus der Gruppe werden eventuell ebenfalls im Stillen an ähnliche irdische Situationen gemahnt, wo sie gleichfalls ihren Vorteil gesichert hatten zum Schaden oder auf Kosten anderer. Und nachdem die Zusammenhänge besprochen worden sind, wird im Rollenverfahren die Situation durchgespielt, doch diesmal mit dem richtigen Verhalten. Diese Gruppen dienen also im Besonderen der Bewusstseinsbildung bezüglich des Fehlverhaltens, demzufolge Karma aufgeladen worden war. Und sie dienen zur Verdeutlichung eines richtigen Verhaltens, das eingeübt wird, denn zweifellos wird dieser Kandidat in einem nächsten Leben wieder mit der gleichen Situation konfrontiert werden. Und sollte er dann wieder das Geld für sich einstecken, dann wird er wieder in seiner Gruppe im Zwischenleben mit diesem Verhalten konfrontiert werden, bis er alle irdischen Tests ohne Wanken eindeutig richtig besteht. Wie gesagt, die uns unsichtbar begleitenden Geistführer und die Lehrer haben unsäglich viel Geduld mit uns. Es gibt nun mal langsame und schnelle Lerner. Das ist eben überall so.

Und viele, denen nun ihre damaligen Worte und Taten wieder vorgeführt werden, schämen sich jetzt für ihr egoistisches und liebloses Verhalten (wie im Fall 2) oder freuen sich auch, wenn jene Entscheidungen den Liebesrichtlinien gemäß getroffen worden waren. Es werden aber nicht nur die Fehler eingehend besprochen, sondern es wird auch erwogen, wie man in jenen Situationen auf Erden richtig gehandelt haben könnte. Es werden jene Situationen als Rollenspiel nochmals so durchgespielt, wie es eigentlich unter dem Liebesaspekt richtig gewesen wäre, wobei sich die Mitglieder alle mit Enthusiasmus beteiligen.[76] Und ein jeder wird mit dem Karmagesetz konfrontiert. Man weiß, worin man gefehlt hat, und ist bereit, in einer erneuten Inkarnation in der „Leidens- und Reinigungsschule“[77] aus Erfahrungsgründen ein Gleiches zu erleben, was man anderen zugefügt hat (Fall 2).

Doch man hat sich dieses Zwischenleben nicht etwa als eine ständige Gruppenarbeit vorzustellen. Denn neben dieser gibt es viele, viele herrliche Möglichkeiten, dort die 'Zeit' angenehmst zu verbringen, sei es, dass man sich in Bibliotheken aufhält, an bestimmten Festen teilnimmt, seinen vielleicht auf Erden unerfüllt gebliebenen Interessen nachgeht, ein Instrument erlernt oder an Forschungsprojekten teilnimmt. Und man kann auch als Unsichtbarer auf die Erde zurückkehren, bisweilen in Begleitung seines Lehrers, um von diesem bestimmte Verhalten von Menschen gezeigt zu bekommen, woraus wieder Lernschritte für die nächste Reinkarnation abzuleiten sind. Auch mag man einen Eindruck davon erhalten, wie und wann von den Unsichtbaren im Jenseits Ereignisse in die Wege zu leiten sind, die für jene geplant sind. Doch darf man als Unsichtbarer nicht eigenwillig in das Leben oder in die Gedanken eines Menschen eingreifen, es sei denn, es gäbe besondere Gründe dafür, sodass ein solcher Eingriff von höheren Wissenden erlaubt worden ist. Auch wird man sich im Jenseits schon mit irgendwelchen Aufgaben beschäftigen, denn alles bereitet große Freude und ist sehr interessant. Im Grunde müssten wir Irdischen beim Tod eines Nahestehenden diesen darum beneiden, dass er in unsere jenseitige Heimat zurückkehren darf – beziehungsweise sollten uns freuen, dass er sein Pensum auf Erden erledigt hat und nun wieder die Freuden des Jenseits genießen kann. Doch diese Zwischenwelt dient nicht allein der Erholung und Durchsicht des vergangenen Erdenlebens, sondern auch der Vorbereitung auf das bevorstehende Erdenleben, das wir willig antreten, haben wir doch inzwischen erfahren, worum es eigentlich geht, und dass wir nur seelisch wachsen können, wenn wir das im Jenseits Erfahrene auch umzusetzen verstehen und unter den viel härteren Bedingungen der Erdenebene zu Taten werden lassen.

Doch vor einer jeweiligen Inkarnation findet die wichtigste Phase für die Ausrichtung allen Geschehens auf der Erde statt. Denn die Seele hat die freie Entscheidung und darf vor Eintritt in ein neues Erdenleben davon reichlich Gebrauch machen. „Das Karma selbst schreibt aber nicht das Skript für die nächste Lektion. Es legt vielmehr den Rahmen fest, an den diese [die Seele] sich zu halten hat. Wir entwerfen diesen Lebensplan gemeinsam mit unseren geistigen Führern, wobei die volle Verantwortung für unser Leben jedoch stets bei uns liegt, da wir jeden Vorschlag zurückweisen können.“[78] Wir schauen symbolisch gesprochen in unser Kontobuch und wissen genau, was wir aus Lerngründen karmisch auszugleichen haben, doch auch, welche neuen Lektionen wir in der Erdenschule hinzulernen wollen. Sind wir sehr ehrgeizig und wollen viel von dem ausgleichen, was wir im vergangenen oder in noch früheren Leben an Auszugleichendem anstehen haben, dann entscheiden wir uns für ein schweres Leben mit möglicherweise zahlreichen Schicksalsschlägen und Situationen, in denen wir genau das erleben, was wir einst anderen aus Mangel an Liebe angetan oder zugedacht haben. Selbst der ehemalige Mörder, der nach seiner Reueperiode und Rückkehr in seine Seelengruppe das karmische Gesetz erkannt hat, ist nun bereit, sein Karma anzutreten. Ja, er wird sogar glücklich darüber sein, gibt es ihm doch die Chance, mit dem erfolgten Ausgleich seine frühere Untat aus seinem Kontobuch zu streichen, denn eine ausgeglichene Tat wird darin ausradiert.

Aus der jenseitigen Perspektive erscheint selbst ein bevorstehender schmerzlicher Karmaausgleich wie etwas weit Entferntes – vergleichbar mit dem Entschluss und der Notwendigkeit, nächste Woche zum Zahnarzt zu gehen. Aus dieser Perspektive fällt es noch relativ leicht, über seine bevorstehenden Schicksale zu beschließen. Aber wir werden uns trotz allen nötigen Ausgleichs von Verfehlungen aus den vergangenen Leben auch unserer Bonuspunkte bedienen, um nicht nur einen Schicksalsschlag nach dem anderen zu erleben. Da wir den freien Willen haben, könnten wir uns sogar – obwohl aus karmischen Gründen noch viel auszugleichen wäre – ein Leben vornehmen, in dem wir ein relativ geruhsames und schönes Dasein genießen. Unsere geistigen Berater werden uns vielleicht darauf hinweisen, dass wir dadurch unter Umständen ein Leben vergeuden würden. Doch so wir nichtsdestoweniger darauf bestehen, wird unserem Wunsch natürlich stattgegeben.[79] Doch, und dies ist uns deutlich bewusst, alles, was auf der Minusseite unseres Kontos steht, muss irgendwann noch einmal ausgeglichen werden, denn „keiner kann dem entgehen, was ihm wegen ungerechter Taten zu erdulden zukommt“[80]. „Die Menschenseele“, so sagt Rudolf Steiner, gestaltet „mit anderen mit ihr karmisch verbundenen Menschenseelen und mit Wesenheiten der höheren Hierarchien das kommende Erdenleben im Sinne des Karma.“[81] Manche überlassen auch denjenigen der höheren Wesen, welche später die karmischen Geschehnisse in die Wege leiten, die Einzelheiten dessen, was ihnen begegnen soll, während andere diese bis ins kleinste Detail selber entwerfen. Und wie Pythagoras sagte, werden in der Regel die fortgeschrittenen Seelen ihre zukünftigen Leben selber planen, die nicht so fortgeschrittenen sich in manchem bestimmen lassen, vieles jedoch selbst entscheiden, während die in ihrer spirituellen Entwicklung noch nicht sehr Fortgeschrittenen sich ganz den Karmabereitern (die von den Indern *lipika* genannt werden) und deren Entscheidungen anvertrauen. Doch alle haben vor Eintritt in ein Menschenleben den sie treffenden Schicksalen zugestimmt. Dies erfordert das Gesetz des freien Willens. Denn nichts soll ihnen auf Erden widerfahren, das wider ihren Willen geschieht. Mit anderen Worten: Das, was wir auf Erden an Schicksal erleben, ist nicht nur durch frühere Leben bedingt und damit karmischer Ausgleich, sondern geschieht vielmehr auch aufgrund einer im Jenseits vor Antritt der jeweiligen neuen Inkarnation gefällten Entscheidung, die wiederum auf eigener nachträglicher Einsicht und Bereitwilligkeit, also eigenem Willen beruht. Diese Erkenntnisse sind für die Karmaforschung neu und lassen auch das Karmagesetz in neuem Licht erscheinen. Denn wir haben das Karmagesetz nicht nur erkannt und für gut befunden, sondern darin auch freiwillig – selbst in seiner striktesten Anwendung auf uns – eingewilligt. Somit ist jedes Schicksal auf Erden von uns direkt oder indirekt verfügt und vorher für gut befunden worden. Denn mit jedem Schicksalsschlag verbinden wir etwas ganz Bestimmtes, das uns der größeren Liebewerdung näherbringt.

So führt auch Michael Newton einen Fall an, in welchem die Seele von sich aus darum bittet, im nächsten Leben eine Vergewaltigung als Frau zu erleben, „um zu verstehen ... und den Schaden zu ermessen, den sie als Mann damals dem (vergewaltigten) Mädchen zugefügt hatte“.[82] Und wir erinnern uns noch an jenen Germanenkrieger, der ein Kind in einem Haus mitverbrannt hatte und sich deswegen im Jenseits für das folgende Leben den Tod durch Verbrennung aussuchte (Fall 1).

Doch die Erkenntnis aus höherer Sicht, dass die Erfahrung des Gegenteils der All-Harmonie und All-Liebe der ur-eigentliche Grund für schmerzliches Geschehen ist, werden nur die in ihrer Spiritualität weit Fortgeschrittenen haben. So bleibt es bisher nur wenigen vorbehalten, diesen ’inneren Willen‘, wie Aurobindo sich ausdrücken würde, zu erkennen. Für die anderen ist die Gültigkeit des Karmagesetzes ein einsichtiger und darum ausreichender Grund, sich diesem zu unterwerfen.

Wir können auch mit Mitgliedern unserer Gruppe verabreden, in einer erneuten Inkarnation etwas gemeinsam zu lernen, uns also als sich gegenseitig unterstützende Freunde, Ehe- oder Liebespartner, Familienmitglieder oder Verwandte zu begegnen. Die meisten Verabredungen dienen dem Lernenwollen in der Schule des Lebens. Nur wenige verabreden sich aus reinem gegenseitigen Vergnügen. Aus bestimmten Gründen mag der uns bei diesen Vorbereitungen zur Seite stehende Lehrer,

Geistführer oder Karmaberater auch Seelen aus anderen Gruppen wählen, beispielsweise um ein bestimmtes Lernprogramm durchzuführen, wenn sich niemand in der eigenen Gruppe so gut für das geplante Vorhaben eignet. Da das zu erlernende neue Programm samt den karmisch noch abzuleistenden Ausgleichungen als solches im Vordergrund steht, müssen die anderen Komponenten wie Geburtsland, Eltern, Lebensbeginn und -dauer von diesen Fakten abhängig gemacht werden. So fragte Elisabeth Kübler-Ross vor ihrer jetzigen Inkarnation im Jenseits – an das sie sich noch erinnern kann – einen Freund, warum er sich für ein Leben als Kind in Afrika entschieden habe und dort verhungern wolle. Und dieser antwortete: „Solch ein Leben würde mein Mitgefühl erweitern." Und erklärend fügte er hinzu, dass er in seinem früheren Leben kein Mitgefühl für andere gehabt habe.[83] Aber nicht alles, was wir – auch an schwer Ertragbarem – für ein erneutes Erdenleben auswählen, hat unbedingt mit früheren Leben oder dem daraus resultierenden Karma zu tun. Mit Recht weist Edgar Cayce[84] darauf hin, dass man sich in den Plan seines anzutretenden irdischen Lebens auch Schicksale schreiben kann, die karmalos sind und die ich oben unter der Rubrik 22 als karmaloses Karma bezeichnet habe. Ich kann mich also frei entscheiden, ein mongoloides Kind zu werden, um dadurch anderen als Liebesaufgabe zu dienen. Ich kann mir auch wünschen, mit einer Fußverkrüppelung auf die Welt zu kommen, um nicht wieder wie in den Leben zuvor den äußeren Dingen nachzulaufen, sondern dieses Leben dazu zu nutzen, mich mit geistigen Dingen zu befassen. Doch auf jeden Fall bin ich es selbst, der den diesbezüglichen Plan entwirft. Also nicht jedes Schicksal muss sich auf ein Karma beziehen, doch es bezieht sich auf eine Ursache, die ich durch meinen freien Willen vor meinem Lebensantritt in eigener Regie gesetzt habe. Aber die allermeisten Schicksale sind karmabedingt.

Hat eine Frau im vorausgegangenen Leben aufgrund ihrer Schönheit viel Widerwärtiges erfahren, so wird sie sich jetzt eventuell wünschen, unattraktiv zu sein. Oder sie kann auch sagen: „Nein, ich möchte nochmals genauso schön sein und dann beweisen, dass ich stark genug bin, um gegen alle Verführungen gewappnet zu sein. Denn ich habe jetzt hier gelernt, wie ich mich richtig verhalte. Mein Erlerntes möchte ich jetzt auf die Probe stellen." Natürlich wird, falls sie bei ihrem Willen bleibt, diesem nach Möglichkeit stattgegeben. Doch in diesem Fall wird man sie zu ihrem Besten sicherlich davon zu überzeugen versuchen, dass vorerst vielleicht noch andere Leben als Vorbereitung angebracht sind, bevor sie sich wieder ebensolchen Versuchungen aussetzt. Wir schauen also auf unser Karmakonto, um genau zu sehen, was noch auszugleichen ist, machen aber auch von unseren Bonuspunkten Gebrauch. Wenn das jemand wollte, könnte er als reicher Mann inkarnieren. Doch kennt man die damit verbundenen Gefahren vielleicht aus eigenen früheren Leben oder aus der Betrachtung früherer Leben anderer Gruppenmitglieder. Denn als Reicher kann man sich leicht in den Besitz verstricken, sodass man nicht den Reichtum hat, sondern jener die eigene Seele gefangenhält. So schnell ist etwas Liebloses in die Wege geleitet, das dann wieder ausgeglichen werden muss. Doch kann jemand gerade deswegen ein Leben als Reicher erwählen, weil er sich selbst testen will, ob er sich von jenen Fallen der Lieblosigkeit noch aus der Bahn werfen lässt. Im Allgemeinen meidet man ein Leben als Reicher, obwohl das im Erdenleben irrigerweise von vielen so sehr angestrebt oder erträumt wird.

Im Jenseits bereitet man sich intensiv auf eine neue Inkarnation vor. In Rollenspielen werden bevorstehende Situationen schon einmal eingeübt. Auch kann man sich schon für den zu ergreifenden Beruf vorbereiten, wie wir in Fall 2 gesehen haben, wo die Seele des russischen Kaufmanns sich als ehemaliger Vergewaltiger im Jenseits freiwillig für ein nächstes Leben als Frau entscheidet, die verbrannt werden wird. Hier eignet sich diese Seele schon im Jenseits Grundkenntnisse auf dem Gebiet des Kräuterwissens an, die sie dann als allein stehende Frau benötigen wird. Dies erklärt auch das Phänomen der Wunderkinder. Entweder bringen sie diese Talente aus früheren Leben mit oder sie haben sie sich im Zwischenleben angeeignet.

Das Geschlecht, in das man inkarnieren möchte, sucht man sich immer selbst aus. Und zwar geschieht dies dem zu Erlernenden beziehungsweise Auszugleichenden entsprechend. An sich sind wir als reiner Geist geschlechtslos. Doch sind wir einmal in die Dualität eingetaucht und haben uns zum Erfahren des Gegenteils der All-Einheit eine Seele angeeignet, dann benötigen wir für jede Inkarnation eines der beiden Geschlechter. Die Wahl des Geschlechtes, das also ebenfalls unserer Entscheidung unterliegt, kann von Inkarnation zu Inkarnation wechseln. Doch gewöhnlich wählen wir ein längeres Programm in ein und demselben Geschlecht. Wenn ich mit der Macht umzugehen lernen will, werde ich mir meistens mehrere Männerleben vornehmen. Wenn ich aber die Mutterschaft von allen Seiten erlernen will, benötige ich mehrere Leben als Frau. Denn hier gibt es viel zu lernen. Ich kann Mutter eines behinderten Kindes sein wollen, um ihm viel Liebe zukommen zu lassen. Das Kind wird mir dann Lernmittel der Liebe sein. Ich kann Mutter sein wollen von vielen Kindern. Ich kann auch dadurch lernen, dass ich trotz eines Kindes (oder mehrerer) keinen Ehemann oder engen Partner habe und in bitterster Armut lebe. Und ich kann viel daraus lernen, wenn ein Kind nach dem anderen sterben sollte. Doch meistens streuen wir diese besonderen Lernprogramme in die verschiedenen Frauenleben mit ein. Denn jedes Leben, soll es ein erfüllendes sein, ist bis zum Rand mit den verschiedensten Lernaufgaben gefüllt.

Man achtet von Seiten der Karmaberater und Mitplaner des anzutretenden neuen Erdenweges auch darauf, dass sich niemand überlädt. Deshalb kann Elisabeth Kübler-Ross in ihren Vorträgen mit Gewissheit sagen: „Man erhält nie mehr, als man ertragen kann." Das heißt auch, dass eines jeden Schicksal auf Erden, ganz egal, welche Ausmaße es annimmt, genau für einen bemessen ist und als solches, auch wenn es aus der irdischen Perspektive ungeheuerlich und unerträglich erscheint, nie zuviel für einen ist und deshalb mit Tapferkeit bis zu Ende getragen werden soll. Denn wer vor seinem Schicksal verzagt und sich deswegen das Leben nimmt oder in sich zurückzieht, hat nichts, aber auch gar nichts gewonnen – außer der Sicherheit, dass er ebendieses Programm mit all seinen Lernaufgaben irgendwann einmal zu wiederholen hat. Und wir erinnern uns, dass ein jedes Leben auch nur das bestmögliche sein kann, da es zuvor bis ins Kleinste erwogen wurde und wir genau das darin zu lernen versuchen, was wir uns aus eigener Entscheidung oder mit unserer Zustimmung vorgenommen haben. Wer vor dem

Erdenleben zögernd und ängstlich verzagt, macht es sich doppelt schwer. Wer jedoch mit Mut und unverzagt an das zu Durchlebende herangeht, wird seine Aufgaben viel eher meistern. Darum: mit Mut das Leben genießen und Freundschaft mit dem Karma schließen. Denn wir sind auch Schöpfer unseres Lebens, das wir unter Beachtung des inneren Liebesgebotes zu einem freudigen gestalten können. Und so uns das Karma durch Kriegswirren, Krankheit, Unfall oder in welcher Form auch immer begegnet – sollten wir nicht verzweifeln, sondern es bei den Hörnern packen und so gut und tapfer mit ihm umgehen, als wir es vermögen.

Man kann sich natürlich hier auch die Eltern aussuchen, doch mag der Karmaberater sagen, dass die erwünschten Eltern für das beabsichtigte Programm vollkommen ungeeignet sind, muss der Betreffende doch beispielsweise aus karmischen Gründen als Kind und Jugendlicher hart vom Vater geschlagen werden, während der in Aussicht genommene Vater zu sanftmütig ist, um solch ein Programm durchzuführen. Oder, falls jemand unbedingt diese Seele als Vater haben möchte, wird es so arrangiert, dass jener sich alsbald von der Ehefrau trennt und diese dann einen neuen Ehemann wählt, der die vorgesehene Rolle des erbarmungslosen Zuchtmeisters übernimmt. Es scheint, als ob himmlische Computer alle notwendigen Schritte und vorgebrachten Wünsche optimal bzw. so gut es eben geht austüfteln und berücksichtigen und sodann als Plan vorlegen, dem wir anschließend zustimmen. Kinder und Jugendliche kommen als Karmaverursacher bis zum Beginn der Pubertät nicht in Frage und dann auch nur bedingt, bis sie körperlich ausgereift sind. Doch können sie schon als Kleinkind Karmaempfänger beziehungsweise Karmaausgleicher werden. Denn habe ich einst ein Kind misshandelt, muss auch ich als Kind misshandelt werden.

Liegt nun der genehmigte Plan, „in welchem das Maß der Strafe und ihre Dauer festgelegt ist", dem Betreffenden vor, dann „bewegt er sich freiwillig auf seine Strafe zu".[85] Der große Plotin hat also schon zu seiner Zeit, d. h. vor achtzehnhundert Jahren, erkannt, dass das Karma von uns selbst im Jenseits, „dem vorzüglichsten aller sinnlichen Räume"[86], vorbereitet, eingesehen und gebilligt wird – Erkenntnisse, die wir erst jetzt durch die empirische Jenseitsforschung mittels Rückführungen gewinnen.

Auch Kriege und Katastrophen werden aus karmischen Erwägungen vorher genau geplant, dienen diese doch bestens dazu, vielen Menschen auf einmal Möglichkeiten des Lernens und des karmischen Ausgleichs zu bescheren. In jeden Krieg, in jede Naturkatastrophe ist eines jeden ganz spezifisches Karma eingebaut. Auch solchem Geschehen haben wir vorher zugestimmt oder es den Karmaarrangierern überlassen, wie sie uns unsere Lernaufgaben im Einzelnen präsentieren wollen.

Und noch eine besondere Wohltat wird den zur Rückkehr Bereitstehenden – die so lange auf ihre Reinkarnation zu warten haben, bis die ihnen gerechte und angemessene 'Planstelle' zur Verfügung steht – erwiesen. Sie dürfen vergessen, was sie in früheren Leben erfahren haben, um ihren neuen Durchgang durch ein Erdenleben unbeschwert zu absolvieren. Denn würde der Mensch die volle Erinnerung an alles in früheren Leben oder im Jenseits Vorangegangene bewahren, so würde er sich, wenn er in einem früheren Leben etwa ein Mörder war, in Selbstvorwürfen verstricken und seine neuen Aufgaben nicht unbelastet angehen können, oder es wäre ihm alles viel zu leicht gemacht, da er ja durch seine Erinnerung an die im Jenseits getroffenen Abmachungen oder Vorsätze den gesamten Daseinsplan samt festgesetzter Todesstunde kennen würde. Deshalb kommt, wie die große Sterbeforscherin Elisabeth Kübler-Ross es ausdrückt, – symbolisch gesprochen – der Engel des Vergessens und löscht vor unserem Einstieg in den Mutterleib die gesamte Erinnerung an Vorhergegangenes.[87]

Sicher ist die Todesstunde schon vorprogrammiert. Doch es werden auch Eventualitäten mit eingeplant, zum Beispiel: Wenn du dein Lernprogramm frühzeitig richtig beendet hast, dann kannst du diese Lebensschule bereits eher verlassen. Oder: Wenn du bis zu deinem siebzigsten Lebensjahr all deine beabsichtigten Erfahrungen eingeholt hast, dann kannst du, wenn du möchtest und dir das Leben dort unten gefallen sollte, noch eine von dir selbst zu bestimmende Lebenszeit bleiben, um dann all das noch zusätzlich zu lernen oder zu genießen, was dir Freude bereiten könnte. Doch die meisten Seelen wollen keine Sekunde länger auf Erden bleiben, als unbedingt nötig. So wenigstens ist ihre Einstellung, bevor sie inkarnieren.

Auf meine Frage, warum wir überhaupt auf die Erde kommen, wenn im Jenseits alles so herrlich ist, antwortete Elisabeth Kübler-Ross: „Die Erde ist eine Schule des Lernens. Wir müssen in dieser unangenehmen physischen Existenz leben, um Dinge zu lernen, die wir auf der anderen Seite nicht zu lernen vermögen. Denn auf der anderen Seite erleben wir die bedingungslose Liebe. Wie aber könnten wir Liebe lernen, wenn uns alles perfekt in rosigsten Farben begegnet? Hier haben wir zu lernen, mit garstigen und gemeinen Menschen auszukommen, mit abstoßender Politik, um zu erfahren, wie man mit Negativität umzugehen hat. Solange wir diese Lektionen nicht gelernt haben, kommen wir immer wieder auf die Erde zurück, bis wir gelernt haben. Deshalb müssen wir viele, viele, viele Male zurückkehren, bis wir schließlich einen Bewusstseinsgrad erreicht haben, der uns befähigt zu erkennen, dass wir nicht voneinander getrennt sind, sondern dass wir alle in jedem Augenblick eine Einheit bilden. Wenn wir das wirklich wissen und dementsprechend leben, dann können wir sterben, um die Erde für immer zu verlassen.“[88]

Wann und wie kann man Karma beenden?

Ganz allgemein gesprochen ist das Karma erst dann beendet, wenn es abgegolten, das heißt ausgeglichen ist. Denn das Gesetz will es so. Aber Karma ist, sofern es negativ ausgerichtet ist, immer ein Zeichen dafür, dass man gegen die Gesetze der Liebe verstoßen hat. Das Karma dient uns dazu, die Liebe zu erlernen – von der Zielsetzung des Ur-Karmas einmal abgesehen. Würden wir jedoch das, was wir uns aus Lieblosigkeit aufgeladen haben, schon anderweitig ausgleichen, bevor das zwingende Karmagesetz zum Tragen kommt, wäre dies nicht mehr notwendig. Karma als Vehikel zum Erlernen der Liebe wäre in dem Moment überflüssig geworden, wenn wir auch ohne dieses Gefährt am Ziel ankommen würden, das da heißt: vollkommene Liebe leben. Wenn wir also die – um ein Lieblingswort meiner verehrten Lehrerin Elisabeth Kübler-Ross zu gebrauchen – *bedingungslose Liebe* in uns leben, d. h., in unserem Denken, Sprechen und Handeln ganz Liebe geworden sind, haben wir das Ziel unserer irdischen Bestimmung erreicht und müssen nicht mehr auf die Erde zurückkehren. Wenn wir also das Ziel erreicht haben, wird uns, falls noch ein Restkarma im Karma-Buch verzeichnet sein sollte, dieses automatisch gestrichen, denn es erübrigt sich ohnedies. Warum sollte man einem Heimkehrer noch einen Wagen entgegenschicken, um ihn abzuholen, wenn er schon angekommen ist? Das wäre sinnlos. Mit dieser Liebe ist auch die Selbsterkenntnis verknüpft. Denn ich muss zu der Erkenntnis gebracht werden, dass die Schöpfung aus Liebe geschaffen worden ist und ich ein Teil dieser Liebe bin. Mit dieser Selbsterkenntnis werde ich mich dieser entsprechend verhalten. Dick Sutphens Kernsatz lautet: „Weisheit löst das Karma auf.“[89] Ich würde diesen Satz noch weiter präzisieren: Das Karma löst sich auf durch Weisheit *und* Liebe.

Doch wie kann ich schon jetzt dieses Ziel erreichen, dass mein Restkarma gestrichen werden kann? Wie wir gehört haben, verkünden große indische Meister, dass man sich nur voller Vertrauen und in voller Liebe ganz ihnen zuzuwenden und ihre Regeln zu erfüllen habe, um dieses Ziel der Karmaauflösung zu bewirken. Tausende von Menschen gehen diesen Weg. Doch, wie ich meine, genauso wie wir allein zu sterben haben, müssen wir auch diesen Weg alleine gehen. Sicherlich stirbt es sich leichter, wenn man jemanden bei sich hat, der Sterbebegleitung leistet. Und so kann auch ein Meister einen Menschen bei seinen letzten Schritten vor dem endgültigen Ziel begleiten. Und vielleicht ist es auch die Liebesausstrahlung eines solchen Meisters, die auf seinen Schüler übertragen wird, sodass dessen Liebesvibrationen auf einmal höher schwingen und er das Ziel seiner eigenen Liebewerdung schneller erreicht. Millionen von Menschen, die ein Darshan, ein Verweilen in der Aura- und Liebespräsenz des Meisters, erlebt haben, verspürten auf einmal eine Erhöhung ihrer eigenen Liebesschwingungen, die sie in ein inneres Verzücktsein hoben. Solch ein Darshan kann einen Menschen vollkommen verändern und ihn hinfort bewusst den Pfad der Liebe gehen lassen. Verstandesmenschen können nicht verstehen, wie sich so viele Menschen von einem Guru oder Meister abhängig machen können. Aber diese wollen sie gar nicht von sich abhängig machen, ermahnen die wirklichen weisen Lehrer der Liebe ihre Schüler doch, ihr eigener Guru zu werden. Doch was diese immer wieder zu ihrem verehrten Meister treibt, ist der Wunsch, von seiner Quelle der Liebe zu trinken.

Sind wir ganz Liebe geworden, können wir gar nicht mehr anders handeln als den Gesetzen der Liebe entsprechend. Wir können gar nicht mehr gegen diese verstoßen. Denn auf dem langen Weg durch die vielen Inkarnationen haben wir gelernt, dass jede Abweichung vom Liebespfad eine Korrekturmaßregel nach sich zieht, die wir als negatives Karma zur Genüge kennen gelernt haben. Wir sind aus Erfahrung zur bedingungslosen Liebe geführt worden. Jetzt können wir uneingeschränkt alle Menschen, alle Tiere, alle Pflanzen, ja die gesamte Schöpfung lieben. Wenn wir diese Liebe in uns tragen, dann ist es unmöglich, noch vom rechten Liebespfad abzuweichen. All unser Denken, Sprechen und Handeln befindet sich in Übereinstimmung mit der göttlichen All-Liebe. Wir befolgen die Gesetze der All-Harmonie. Wir sind ganz bewusst eins mit der

Schöpfung und ihren Gesetzen geworden. Und jetzt mögen einige sagen: „Das erreiche ich nie, solange ich auf Erden lebe!" Doch dafür ist in der göttlichen Schöpfung schon Vorsorge getroffen. Denn ebensowenig wie alle ihren Schulabschluss nur mit den besten Noten in allen Fächern erreichen, ebensowenig wird verlangt, dass man in seinem letzten Erdenleben in allem schon voll zur reinen Liebe gereift ist. Denn das mag nur wenigen gelingen. Doch nach einem letzten Erdenleben, in welchem das Ziel, also der erfolgreiche Schulabschluss, erreicht ist, werden wir im Jenseits noch die letzten Schritte zur Vervollkommnung unserer Liebe erlernen. Und danach, so wir dazu bereit sind, dürfen wir uns wieder in die Einheit der All-Harmonie und der All-Liebe zurückbegeben, um dort in der Fülle der Freude und Liebe zu leben, wobei wir all die Erfahrungen des Gegenteils miteinbringen. Und in der Rückerinnerung an dieses Gegenteil weiß man die Herrlichkeit dieser göttlichen All-Harmonie und All-Liebe noch mehr zu schätzen und zu lieben.

Doch eventuell entscheidet sich der eine oder andere (wie es laut dem tibetischen Glauben Buddha tat) mit seiner ganzen Liebesfülle darauf zu verzichten, schon sobald als möglich in die Einheit zurückzukehren – aus dem Wunsch heraus, aus einer sehr hohen jenseitigen Sphäre den Seelen bei ihrem Streben, ganz Liebe zu werden, Beistand zu leisten.

Was aber muss ich tun, damit ich in diesem Leben meinen möglichen Schulabschluss schaffe? Ganz einfach! Ich muss in meinem Denken, Sprechen und Handeln ganz Liebe werden. Wenn ich das erreicht habe, wird mir alles weitere Karma gestrichen. Und es ist hilfreich, die spirituellen Gesetze zu kennen. Denn hat man auch vom Kopf, also von der Erkenntnis her die Prinzipien, auf denen diese Gesetze beruhen, erkannt, fällt es leichter, diese Liebe und den göttlichen Schöpfungswillen, die in diesen Gesetzen wohnen, zu erfassen und zu praktizieren.[90] Wenn man mit Liebe in Selbstverantwortung in den Bahnen der göttlichen Gesetze lebt, dann ist man von allem Karma befreit. Jedes Buch, das in einem die wahre Liebe fördert, sollte als willkommenes Geschenk angesehen werden. Jeder in der Liebe wohnende Mensch, dem ich begegnen darf, soll für mich ein Segen auf meinem Weg zur Liebesvollkommenheit sein. Und auch jedes Tier, das mir die bedingungslose Ergebenheit und Liebe zeigt, kann für mich zum Lehrmeister der Liebe werden. Ich sollte mein Herz weit öffnen und Liebesschwingungen aussenden, denn dann beginnt es mit allem mitzuschwingen, was ebenfalls in Liebe schwingt. Somit erkenne ich die Liebe, die überall – wenn auch zuweilen versteckt – in reichem Maße vorhanden ist. Denn was ich aussende, kehrt zu mir zurück.

Und dann sollte ich auch die Liebe zu spüren lernen, die mir von den mich begleitenden und liebenden Unsichtbaren entgegengebracht wird. Wenn es uns gelingt, mit diesen Kontakt aufzunehmen, können wir hinsichtlich der Liebe viel von ihrer Liebe lernen. Denn diese, sind sie schon weiter entwickelt, denken, sprechen und handeln ganz aus Liebe. Sie können uns Vorbilder und Begleiter auf dem Weg zur Liebe sein. Als Faustregel könnten wir sagen: Füge keinem aus Mutwillen ein Leid zu. Gehe den Weg der Rechtschaffenheit (Dharma) und der Liebe. Lass dich nicht von deinem Ego verführen, jemanden zu deinem Vorteil zu benachteiligen. Denke nie negativ. Sollte es dir dennoch passieren, schicke gleich anschließend drei positive Gedanken hinterher. Vergib allen, die dir Unrecht oder Leid zugefügt haben, und bitte alle – sei es in Worten oder in Gedanken –, denen du Unrecht oder Leid zugefügt hast, dir zu vergeben. Somit kannst du eine karmische Aufladung eventuell noch rechtzeitig auflösen, sodass sie nicht mehr oder nur noch verringert zum Tragen kommen kann. Beginne mit der Vergebung sogleich. Du kannst dir Kraft dazu durch ein Gebet geben lassen. Denn so du bittest, wird dir auch von oben gegeben werden.

Es ist kein Zufall, dass uns am Ausgang des zwanzigsten Jahrhunderts als Mithilfe und Instrument bei der Liebewerdung der Menschen von oben die Rückführungstherapie geschenkt worden ist. Denn nach der gigantischen Bereinigung des en gros karmaausgleichenden zwanzigsten Jahrhunderts samt den sich daraus für Millionen von Seelen ergebenden körperlichen, seelischen und geistigen Nachwirkungen eröffnet die Rückführungstherapie die Möglichkeit, auch die noch anstehenden karmischen Reste und Nachwirkungen aufzulösen (und nicht nur bei den davon Betroffenen). Denn in dieser Therapie erfährt der Klient entweder durch jenseitige Wesen, sein Höheres Selbst oder aus höherem Bewusstsein heraus – dessen er auf dem Berg der Erkenntnis inne wird – von der höheren Liebe, überblickt die karmischen Zusammenhänge, weiß, wie diese entstanden sind, und erfährt, wie sie aufgelöst werden können. Er bringt den Kelch der Liebe, der Vergebung und der Leid- und Schuldauflösung all den in die früheren und das heutige Leben involvierten Personen und natürlich auch sich selbst und vergibt in Liebe allen und sich selbst. Diese Liebe, die er in der Rückführung erfährt, wird in ihm noch lange nachklingen oder ihn auch ganz in jene Liebesschwingung versetzen, die es ihm ermöglicht, fortan den Pfad von Dharma und Liebe vollbewusst zu gehen und somit sein letztes Erdenleben bis zum allerletzten Atemzug in Liebe zu durchschreiten.

STATT EINES NACHWORTES

Zitate und Aphorismen zu Themen dieses Buches

Was einer denkt, das wird er. Das ist das ganze Geheimnis.
(Upanishaden)

Was du nicht willst, das man dir tu, das füg auch keinem anderen zu.
(Konfuzius)

Selbst schon ward ich geboren als Knabe und Mädchen und war schon Pflanze und Vogel und stummer Fisch in den Fluten des Meeres.
(Empedokles)

Eines jeden Leben ist das Ergebnis seines vorangegangenen. Die ehemaligen Fehler wirken sich jetzt als Leid und Schmerzen aus, während die einstigen guten Taten nun ihren Segen tragen. (Gautama Buddha)

Willst du die Vergangenheit eines Menschen kennen, betrachte seine gegenwärtige Situation. Willst du die Zukunft eines Menschen kennen, betrachte seine gegenwärtigen Handlungen. (Gautama Buddha)

Der Ordner und Meister der Welt hat das Glück und das Unglück der Wesen eingerichtet, ihre Freude und ihr Leid, wobei er sich nach ihren Vorleben richtet. (Mahabharata)

Wie unter tausend Kühen das Kalb seine Mutter herausfindet, so verfolgen die früher begangenen Taten ihre Täter. (Mahabharata)

Das Schicksal des Einzelnen ist nicht loszulösen von seiner Vergangenheit und seiner Zukunft: Jeder hat in einem früheren Leben sein gegenwärtiges Schicksal gemacht und bereitet jetzt sein zukünftiges vor.

(Plotin)

Ich sterbe als Stein und werde zur Pflanze. Ich sterbe als Pflanze und steige auf zum Tier und werde dann als Mensch geboren. Ich werde selbst über die Engel hinaus kommen, um etwas zu werden, was kein Mensch gesehen. Und dann werde ich das Nichts sein.

(Dschaladin Rumi, Begründer des Sufismus)

Nicht fügt uns zu ein anderer Lust und Leid / dass es ein andrer zufügt, ist ein Wahn. / Ein jeglicher genießt zu seiner Zeit, / was er beging in der Vergangenheit. / Selbst büße ab, o Leib, was du getan.

(Aus einem indischen Gedicht)

Warum sollte ich nicht so oft wiederkommen, als ich neue Kenntnisse, neue Fertigkeiten zu erlangen geschickt bin?

(Gotthold Ephraim Lessing)

Wer hier nicht zur Vollendung gelangt, gelangt vielleicht drüben (zu ihr), oder muss eine abermalige irdische Laufbahn beginnen. (Novalis)

Im Vergleich zu Reinkarnation und Karma erscheinen alle anderen Ansichten klein und nichtig. (Richard Wagner)

Was man in einer Existenz nicht tun konnte, tut man in einer anderen. So entgeht niemand dem Gesetz des Fortschritts. Jeder wird nach seinem wirklichen Verdienst belohnt. (Allan Kardec)

Das Karmagesetz ist das grundlegende Gesetz des Weltalls, welches die Wirkung an die Ursache knüpft in der physischen, gedanklichen und geistigen Welt. (Helena P. Blavatsky)

Durchgemacht in den letzten Jahren habe ich mehr, als ich je eingestehen werde. Was mich hielt, war eigentlich der Seelenwanderungsgedanke. Ich sagte mir: „Du hast offenbar in einem früheren Dasein irgendetwas Frevelhaftes unternommen. Da sprach das Schicksal: 'Dafür soll mir der Kerl auf der Erde ein Meyer werden.'“ Beides muss nun redlich durchlitten werden, um wieder in bessere Lage zu gelangen.

(Conrad Ferdinand Meyer)

Wir kehren alle wieder. Das ganze Leben hat nur den Sinn durch diese Bestimmtheit. Und es ist vollkommen gleichgültig, ob wir uns in einem späteren Stadium der Wiederkunft an ein früheres erinnern. Denn es kommt nicht auf den Einzelnen und sein Erinnern und Behagen an, sondern nur auf den großen Zug zum Vollendeten, zu der Läuterung, die in jeder Inkarnation fortschreitet. (Gustav Mahler)

Alle Kämpfe und Wettbewerbe im tierischen und pflanzlichen Leben und überall sonst, alle sozialen Kämpfe und Kriege sind nur Ausdruck jenes ewigen Bemühens, zu jenem Gleichgewichtszustand zurückzugelangen. (Swami Vivekananda)

Wir sind die Sklaven der Vergangenheit, aber die Herren der Zukunft.

(Rudolf Steiner)

In der Regel macht der Mensch zum zweiten Mal ein jedes Ding besser als beim ersten Versuch. (Rudolf Steiner)

So wie eine den Berg herabstürzende Lawine keinen moralischen, sondern einen natürlichen Prozess darstellt, so stellt auch das über einen Menschen hereinbrechende Leid nur eine kausale Konsequenz und keine moralische Strafe dar. (Paul Brunton)

Das Überleben der westlichen Zivilisation hängt von der Wiedereinführung der Karmaidee im Denken der Masse ab. (Paul Brunton)

Wir wählen unsere Freuden und Leiden, lange bevor wir sie erfahren. (Khalil Gibran)

Wenn das Schlechte, unter dem wir leiden, das Ergebnis unserer Sünden ist, die wir in unseren vergangenen Leben begangen haben, so können wir es mit Ergebung und mit der Hoffnung ertragen, dass unsere zukünftigen Leben weniger leidvoll sein werden, wenn wir im jetzigen nach Tugend streben. (William Somerset Maugham)

Der Zweck des menschlichen Lebens ist die Steigerung des Bewusstseins. (Carl Gustav Jung)

Unser Leben ist nicht von uns allein gemacht. Zum größten Teil entstand es aus verborgenen Quellen. Sogar Komplexe können ein Jahrhundert oder länger vor der Geburt ihren Anfang nehmen. Es gibt so etwas wie Karma. (C.G. Jung in einem Brief an Eleanor Bertine, 1946)

Wenn der Mensch beständig des Karmagesetzes eingedenk bleibt, dass gute Taten gute Früchte und schlechte Taten schlechte Früchte erzeugen, dann wird er davor zittern und zagen, schlechte Taten auszuführen, und sich glücklich fühlen in der Ausübung guter Taten. (Munishri Nyayavijayaji)

Das Karma gleicht einem langen Seil aus vielen Fäden, das unrein und verwickelt wurde, als es in die materiellen Tiefen kam. Aber sobald Menschen durch Erfahrung und Schulung aufsteigen, reinigen sich ihre Karma-'Fäden' und ordnen sich aus der Verwirrung. Und das Seil erscheint als ein schön und symmetrisch gemusterter Ausdruck des göttlichen Willens. (Beatrice Flemming)

Die Reinkarnation ist das Mittel zur Auswirkung des Karma, indem man immer wieder in neue geeignete Körper eintritt, um der Vervollkommnung entgegenzureifen. (Beatrice Flemming)

Dem Menschen liegt es ob, die Funken aus den Dingen und Wesen zu läutern, denen man im Alltag begegnet, und sie zu immer höheren Stufen, zu immer höheren Geburten zu erheben, von Mineral, von Pflanze zu Tier, von Tier zu Mensch, bis der heilige Funke zu seinem Ursprung zurückkehren kann. (Martin Buber)

Karma ist ein Wunder an Präzision, dessen Sinn und Zweck darin besteht, dass du umdenkst. (Sai Baba)

Bedenke stets, dass alles, was dir geschieht, dir zufällt, dir widerfährt, das Beste für dich ist, und dass deine Aufgabe ist, herauszufinden, inwiefern. (Sai Baba)

Wann immer wir das Karmagesetz verletzen, müssen wir bezahlen. (Daskalos)

Da wir täglich die Ausrichtungen für die Zukunft kreieren, verleiht uns die Kenntnis des Karmagesetzes die nötige Einsicht, unser Leben mit diesem Gesetz in Einklang zu bringen. (Hazel Denning)

Wir haben noch nicht gelernt, unseren Nächsten zu lieben und ihm zu dienen. Bis dahin werden wir weiterhin alle möglichen Krankheiten und seelischen Qualen zu erleiden haben. (Hazel Denning)

Jeder muss die Früchte seines Feldes essen. (Liz Green)

Ein allgemeines Begreifen und Verstehen der Wirkungsweise des Karmas könnte die ganze Welt verändern. Wenn die Menschen wirklich dieses Gesetz begriffen, würden sie weit weniger ihre Mitmenschen auf diesem Planeten ausbeuten, und der Satz „Liebe deinen Nächsten“ würde als Faustregel gelten und nicht als eine bloße Moralvorstellung. (Rabbi Philip Berg)

Kein Mensch macht eine Erfahrung, die nicht für ihn bestimmt ist. (Inayat Khan)

Beim Karma geht es nicht um Belohnung oder Bestrafung. Das Karma dient der Erziehung und Reinigung unseres Unterbewusstseins.

(Bruce Goldberg)

Das Karmasystem bildet eine weit bessere Grundlage für Gerechtigkeit als alle Rechtsordnungen, die die Menschheit je ersonnen hat.

(Bruce Goldberg)

Das Karmagesetz macht jeden für seine Taten verantwortlich.

(Elisabeth Kübler-Ross)

Es ist nicht das Schicksal, das unsere Leben schwer macht, sondern unsere früher gefällten Entscheidungen, deren Konsequenzen wir als Karma spüren. (Ingrid Vallieres)

Das Karmagesetz ist nicht geschaffen, um uns zu bestrafen, sondern es fördert unsere Aufmerksamkeit und unsere Sinne für unsere Taten.

(Ingrid Vallieres)

Wenn wir all das durchschauen, was uns geprägt hat, wird unserem Schmerz der Stachel genommen und das Leben zum spannenden Abenteuer. (Ernest Pecci)

Wissen löscht Karma aus *(Wisdom erases karma*). (Dick Sutphen)

Liebe dein Schicksal, weil es für dich die beste Chance ist, weiterzukommen. Das ganze Leben ist ein durch unsere Schicksalsregie bestimmter Lehrgang. (Stefan von Jankovich)

Karma wird nicht von den Ahnen vererbt, sondern wir treten unser eigenes Erbe an. (Kurt Tepperwein)

Wer sein Glück auf Kosten anderer begründet, wird im nächsten Leben eben darin sein Unglück finden. (Kurt Tepperwein)

Jeder Mensch ist Schöpfer, Träger und Überwinder seines Schicksals. Schicksal ist die Summe unserer Entscheidungen. Somit gibt es weder unverdientes Glück noch unverdientes Leid, sondern nur Ursache und Wirkung. Es ist das denkbar gerechteste Gesetz. Es lautet: „Jeder bekommt das, was er verursacht.“ (Kurt Tepperwein)

Das Gesetz des Karma fordert vom Menschen die bewusste Übernahme der Verantwortung für sich und sein Leben und sorgt dafür, dass er so lange mit dem Selbsterschaffenen konfrontiert wird, bis er es aufgelöst hat und dadurch frei geworden ist. (Kurt Tepperwein)

Es ist nicht möglich, eine Handlung zu tun und deren Wirkung zu entfliehen. Niemand kann Unrecht tun, ohne Unrecht zu erleiden.
(Kurt Tepperwein)

Unser Schicksal ist nichts anderes als die Summe unserer Entscheidungen und Fehlentscheidungen. Jede scheinbare Ungerechtigkeit ist eine höhere Gerechtigkeit. (Kurt Tepperwein)

Das Gesetz des Karma bindet den Unwissenden, aber macht den Wissenden frei. (Kurt Tepperwein)

Wer mit dem Willen der Schöpfung willentlich eins ist, von dem fällt jegliches Karma ab. Er setzt auch keine Ursachen mehr für neues Karma.
(Kurt Tepperwein)

Akzeptiere Karma als Grundlage deiner Lebensphilosophie. Damit akzeptierst du zugleich die volle Selbstverantwortung. (Dick Sutphen)

All deine positiven und liebevollen Gedanken und Taten tragen dazu bei, dein gespeichertes schlechtes Karma zu löschen. (Dick Sutphen)

Die Rückführungstherapie ist zu wertvoll, um nur den Kranken vorbehalten zu sein. (Erving Polster)

Die Reinkarnationstherapie ist zwar eine ausgezeichnete Möglichkeit, um Symptome zu bearbeiten, sie kann aber weit mehr sein. Sie ist ein Stück Begleitung auf dem Weg zu Heil(-ung) und umfassender Gesundung, genügt sie doch den höchsten Anforderungen auch im religiösen Sinn. (Rüdiger Dahlke)

In jene Gruppe von Menschen, die du am meisten verachtest, hasst, erniedrigst oder ausnutzt, wirst du hineingeboren werden.
(Jan Erik Sigdell)

Jeder Mensch muss so lange inkarnieren, bis er die Wirkung aller von ihm gesetzten Ursachen erlebt und damit das Gesetz erfüllt hat.
(Tepperwein)

Zitate und Aphorismen vom Autor

Das Karmagesetz ist gerechter als irdisches Recht. Es irrt sich nie.

Jeder bekommt das, was er verursacht. Darum ist Karma das gerechteste Gesetz.

Das Karmagesetz ist für Seelen, die sich auf Erden aus ihrer Unwissenheit herausentwickeln, vorgesehen. Durch dieses werden sie mittels ihrer Erfahrungen zu wissenden Seelen konditioniert.

Wir sind der Sämann. Wie gut wir das Feld bestellen und welche Saaten wir auswerfen oder welche Samen oder Pflänzlinge wir setzen, das ernten wir.

Entfernen wir uns von der Liebe, werden wir von ihr entfernt. Öffnen wir uns der Liebe, beschenkt sie uns mit mehr Liebe.

Wenn du ein Volk, eine Religion, eine Rasse von Herzen hasst, hast du dir den Garantieschein dafür eingehandelt, eben dort freiwillig wiedergeboren zu werden.

Alles, was ich einem anderen antue, habe ich mir selbst angetan, denn ich bin der andere. Wir sind alle eins.

Das Karmagesetz ist ein Gnadengeschenk Gottes. Es belässt mir den freien Willen, mich – mit welcher Geschwindigkeit auch immer – um mein Seelenheil selbst zu kümmern.

Alles, was wir anderen wegnehmen, wird uns einst genommen werden. Darum ist Ehrlichkeit die beste Vorausversicherung für ein späteres Leben.

Für Zufälle ist in der großartig durchdachten Schöpfung kein Platz.

Je gröber du gegen die Liebe verstößt, desto schlimmer wird gegen dich lieblos verstoßen werden.

Wer weiß, klagt nicht, denn er weiß, warum alles so ist, wie es ist.

Krankheit ist ein nach Harmonie schreiender Ausdruck von karmisch verursachten Disharmonien.

Das Schicksal ist das Spiegelbild der Seele. Es offenbart mir meine Vergangenheit.

Karma ist das Produkt der Eigenwilligkeit. Deshalb kann ich niemandem und nichts die Schuld geben.

Das Karmagesetz ist nicht mit Fatalismus gleichzusetzen. Vielmehr stellt es an uns im Erdenleben die Forderung, unsere Fügungen hinfort selbst zu gestalten, um ihnen in der Zukunft so zu begegnen, wie wir es uns wünschen.

Das Karma ist nicht Widersacher der Menschen, sondern ihr bester Freund. Das Karma ist nicht der Verzögerer der ersehnten Vereinigung mit Gott, sondern ihr Beschleuniger.

Karma ist kein Bestrafungsmechanismus, sondern ein Erziehungssystem – oder besser gesagt, ein System, das uns zur wahren Liebewerdung hin orientiert.

Das Karmagesetz ist ein Anschauungsunterricht in Lehrbeispielen. Mit Nachdruck weist es uns auf unsere gewesenen Mängel hin. Und diese heißen: zu wenig Liebe.

Das Karma ist ein Entwicklungsbeschleuniger. Ohne dieses würden wir uns nur sehr wenig entwickeln oder gar stehenbleiben.

Dem Karma gegenüber sollten wir uns dankbar zeigen, will es für uns doch nur das Bestmögliche, das darin besteht, uns mit Nachdruck auf unsere Fehler aufmerksam zu machen, damit wir in der Liebe fehlerlos werden und dadurch die Voraussetzungen für unsere Wiedervereinigung mit der All-Liebe schaffen.

Der Tod ist nur das Ende des Schultages, das Nachhausegehen, das Erholen, die Wiederbegegnung mit Familienmitgliedern und Freunden, das Aufgabenmachen und das Vorbereiten für den nächsten Schultag.

Alles, was wir in einem Leben erleben, haben wir aufgrund unseres freien Willens selbst über uns verhängt oder auserkoren.

Fallgesetz und Karmagesetz haben eines gemeinsam: Von je höher man fällt, desto größer ist der Schaden.

Die Rückführungstherapie macht es uns möglich, das Karma kennen zu lernen und uns damit auszusöhnen, ja uns eventuell von seiner Auswirkung für immer zu befreien.

Karmische Partnerschaften sind die bevorzugten Reibeflächen – dazu gedacht, sich als Seelen so lange aneinander zu reiben und schließlich zu polieren, bis man eine perfekt glänzende Seele der Liebe geworden ist.

Schmerzliches Karma ist nichts anderes als noch nicht durch Liebe wieder ausgeglichene Taten, die aus einem Mangel an Liebe begangen wurden.

Wer die Ursache seines Schicksals richtig erkannt hat, leidet nicht mehr daran, denn er weiß, warum alles so ist, wie es ist. Unwissenheit lässt uns leiden.

Wir beerben uns von Leben zu Leben selbst. Wer einmal ein gutes Erbe antreten möchte, der richte sein Leben so ein, dass sein Testament ein beglückendes ist.

Alles, was du aussendest, kommt zu dir zurück. Sende Liebe aus. Und du wirst sehen, was passiert.

Das Karmagesetz ist das Instrument, das uns zur Liebe erzieht. Erst durch die selbst verursachte und im Folgeleben entsprechend selbst erfahrene Lieblosigkeit erkennen wir allmählich den Wert der Liebe. Karma ist somit das kostbarste Instrument zur Liebewerdung.

Selbsterkenntnis und Selbstverwirklichung als All-Liebender sind Vorbedingung für die Realisation des Göttlichen.

Genauso, wie wir erst in der Wüste den Wert des Wassers schätzen lernen, lernen wir auch erst in den Wüsteneien des Lebens den Wert der Liebe schätzen. Und das Karma schickt uns immer wieder in die Wüste des Lebens, bis wir die Liebe wirklich schätzengelernt haben, ja, bis wir im Denken, Sprechen und Handeln ganz Liebe geworden sind.

Durch Lieblosigkeit erfahren wir erst den Wert der Liebe.

Das Karma löst sich auf durch Weisheit *und* Liebe.

Uns und anderen in Liebe zu vergeben ermöglicht es, das Karma vorzeitig zu beenden.

Worin auch immer einer gefehlt hat in der Liebe,
bedarf es des Ausgleichs.
So will es das Gesetz.
Und damit ist alles gesagt.

ANMERKUNGEN

(Zu den genauen Literaturangaben siehe S. 365 ff.)

(1) Im Literaturverzeichnis finden sich unter *Beweise für die Reinkarnation* seine wichtigsten Publikationen aufgeführt, vor allem sein Werk *Reinkarnationsbeweise.* Da dieser Wissenschaftler sein mit höchster Akribie zusammengetragenes Beweismaterial aber vorwiegend in akademischem Stil vorlegt, was dem „Mann auf der Straße" doch nicht so schmackhaft erscheinen könnte, habe ich in zwei Veröffentlichungen (*Wiedergeburt – Die Beweise* und *Reinkarnation Aktuell*) nicht nur die wichtigsten einschlägigen Dokumentationen Stevensons in allgemeinverständlicher Form wiedergegeben, sondern darüber hinaus aus zahlreichen weiteren Quellen Beweismaterial für die Reinkarnation zusammengetragen.

(2) Hanson, S. 131

(3) Halbfass, S. 52. Ich halte mich bei meiner kurzen Geschichte des Karmagedankens, was die altindischen Karmavorstellungen anbelangt, im Wesentlichen an seine Ausführungen in dem hier angegebenen Buch, da darin über den neuesten Stand der indischen Karmaforschung berichtet wird.

(4) Zander, S. 28

(5) Halbfass, S. 55f.

(6) Halbfass, S. 62.

(7) Bhagavadgita, 2. Gesang, 30. Verspaar, auch 4. Gesang, 5. Verspaar, 7. Gesang, 19. Verspaar, 8. Gesang, 15., 16. Verspaar usw.

(8) Bhagavadgita, 14. Gesang, ab Verspaar 14.

(9) Zander, S. 41

(10) In Shri Nemichandra S. Chakravartis Buch werden all die verschiedenen Karmavorstellungen der Jainas aufgelistet. Interessant ist auch die bis auf eine Minute ausgerechnete Dauer einer bestimmten Karmaaufladung (S. 25).

(11) Zander (S. 41) bestätigt, dass in dem als ursprünglich ermittelten Korpus von Buddhas Lehren die Reinkarnation tatsächlich keinen großen Raum einnimmt. Diese wurde nachträglich von späteren Schülern hinzugefügt und in den Schriften ausgeweitet.

(12) Friedli, S. 78

(13) Ramakrishna Math, S. 228 f.

(14) Christopher Chapple in Hanson, S. 268

(15) Doniger O'Flaherty, S. 246

(16) Malhotra, S. 93

(17) Malhotra, S. 99

(18) Kirpal Singh, sein Sohn Darshan Sing und dessen Nachfolger Rajinder Singh folgen, was die Auffassung von Wiedergeburt und Karma und die Unterstützung der Karmaauflösung bei ihren Schülern angeht, im Wesentlichen den geistigen Spuren von Kabir. Auch sie halten noch eine Reinkarnation der menschlichen Seele in ein Tier für möglich. Um diesen Punkt zu unterstreichen, erzählt Darshan Singh (S. 226) eine Begebenheit mit dem Gott Krishna (=Vishnu). Dieser Gott deutete mit dem Finger auf ein Insekt, das am Boden einherkroch, und sagte zu Udhav: „Diese Kreatur war einst Lord Indra, der Gott des Donners und des Regens. Und oft schon kroch er im Dreck wie jetzt. Diesem Schicksal kann kein Lebewesen entgehen.“ Es sei denn, wir leben ein Leben in Demut und Liebe, dann können wir mit Hilfe eines Meisters aus dem Rad der ewigen Wiedergeburt aussteigen und brauchen keine Angst mehr zu haben, irgendwann nochmals wiedergeboren zu werden, weder als Mensch noch als Tier.

(19) Malhotra, S. 115

(20) Halbfass, S. 295

(21) Hans-Peter Müller in Schmidt-Leukel, S. 64

(22) Aurobindo I, S. 49

(23) zitiert nach Schmidt-Leukel, S. 66

(24) ebd. S. 68

(25) ebd. S. 69

(26) ebd. S. 71

(27) Aurobindo I, S. 49

(28) zitiert nach Hummel, S. 53

(29) v. Stepski-Doliwa I, S. 80. In den folgenden Ausführungen greife ich, falls nicht anders vermerkt, auf die Ausführungen zurück, die Sai Baba durch Stephan von Stepski-Doliwa niederschreiben ließ (S. 79-84).

(30) v. Stepski-Doliwa II, S. 45

(31) Hummel, S. 45

(32) Radhakrishnan sagte, dass der Hinduismus zu einer Botschaft der Verzweiflung und des Fatalismus geworden sei statt zu einer Botschaft der Hoffnung. (Hummel, S. 51)

(33) Gina Cerminara, die die Gedanken Edgar Cayces über Karma zusammengetragen hat, sagt, dass die Gleichgültigkeit gegenüber dem Leiden anderer in sich selbst eine karmisch strafbare Sünde sei. (S. 257)

(34) Selbst tantrische Liebespraktiken zielen eigentlich darauf, die Kundalini

zu heben und dadurch zumeist höhere Stufen des Bewusstseins und der Gottnähe zu erfahren. Diese werden gerne in der westlichen Welt in Seminaren erlernt, auch um die sexuelle Lust zu steigern. Doch in Indien sind solche Praktiken, obwohl sie gelehrt werden, seltene Ausnahme und werden eher als Versuchung und erneute Verstrickung in Karma gewertet.

(35) Wer sich für dieses Problem der Besetzung näher interessiert, den verweise ich auf folgende Werke: Edith Fiore *Heilung von Besessenheit* und Carl Wickland *Dreißig Jahre unter den Toten.*

(36) vgl. Schuré, S. 300

(37) Manuelas Geschichte wurde schon in verkürzter Form in meinem Buch *Wiedergeburt – die Beweise* wiedergegeben.

(38) Einen anderen sehr originellen ontologischen Ansatz bietet der Lebenslehrer und Rückführungstherapeut Professor Kurt Tepperwein. Wenn wir uns in der Einheit befinden, wo wir mit dem Göttlichen in allem übereinstimmen, dann ist alles, was wir denken und tun könnten, immer in Harmonie mit dem Einen. Alles, was wir denken und tun, ist stimmig, ist dem göttlichen Plan gemäß richtig. Hier gibt es also keine Freiheit der Wahl mehr, denn wir wissen, was richtig ist, und verhalten uns entsprechend. Doch aus Freude an einem erneuten Spiel möchten wir vielleicht nochmals erfahren, wie es ist, die freie Wahl zu haben, uns zu entscheiden zwischen dem, was richtig ist, und dem, was nicht dem göttlichen Plan entspricht. Und somit beginnen wir wieder von vorn – mit einem neuen Spiel, dem man die Überschrift geben könnte: durch den freien Willen schließlich zum Willen Gottes zurückfinden. Ein anderer ontologisch-spiritueller Ansatz findet sich bei Aurobindo in seinem *Der integrale Yoga*. (S. 52 ff.)

(39) Plotin spricht von dem *Nous*, einem Allbewusstsein, das aus dem Einen herausgetreten ist und die Vorstellungswelten schafft, die dann mit Weltseele und Individualseelen ausgestattet werden. Dem mag wohl wirklich so sein. Weitere Forschungen auf dem Gebiet der Rückführungen werden noch herauszufinden haben, ob er auch hier endgültige Wahrheiten herausgefunden hatte.

(40) Bhagavadgita, 8. Gesang, Verspaare 20 –22.

(41) Auch Sai Baba erwähnt im Zusammenhang mit dem Karma gerne die Schule. „So genanntes negatives Karma ist wie Schulnoten, die aufzeigen, wieviel du weißt beziehungsweise in die Praxis umgesetzt hast." v. Stepski-Doliwa IV, S. 260

(42) Leider kann ich nicht mehr die Quelle zu diesem Zitat anfügen. Selbst wenn es nur in ungefähr so von ihm gesagt sein sollte, hätte dieses für die gesamte Karmaforschung einen wichtigen Stellenwert. Wir wissen, dass er sich genau an

frühere Leben zurückerinnern konnte (z. B. Teilnahme am Kampf um Troja), wir wissen, dass er sein Wissen als Eingeweihter in einem Tempel in Ägypten (Sais?) empfing. Er wurde, nach Griechenland zurückgekehrt, der erste Philosoph und Lehrer, der die Reinkarnation noch vor Sokrates lehrte und eine eigene Mysterienschule begründete, in welcher er jene Schüler, die allgemeines esoterisches Wissen erhielten, die Exoteriker nannte, doch jene, denen unter dem Siegel der Verschwiegenheit geheimes Wissen anvertraut wurde, als Esoteriker bezeichnete. Zu dieser Zeit, wie anzunehmen, existierte der Reinkarnationsgedanke schon in Indien, doch fehlte ihm noch die Karmakomponente, die erst eindeutig mit der Mahabharata, dem Buddhismus und dem Jainismus, deren Urschriften kaum vor dem vierten Jahrhundert anzusetzen sind, dann das indische Denken in stetig zunehmender Stärke bestimmte. Ägypten unterhielt schon viele Jahrhunderte vorher Handelsbeziehungen mit Indien. Könnte es sein, dass geheime Priesterschulen Ägyptens den Karmagedanken als esoterisches Wissen an Eingeweihte weitergaben, zu denen auch Pythagoras gehörte? Und könnte es nicht sein, dass auch ein oder einige Inder diese Einweihungen dort erlebten und dann dieses vermehrte Wissen ihren eigenen Reinkarnationsgedanken hinzufügten? Könnte es also vielleicht sein, dass nicht Indien das Geburtsland des Karmagedankens ist, sondern Ägypten, obwohl Tempelinschriften dieses geheimgehaltene Wissen nicht wiedergeben? Und wies nicht Herodot darauf hin, dass der Wiedergeburtsgedanke aus Ägypten stamme? Wissenschaftler mögen einmal diesen Vermutungen nachgehen, um herauszufinden, ob dem wirklich so sein könnte.

(43) Rudolf Steiner spricht davon, dass man möglichst schon im Erdenleben „günstige Posten für das Lebensbuch eintragen“ solle. (Hummel, S. 92)

(44) v. Stepski-Doliwa IV, S. 62

(45) Markides I, S. 155f.

(46) Darshan Singh,

(47) Liz Green in Hanson, S. 163

(48) Diana Dunningham Chapotin in Hanson, S.183

(49) Virginia Hanson in Hanson, S. 254

(50) v. Stepski-Doliwa IV, S. 332

(51) zitiert bei William Metzger in Hanson, S. 194. Derselbe Autor verwendet auf S. 195 ebenfalls das Dharma als das Vertikale und das Karma als das Horizontale.

(52) v. Stepski-Doliwa,III, S. 101

(53) v. Stepski-Doliwa IV, S. 225.

(54) Zander (SW. 43) berichtet, dass in buddhistischen Schriften, deren Alter

nicht geklärt ist, sogar außer von Familienkarma auch schon von Gruppen- und selbst Nationalkarma die Rede ist.

(55) Edgar Cayce I, S. 244-252

(56) Diana Dunningham Chapotin in Hanson, S. 183

(57) Sutphen II, S. 41

(58) Yuen Liao Fan, S. 22

(59) Yuen Liao Fan, S. 59

(60) Ich möchte die Leser in diesem Zusammenhang ganz besonders auf die Bücher von Professor Kurt Tepperwein hinweisen, wie z. B. *Die geistigen Gesetze; Wissen, Handeln, Sein; Schicksal und Bestimmung.*

(61) Sutphen I, S. 50

(62) Unter (35) ist solche Literatur schon genannt worden.

(63) Plotin, aus den Enneaden die Abhandlung *Probleme der Seele I*, Absatz 86 ff. (in Harder, S. 205f.)

(64) Dieses Zitat ist wiedergegeben in Kafka, S. 247

(65) Harder: Plotin, S. 223

(66) Dieser Satz ist den Unterlagen zu den Seminaren von Professor Kurt Tepperwein entnommen, die er in Laax/Graubünden zum Thema *Ausbildung zum Lebensberater* jährlich abhält. Sein Wissensschatz zum Thema Reinkarnation und Karma findet sich in dem Buch *Schicksal und Bestimmung*, das mit zu den wichtigsten Büchern zur spirituellen Bewusstseinsbildung gehört.

(67) Vallières, S. 114

(68) Edgar Cayce räumt jedoch ein, dass in der Schöpfung selbst Zufälle und Unfälle durchaus möglich sind. Cerminara, S. 248

(69) Die vier einzeln erschienenen Bände heißen *Molar* (dieser Band ist in all seinen sieben Farben ungekürzt im Internet zu lesen unter *www.trutzhardo.com*), *Lilia, Jedem das Seine* und *Maria.* Drei dieser Bände sind im Silberschnur Verlag (*www.silberschnur.de*) erhältlich. Mein Karma-Prozess ist im Internet unter *www.bhakti-yoga.ch* nachzuverfolgen.

(70) Ein solches gegenseitiges Auskosten zweier Liebender im Jenseits habe ich in meinem Roman *Der Blinde Dichter* beschrieben.

(71) Allan Kardec sagt, dass es keine Fehltritte gibt, die nicht irgendwo gesühnt werden können. Denn „den Weg zur Sühne findet der Mensch in den verschiedenen Existenzen, die ihm je nach Wunsch und Anstrengungen das Fortschreiten zur Vollkommenheit ermöglichen“, bis er sein Endziel erreicht hat (zitiert nach Hummel, S. 80). Erstaunlich ist auch, wie Kardec viele der Grundwahrheiten, die durch die Rückführungstherapie aufgedeckt werden, schon um

die Mitte des neunzehnten Jahrhunderts durch Geistermund erfuhr.

(72) Newton, I, S. 49 und II, S. 3

(73) Harder: Plotin, S. 199

(74) Um den Leser nicht zu verwirren, möchte ich hier noch einige wichtige Bemerkungen anfügen. Ein Teil unserer Seele, wie auch Plotin weiß (Harder, S. 145), bleibt im Jenseits. Diese Aussage wird auch von dem Jenseitsforscher Michael Newton bestätigt, der sagt: „Ein Teil unserer Lichtenergie bleibt immer in der jenseitigen Welt zurück“ (Newton II, S. 2). Und wir erinnern uns, dass Buddha das Vorhandensein einer Seele schlechthin und damit auch die Reinkarnation als solche abstritt. Er meinte, wie Osho ihn interpretiert (S. 145), dass die Gedanken eines Menschen bei seinem Tod zu einem neuen Wesen in den Bauch einer neuen Mutter gelangen, welches also keine Wiedergeburt jener Seele sei, zu welcher die Gedanken vormals gehörten. Und Osho, der sich nach vielen anderslautenden Aussagen ebenfalls dieser Ansicht anschließt, meint sogar, dass derjenige, der sich an frühere Leben erinnert, solche Gedanken anderer nicht mehr existierender Seelen in sich trägt und diese als die seinigen aus früheren Leben wiedergibt. Diese Ideen gemahnen natürlich an jene C.G. Jungs, der derlei Erinnerungen an frühere Leben auf ein kollektives Unbewusstes aller Gedanken, die je in der Welt gedacht wurden, zurückführt. Eine ganz neue Reinkarnationsvariante trägt Pierre de Forêt in seinem äußerst interessanten Buch *Die Geburt der Seele* vor. In diesem führt er die Idee aus – die ihm sein Geistführer während gemeinsamer Astralwanderungen erklärt –, dass eine Seele sich nicht verkörpern kann, weshalb es auch keine Reinkarnation gibt. Doch kann sie Aspekte von sich in auf Erden lebenden Körpern erleben lassen. Doch mit dem Tod zerfällt der Körper, und der Seele steht es frei, ob sie in einem anderen Körper wiederum Aspekte ihrer selbst in Erscheinung treten lassen möchte (de Forêt, S. 70f.). So interessant all diese Gedanken sein mögen – und ich bin immer begierig nach neuen gedankenerweiternden Vorstellungen, denn man darf nie in festgefahrenen Meinungen steckenbleiben, ist doch alles in Bewegung, auch unser Geist –, bleiben sie mir doch insofern unlogisch bzw. erscheinen mir lückenhaft, als, wie Stevenson nachwies, Kinder, die sich an frühere Leben erinnern, manchmal Geburtsmerkmale aufweisen, die eindeutig auf das von ihnen erinnerte vorausgegangene Todesereignis zurückzuführen sind. Und die ganze Rückführungspraxis zeigt mir, dass die vielen Symptome der Klienten regelmäßig auf spezifische frühere Opferleben zurückgehen und die sich ergebenden Zusammenhänge vollkommen in sich stimmig sind. Und – und dies ist für mich das überzeugendste Argument für die Richtigkeit des Karmagesetzes – Heilung tritt meist sofort ein, wenn in den eigenen früheren Leben ’aufgeräumt‘ wor-

den ist, das heißt, dort die Ursachen erkannt, das Karmagesetz als gerecht eingesehen und die Vergebung samt der Auflösung durchgeführt wurde.

(75) Newton II, S. 4

(76) Newton II, S. 193f

(77) Allan Kardec benennt die Erde so. (zitiert nach Hummel, S. 80)

(78) Bache, S. 113

(79) Die Rückführungstherapie kann Shankara und Vyasa nicht zustimmen, die meinen, dass ein karmischer Ausgleich gleich im nächsten Erdenleben zu erfolgen hat. Denn dann wäre auch unser freier Wille eingeschränkt.

(80) Harder: Plotin, S. 223

(81) zitiert nach Hummel, S. 92

(82) Newton I, S. 51

(83) Kübler-Ross, S. 20

(84) Cerminara zitiert aus einem Cayce-Reading, in dem es über einen Mann mit Muskelschwund heißt, dass er sich diesen nicht aufgrund karmanotwendiger Gegebenheiten ausgesucht habe, sondern „durch diesen Zustand die Tugenden der Ruhe und Beständigkeit erwerben" wollte. (Cerminara, 250)

(85) Harder: Plotin, S. 223

(86) Harder: Plotin, S. 211

(87) Kübler-Ross I: S. 25. Dort sagt die Wissenschaftlerin Folgendes. „Wenn wir schon im Voraus wüssten, was sich alles ereignet, würden wir nicht mehr lernen und somit auch nicht wachsen können. Wir würden eine Bevölkerung von Dummköpfen sein."

(88) Kübler-Ross I, S. 10

(89) Sutphen II, S. 110

(90) Hierzu empfehle ich dem Leser das Taschenbuch von Professor Kurt Tepperwein *Die Geistigen Gesetze* (erschienen bei Goldmann).

LITERATURVERZEICHNIS

Allgemeine Darstellungen zum Thema Karma und Reinkarnation

Bache, Christopher M.: *Das Buch von der Wiedergeburt*, München 1993

Bodde, Albert: *Karma und Reinkarnation*, Güllesheim 1998

Brunton, Paul: *Karma - Kette von Ursachen und Wirkung*, Freiburg1964

Brunton, Paul: *Karma - was es wirklich ist*, Freiburg 1999

Cerminara, Gina: *Erregende Zeugnisse über Karma und Wiedergeburt*, München1983

Cranston, Sylvia & Williams, C.: *Wiedergeburt*, München 1989

Currie, Jan: *Niemand stirbt für alle Zeit*, München 1979

Friedli, Richard: *Zwischen Himmel und Hölle - Die Reinkarnation*, Freiburg, Schweiz, 1986

Head, Joseph and Cranston S.L.: *Reincarnation - The Phoenix Fire Mystery*, New York 1979

Hummel, Reinhard: *Reinkarnation - Weltbilder des Reinkarnationsglaubens und das Christentum*, Stuttgart, 1988

Mumford, Jonn: *Karma Manual*, St. Paul 1999

Rohr, Wulfing von: *Karma und Reinkarnation*, Düsseldorf 1996

Schmidt-Leukel, Perry (Hrsg.): *Die Idee der Reinkarnation in Ost und West*, München 1996

Tendam, Hans: *Exploring Reincarnation*, London 1990

Tepperwein, Kurt: *Schicksal und Bestimmung*, Güllesheim 2001

Zürrer, Ronald: *Reinkarnation - Die umfassende Wissenschaft der Seelenwanderung*, Zürich 1989

Zürrer, Ronald: *Weg nach Innen*, Neuhausen, CH 1995

Westliche Darstellungen von Karma und Wiedergeburt

Breaux, Charles: Lebenslinien, München 1992

Cayce, Edgar I: Die tausend Leben deiner Seele, München 1993

Cayce, Edgar II: *Wahrheit der Reinkarnation*, München 1994

Flemming, Beatrice: *Das theosophische Weltbild*, München 1976

Flensburger Hefte, Heft 56: *Über Reinkarnation und Karma*, Flensburg 1997

Forêt, Pierre de: *Die Geburt der Seele*, Güllesheim 1999

Gosztonyi, Alexander: *Die Welt der Reinkarnationslehre*, Aitrang 1999

Hanson, Virginia (Hrsg.): *Karma - Wie unser Tun zum Schicksal wird*, Bern 1992

Harder, Richard (Hrsg.): *Plotins Schriften*, darin vor allem das Kapitel *Probleme der Seele*, Hamburg 1962

Hoefler, Angelika: *Karma - Die Chance Deines Lebens*, Aitrang 1990

Jankovich, Stefan von: *Reinkarnation? Denkmodell oder Realität?* In: *Jahrbuch der Esoterik*, Band 1, Bern 1989

Kafka, G. und Eibel, H.: *Der Ausklang der antiken Philosophie und das Erwachen einer neuen Zeit*, Band 9, München 1928

Kübler-Ross, Elisabeth, I: *Warum wir hier sind*, Güllesheim 1999
Mac Gregor, Geddes: *Reinkarnation und Karma im Christentum*, B1, Grafing 1985
Kugler, Walter: *Rudolf Steiner und die Anthroposophie*, Köln 1991
Markides, Kyriakos C. I: *Der Magus von Strovolos*, München 1988
Markides, Kyriakos C. II: *Heimat im Licht*, München 1988
Markides, Kyriakos C. III: *Feuer des Herzens*, München 1991
Michel, Peter: *Karma und Gnade*, Grafing 1988
Sachau, Rüdiger: *Westliche Reinkarnationsvorstellungen*, Gütersloh 1996
Steiner, Rudolf: *Die Offenbarungen des Karma*, Dornach 1985
Steiner, Rudolf: *Wiederverkörperung und Karma*, Dornach 1994
Zander, Helmuth: *Geschichte der Seelenwanderung in Europa*, Darmstadt 1999

Beweise für die Reinkarnation

Banerjee, H. N.: *Americans Who Have Been Reincarnated*, New York 1980
Bowman, Carol: *Ich war einmal - Kinder erinnern sich an frühere Leben*, München 1998
Cockell, Jenny: *Unsterbliche Erinnerung*, Bergisch Gladbach 1994
Hardo, Trutz: *Wiedergeburt - die Beweise*, München 1998
Hardo, Trutz: *Ich hab schon mal gelebet - Kinder beweisen ihre Wiedergeburt*, Güllesheim 2014
Hardo, Trutz: Karma und seine Gesetze, Güllesheim 2013
Hardo, Trutz: Liebe aus karmischer Sicht, Güllesheim 2016
Harrison, Peter and Mary: *Life Before Birth*, London 1983
Leek, Sybil: *Reincarnation - The Second Chance*, New York 1974
Lenz, Frederick: *Lifetimes - True Accounts of Reincarnation*, New York 1979
Shroder, Tom: *Old Souls*, New York 1999
Stevenson, Ian: *Reinkarnation - der Mensch im Wandel von Tod und Wiedergeburt - 20 überzeugende und wissenschaftlichbewiesene Fälle*, Freiburg 1978
Stevenson, Ian: *Wiedergeburt - Kinder erinnern sich an frühere Leben*, Grafing 1989
Stevenson, Ian: *Reincarnation and Biology - a Contributionto the Etiology of Birthmarks and Birth Defects*, Westport, Connecticut 1997
Stevenson, Ian: *Reinkarnationsbeweise*, Grafing 1999
Tucker, Jom B.: *Life Before Life*, New York 2008

Bücher zu Rückführung und Rückführungstherapie

Bowman, Carol: *Ich war einmal*, München 1998
Dahlke, Rüdiger: *Reinkarnationstherapie und ihr Weltbild*, in: *Jahrbuch der Esoterik*, Band 3, Bern 1990
Denning, Hazel M.: *Life Without Guilt*, St. Paul, 1998

Ebertin, Baldur, R.: *Reinkarnation und neues Bewusstsein. Das karmische Gedächtnis*, Freiburg 1995 (3. Aufl.)

Goldberg, Bruce: *Past Lives, Future Lives*, New York 1982

Goldberg, Bruce: *The Search for Grace*, St. Paul 1997

Goldberg, Bruce: Soul Healing, St. Paul 1997

Hardo, Trutz: *Das große Handbuch der Reinkarnation, Heilung durch Rückführung*, Güllesheim 2017

Hardo, Trutz: *Das große Handbuch der Sexualität - Was Trancerückführungen offenbaren*, Güllesheim 2004

Hardo, Trutz: *Entdecke deine früheren Leben*, Güllesheim 2009

Koch, Werner: *Reinkarnation - Heilung aus der Vergangenheit*, Aitrang 1992

Lasch, Eli Erich: *Sie sind wieder da - Eine andere Sicht unserer Geschichte*, Singen 2004

Lukas, Winafred, Blake: *Regression Therapy - A Handbook for Professionals*, Bd. I und II, Crest Park, CA 1993

Meier, Bruno: *Wiedergeburt als Erfahrung*, Bern 1988

Newton, Michael, I: *Journey of Souls*, St. Paul 1995 (Der Weg der Seele, Wettswil,CH 1996)

Newton, Michael, II: *Destiny of Souls*, St. Paul, 2000 (Die Abenteuer der Seele,Wettswil 2001)

Powers, Rhea: *Reinkarnation - oder die Illusion der persönlichen Identität*, Seeon 1989

Sigdell, Jan Erik: *Führung in frühere Leben*, Bern 1998

Sutphen, Dick I: *Enlightenment Transcripts*, Malibu, CA, 1986

Sutphen, Dick II: *Lighting The Light Within*, Malibu, CA, 1987

Sutphen, Dick III: *Predestined Love*, New York 1988

Sutphen, Dick IV: *Reinventing Yourself*, Malibu, Ca, 1993

Vallieres, Ingrid: *Praxis der Reinkarnationstherapie*, Steimbke 1988 (2)

Weiss, Brian: *Die zahlreichen Leben der Seele*, München 1994

Weiss, Brian: *Heilung durch Reinkarnationstherapie*, München 1995

Weiss, Brian: *Only Love Is Real*, New York 1996

Wendel, Mathias: *Maskenball der Seele*, München1993

Wex, Jovana: *Seele und Sexualität*, Freiburg 2000

Whitton, Joel L. und Fisher, Joe: *Life Between Life*, New York 1986

Wiesendanger, Harald: *Zurück in frühere Leben - Möglichkeiten der Rückführungstherapie*, München 1991

Webster, Richard: *Past-Life Memories*, ST. Paul, MN 2001

Woolger, Roger J.: *Die vielen Leben der Seele*, München 1992

Reinkarnation und Karma in Buddhismus und Jainismus

Dalai Lama: *Die Vier Edlen Wahrheiten*, Frankfurt 2000

Dhammananda, K. Sri: *What Buddhists Believe*, Kuala Lumpur 1987

Munishri Nyayavijayaji: *Jaina - Philosophy and Religion*, Delhi 2000

Nemichandra Siddhanta Chakravarti, Shri: *The Sacred Books of the Jainas*, Vol. VI, Lucknow 1927
Oldenberg, Hermann: *Die Lehre der Upanishaden und die Anfänge des Buddhismus*, Göttingen 1915
Saalfrank, Eva: *Der Buddha und das Rad der Lehre - Einführung in den Buddhismus tibetischer Prägung*, Ulm 1997
Schneider, Ulrich: *Eine Einführung in den Buddhismus*, Darmstadt 1980
Snelling, John: *Buddhismus - Ein Handbuch für den westlichen Leser*, München 1991
Sogyal Rimpoche: *Das Tibetische Buch vom Leben und vom Sterben*, Bern 1998
Tenzin Gyatsho (Dalai Lama): *The Opening of the Wisdom-Eye*, Wheaton, Ill. 1981
Trutwin, Werner: *Wege zum Licht - Die Weltreligionen -Buddhismus*, Düsseldorf 1996
Weil, Alfred (hrsg.): *Karma*, Berlin 1996

Reinkarnation und Karma in Indien

Aurobindo, Ghosh, Sri, I: *Der Integrale Yoga*, Hamburg 1957
Aurobindo, Ghosh, Sri, II: *Rebirth and Karma*, Wilmont, WI 1991
Aurobindo, Ghosh, Sri, III: *Das Göttliche Leben* (3 Bde.), Gladbach 1976
Bhagavadgita, Ashtavakragita: *Indiens heilige Gesänge*, München 1992
Darshan Singh: *The Secret of Secrets*, Dehli 1991
Kirpal Singh: *The Wheel of Life*, Delhi 1965
Doniger O'Flaherty, Wendy: *Karma and Rebirth in Classical Indian Tradition*, Delhi 1999
Halbfass, Wilhelm: *Karma und Wiedergeburt im indischen Denken*, Kreuzlingen 2000
Malhotra, Sharan: *Lord Kabir*, Delhi 2000
Osho Rajneesh: *The Zen Manifesto - Freedom From Oneself*, Köln (ohne Jahresangabe)
Ramakrishna Math: *Sayings of Sri Ramakrishna*, Mylapore, Madras (19. Auflage, ohne Jahresangabe)
von Stepski-Doliwa, Stephan, I: *Sai Baba spricht über Psychotherapie*, Grafrath 2000
von Stepski-Doliwa, Stephan, II: *Sai Baba spricht über Beziehungen*, Grafrath 1995
von Stepski-Doliwa, Stephan, III: *Sai Baba spricht über die Welt*, Grafrath 1997
von Stepski-Doliwa, Stephan, IV: *Sai Baba spricht zum Westen*, Grafrath 1994
Swami Rama: *Freedom from the Bondage of Karma*, Honesdale, PA 1977
Trutwin, Werner: *Wege zum Licht - Die Weltreligionen - Hinduismus*, Düsseldorf 1996
Zimmer, Heinrich: *Philosophies of India*, New York 1951

Reinkarnation und Karma im Judentum

Besserman, Perle: *The Shambhala Guide to Kabbalah and Jewish Mysticism*, Boston 1997
Bischoff, Erich: *Die Elemente der Kabbalah*, Wiesbaden 1990
Berg, Philip: *The Wheel of a Soul*, New York 1988

Gershom, Yonassan: *Kehren die Opfer des Holocaust wieder?*, Dornach, CH, 1997
Ribner, Melinda: *New Age Judaism*, Deerfield Beach, FL 2000
Scholem, Gershom: *Ursprung und Anfänge der Kabbala*, Berlin 1962
Der Sohar, Das Heilige Buch der Kabbala, München 1998
Winkler, Gershon: *The Soul of Matter*, New York 1992

Sonstige Literaturempfehlungen und Rückführungs-CDs

Borgia, Anthony: *Das Leben in der Unsichtbaren Welt*, Güllesheim 2017
Fiore, Edith: *Besessenheit und Heilung*, Güllesheim 1997
Hardo, Trutz: *Molar - ein Siebenfarbroman*, Neuwied 1985
Hardo, Trutz: *Lilia - ein Siebenfarbroman*, Neuwied 1995
Hardo, Trutz: *Jedem das Seine - ein Siebenfarbroman* (nicht in Deutschland erhältlich), Güllesheim 1997
Hardo, Trutz: *Maria - ein Siebenfarbroman*, Güllesheim 2001
Hardo, Trutz: *Der Blinde Dichter - Ein Reinkarnationsroman*, Berlin 2001* (darin Ergebnisse von Rückführungen)
Hardo, Trutz: *Valerian - ein Kaiserdrama aus dem Alten Rom*, Berlin 2001* (darin auch Plotins Ansichten über Karma)
Hardo, Trutz: *Erfahre Deine früheren Leben* (Doppel-CD), Güllesheim 1998
Hardo, Trutz: *Meine schönsten Leben*, CD, Güllesheim 2000
Hardo, Trutz: *Meine Leben im anderen Geschlecht*, CD, Güllesheim 2000
Hardo, Trutz: *Meine spirituellen Leben*, CD, Güllesheim 2001
Kübler-Ross, Elisabeth: *Über den Tod und das Leben danach*, Güllesheim 2001
Schuré, Eduard: *Die Großen Eingeweihten*, Bern 1965
Tepperwein, Kurt: *Die geistigen Gesetze*, München 1992
Tepperwein, Kurt: *Wissen, Handeln, Sein*, Güllesheim 1998
Wickland, Carl: *Dreißig Jahre unter den Toten*, Darmstadt 1957

* mit einem Sternchen markierte Bücher oder CDs sind noch nicht im öffentlichen Handel und deshalb nur erhältlich über den Vertrieb:
Tom Hockemeyer, Schustehrusstr.29, D-10585 Berlin, e-mail: mail@trutzhardo.de, www.trutzhardo.com und www.trutzhardo.de.

Auf letzter Homepage und unter oben angegebener Adresse kann man sich auch über seine Veranstaltungen und Ausbildungsseminare zum Rückführungsleiter erkundigen.

PERSONEN- UND SACHREGISTER

Über den Autor

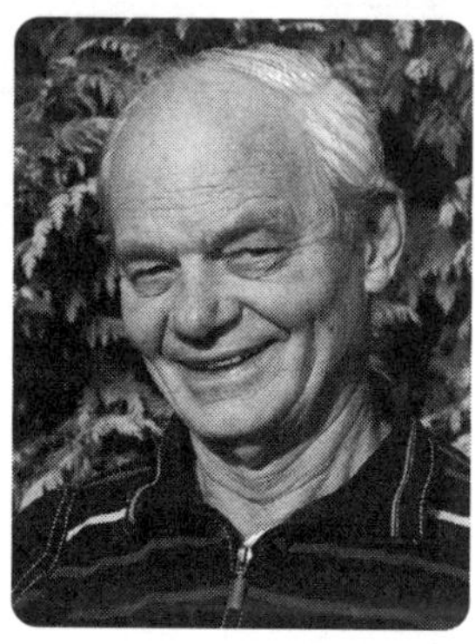

Trutz Hardo gilt als der bekannteste Rückführungsexperte Deutschlands. Millionen kennen ihn aus dem Fernsehen, denn er hat verschiedentlich vor laufender Kamera selbst in Live-Sendungen Personen erfolgreich in ihre früheren Leben zurückgeführt.

Trutz Hardo führt jedes Jahr Ausbildungskurse zum Rückführungstherapeuten durch. Diese werden im Internet unter **www.trutzhardo.de** ab Dezember eines jeden Jahres für das kommende Jahr einzusehen sein. Unter dieser Homepage sind auch seine übrigen Seminartermine und Veröffentlichungen angezeigt. Außerdem kann man dort Auszüge aus seinen Büchern lesen.

Um Kontakt mit Trutz Hardo aufzunehmen, benutze man bitte seine E-Mail: **mail@trutzhardo.de**.

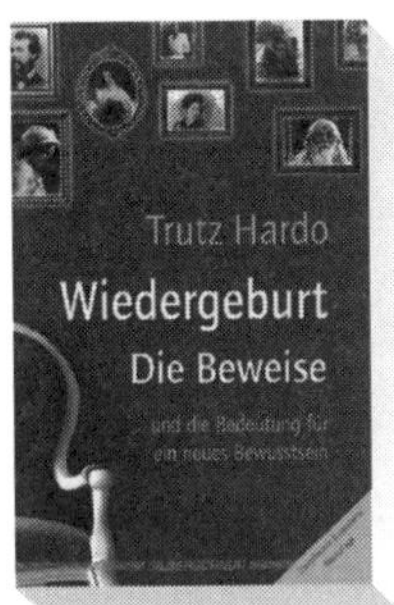

240 Seiten, broschiert
ISBN 978-3-89845-352-3
€ [D] 14,90

Trutz Hardo

Wiedergeburt – Die Beweise

... und die Bedeutung für ein neues Bewusstsein

Trutz Hardo berichtet hier von 39 interessanten Reinkarnationsfällen aus den verschiedensten Teilen der Welt, die die Tatsache, dass wir wiedergeboren werden, stichhaltig belegen.
Neben den Forschungsergebnissen des kanadischen Psychiaters Ian Stevenson, die hauptsächlich aus Reinkarnationsbeweisen von Kindern resultieren, liefert Trutz Hardo auch überzeugende Beweise, die von Erwachsenen erbracht worden sind. Diese Fälle zeigen: Es gibt keinen Zweifel mehr an der Wiedergeburt – die Reinkarnation ist endgültig bewiesen.

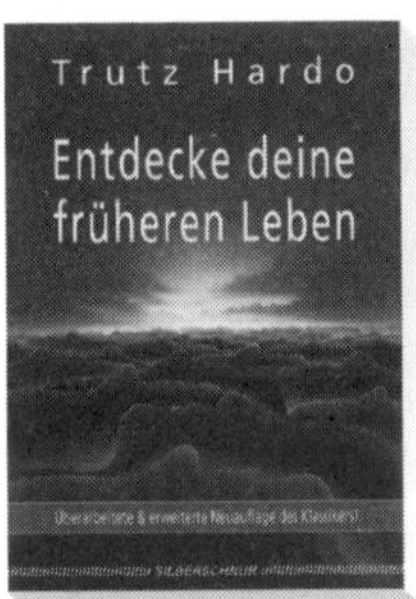

208 Seiten, broschiert
ISBN 978-3-89845-283-0
€ [D] 14,90

Trutz Hardo

Entdecke deine früheren Leben

Immer wieder gibt es Situationen im Leben, die uns bekannt vorkommen: Landschaften, die uns seltsam vertraut sind, obwohl wir sie das erste Mal sehen; Menschen, die uns sofort nahe sind, obwohl wir sie nie zuvor gesehen haben. Wie lässt sich dieses »Déjà-vu«-Phänomen erklären?
Dieses Handbuch erläutert, wie wir uns mithilfe verschiedener Rückführungstechniken daran erinnern können, wie wir uns selbst und unser heutiges Lebens besser verstehen, um die Ursachen von einschneidenden Erlebnissen zu durchleuchten.
Lassen Sie sich das größte Abenteuer ihrer Seele nicht entgehen!

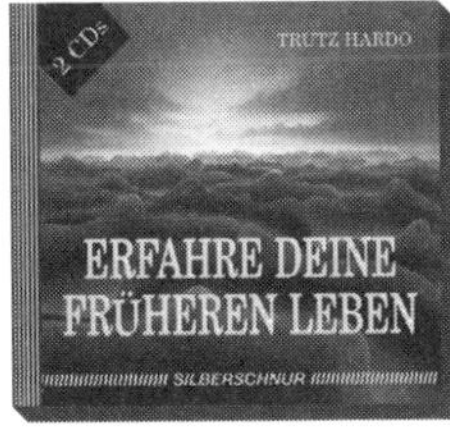

Trutz Hardo

Erfahre deine früheren Leben

Zum ersten Mal begleitet Sie Deutschlands bekanntester Rückführungsexperte auf 2 CDs in Ihre früheren Leben.
Mit einer Countdown-Entspannungsmethode wird der Hörer in den Alphazustand versetzt, in welchem es möglich ist, gefahrlos über das Unterbewusstsein frühere Leben wiederzuerleben.

Doppel-CD · je 70 Minuten | 36 Seiten Anleitung | ISBN 978-3-931652-28-9 | € [D] 36,80

Weitere Rückführungs-CDs von Trutz Hardo:

Meine schönsten Leben · CD ca. 80 Min. mit Anleitung I ISBN 978-3-931652-60-9 I € [D]16,30

Meine Leben im anderen Geschlecht · CD ca. 80 Min. mit Anleitung I ISBN 978-3-931652-61-6 I € [D] 16,30

Meine spirituellen Leben · CD ca. 70 Min. mit Anleitung I ISBN 978-3-931652-84-5 I € [D] 16,30

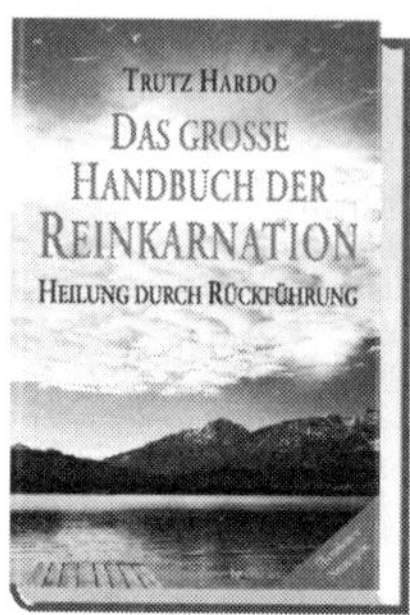

480 Seiten, gebunden
ISBN 978-3-89845-549-7
€ [D] 29,95

Trutz Hardo

Das große Handbuch der Reinkarnation

Heilung durch Rückführung

Jede Krankheit, jedes seelische Problem hat eine Ursache, die oft in einem früheren Leben liegt. Deckt man sie mit Rückführungstherapie auf, wird sehr häufig Heilung erreicht.
Dieses Handbuch ist nicht nur als Arbeitsbuch für Mediziner und Therapeuten gedacht. Es ist auch für all jene Menschen bestimmt, die körperliche, seelische oder beziehungsbedingte Probleme haben und sich auf der Suche nach Heilung befinden.

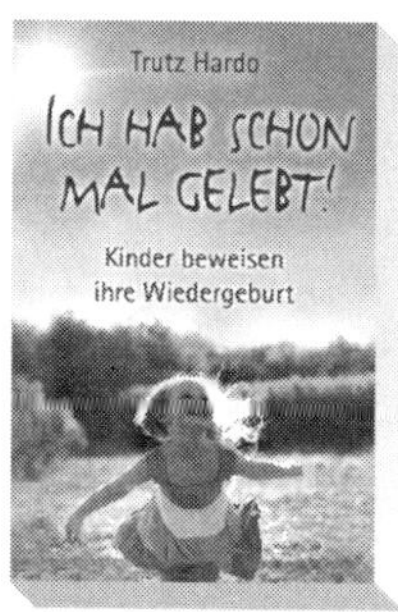

232 Seiten, broschiert
ISBN 978-3-89845-430-8
€ [D] 14,95

Trutz Hardo

Ich hab schon mal gelebt

Kinder beweisen ihre Wiedergeburt

Kinder wissen oft erstaunliche Details aus ihren früheren Leben. Dieses Buch bietet eine Fülle an Berichten, in denen Kinder uns an ihren Erinnerungen an frühere Leben teilhaben lassen. Die Geschichten der Kinder und deren Überprüfung durch bekannte Wissenschaftler beweisen, dass Kinder etwas wissen, das viele Erwachsene längst vergessen haben: Wir leben nicht nur einmal.

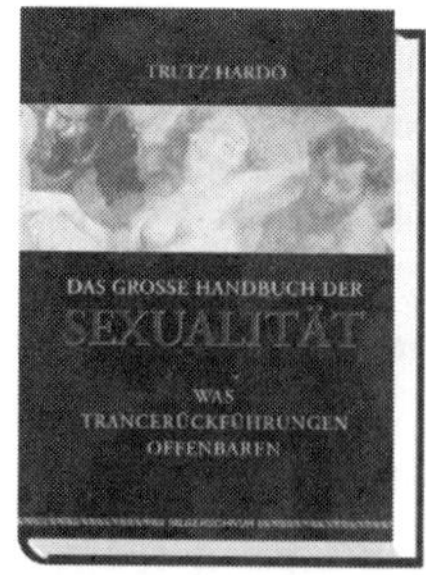

576 Seiten, gebunden
ISBN 978-3-89845-074-4
€ [D] 34,90

Trutz Hardo

Das große Handbuch der Sexualität

Was Trancerückführungen offenbaren

Dieses Buch wird die gesamte bisherige Sexologie und Psychotherapie fundamental beeinflussen, denn der Autor stellt in überzeugender Art dar, dass sexuelle Verhaltensweisen und Störungen in den meisten Fällen eindeutig auf Geschehnisse aus früheren Leben zurückzuführen sind. Das Buch weist anhand von 47 Fallgeschichten die Ursachen sexuellen Verhaltens und sexueller Störung in früheren Leben nach, zeigt die Heilungsmöglichkeiten auf und beinhaltet ein 175 Stichwörter umfassendes Lexikon der Sexualität in Bezug auf die Reinkarnation.

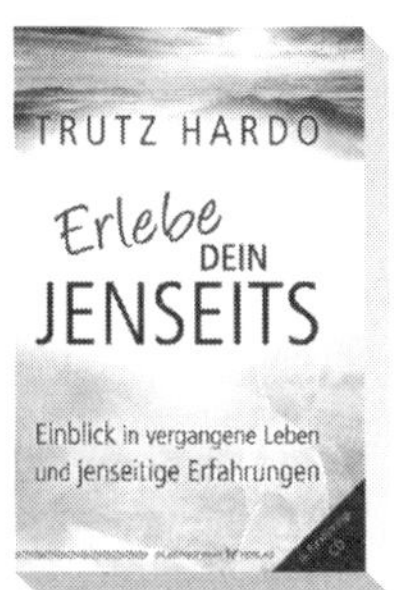

128 Seiten, broschiert, inkl. Rückführungs-CD
ISBN 978-3-89845-571-8
€ [D] 16,95

Trutz Hardo

Erlebe dein Jenseits

Einblick in vergangene Leben und jenseitige Erfahrungen

Trutz Hardo ermöglicht Ihnen mit seiner leicht zu erlernenden Methode nicht nur Einblicke in Ihr vergangenes Leben, die weit über die Grenzen der bekannten Reinkarnationsforschung hinausgehen, sondern auch den Besuch im Jenseits. Dort lernen Sie Ihren Geistführer kennen, treffen Ihre jenseitige Kerngruppe wieder und erhalten Einblicke in die dort vorgenommene Planung Ihres heutigen Lebens samt den Verabredungen mit jenen, mit denen Sie in dem heutigen Leben wieder zusammenkommen wollen. Treten Sie Ihre bislang abenteuerlichste Reise an, und werfen Sie einen Blick hinter den Schleier.

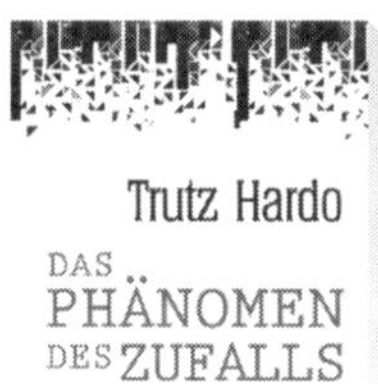

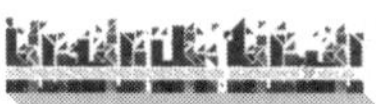

192 Seiten, broschiert
ISBN 978-3-89845-524-4
€ [D] 14,95

Trutz Hardo

Das Phänomen des Zufalls

Die Signale des Lebens entschlüsselt

Sicherlich sind Sie auch schon über Zufälle gestolpert und haben sich gefragt, ob das wirklich ein Zufall war.

Trutz Hardo erforscht das Phänomen des Zufalls und deckt die Ursachen scheinbar zufälliger Begebenheiten auf, indem er zeigt, warum es Zufälle schlicht nicht gibt.

Doch eine Frage bleibt offen: Wer zieht im Hintergrund die Fäden und warum geschehen diese »zufälligen« Ereignisse?

Gehen Sie mit Trutz Hardo auf eine spannende Entdeckungsreise ...

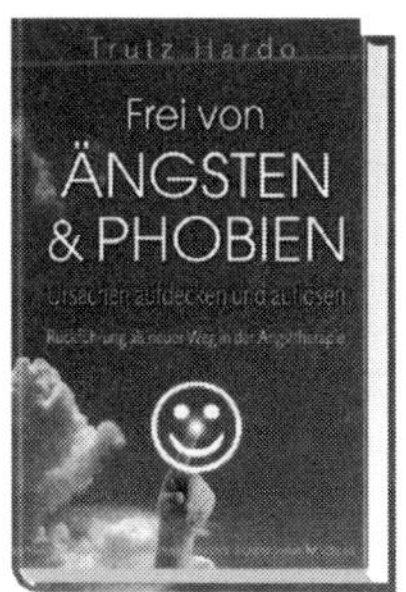

240 Seiten, broschiert
ISBN 978-3-89845-352-3
€ [D] 14,90

Trutz Hardo

Wiedergeburt – Die Beweise

... und die Bedeutung für ein neues Bewusstsein

Trutz Hardo berichtet hier von 39 interessanten Reinkarnationsfällen aus den verschiedensten Teilen der Welt, die die Tatsache, dass wir wiedergeboren werden, stichhaltig belegen.

Neben den Forschungsergebnissen des kanadischen Psychiaters Ian Stevenson, die hauptsächlich aus Reinkarnationsbeweisen von Kindern resultieren, liefert Trutz Hardo auch überzeugende Beweise, die von Erwachsenen erbracht worden sind. Diese Fälle zeigen: Es gibt keinen Zweifel mehr an der Wiedergeburt – die Reinkarnation ist endgültig bewiesen.

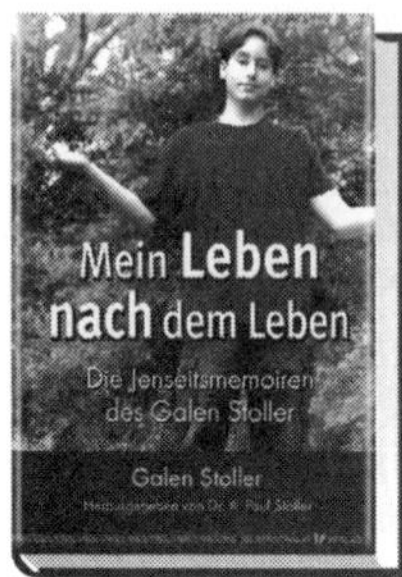

200 Seiten, Flexocover
ISBN 978-3-89845-464-3
€ [D] 16,95

Galen Stoller

Mein Leben nach dem Leben

Die Jenseitsmemoiren des Galen Stoller

Galen Stoller, ein amerikanischer Junge, der mit 16 Jahren ums Leben kam, berichtet in diesem Buch über sein Leben auf der anderen Seite des Schleiers und gibt tiefe Einblicke in das Wesen des Jenseits. Diese himmlischen Informationen vermitteln uns Wahrheiten über das Wesen und den Sinn des irdischen Lebens, sie helfen uns bei der Suche nach uns selbst und führen uns den Wert des Lebens eindringlich vor Augen.

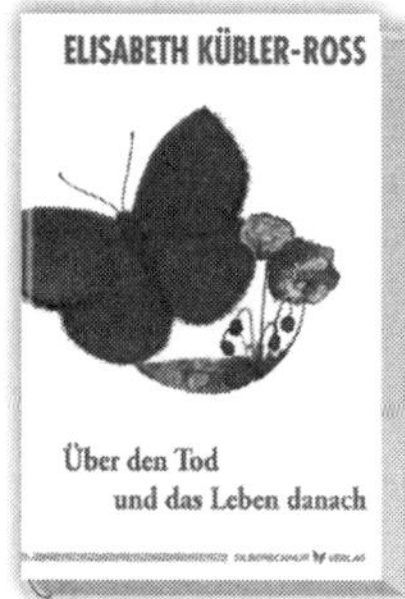

Elisabeth Kübler-Ross

Über den Tod und das Leben danach

Dieses Buch gewährt Einblick in Elisabeth Kübler-Ross' wissenschaftliche Forschungsarbeit und deren Ergebnisse. Es kann dem Bewusstsein der heutigen Menschheit viele neue Denkanstöße geben. Die Autorin beweist überzeugend und einfühlsam, dass es ein Leben nach dem Tod gibt. Liebevoll zeigt sie Möglichkeiten auf, mit Sterbenden und dem Tod ohne Angst und bewusst umzugehen.

»Der Tod ist ein Hinübergehen in einen neuen Bewusstseinszustand, in welchem man fortfährt, zu fühlen, zu sehen, zu hören, zu verstehen, zu lachen, und wo man befähigt ist, weiterhin (seelisch und geistig) zu wachsen.«

Standardausgabe: 128 Seiten, gebunden · ISBN 978-3-89845-365-3 · € [D] 12,95
Geschenkausgabe: 144 Seiten, 4-farbig mit Abbildungen, gebunden mit Samtcover
ISBN 978-3-89845-519-0 · € [D] 19,95

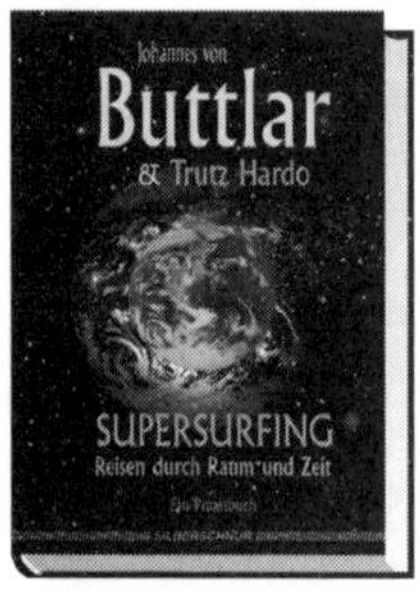

320 Seiten, gebunden
ISBN 978-3-89845-113-0
€ [D] 21,90

Johannes von Buttlar & Trutz Hardo

Supersurfing – Reisen durch Raum und Zeit

Dies ist das erste zusammenfassende Buch, das dem Leser die Technik vermittelt, wie man sowohl Reisen außerhalb seines Körpers in die Nähe und Ferne als auch Zeitreisen in die verschiedensten vergangenen und zukünftigen Leben erfolgreich durchführt. Reisen durch Raum und Zeit bedeutet Aufbruch ins holistische Zeitalter.
Erweitern Sie Ihre Erlebnisgrenzen. Dieses Buch gibt Ihnen die Praxis an die Hand, wie Sie die Grenzen von Zeit und Raum durchbrechen, um die aufregendsten Abenteuer gefahrlos erleben zu können.

Weiterführende Informationen zu
Büchern, Autoren und den Aktivitäten
des Silberschnur Verlages erhalten Sie unter:
www.silberschnur.de

Natürlich können Sie uns auch gerne den
Antwort-Coupon aus dem beiliegenden
Lesezeichenflyer zusenden.

Ihr Interesse wird belohnt!